U0308400

·风湿病中医临床诊疗丛书·

总主编　王承德

骨关节炎
分　册

主　编　彭江云

中国中医药出版社
·北京·

图书在版编目（CIP）数据

风湿病中医临床诊疗丛书 . 骨关节炎分册 / 王承德总主编；彭江云主编 . —北京：中国中医药出版社，2019.8

ISBN 978 – 7 – 5132 – 5570 – 7

Ⅰ . ①风… Ⅱ . ①王… ②彭… Ⅲ . ①风湿性疾病—中医诊断学 ②风湿性疾病—中医治疗法 ③关节炎—中医诊断学 ④关节炎—中医治疗法 Ⅳ . ① R259.932.1

中国版本图书馆 CIP 数据核字（2019）第 082914 号

中国中医药出版社出版

北京经济技术开发区科创十三街 31 号院二区 8 号楼

邮政编码 100176

传真 010-64405750

河北省武强县画业有限责任公司印刷

各地新华书店经销

开本 710×1000 1/16 印张 23.75 字数 339 千字

2019 年 8 月第 1 版 2019 年 8 月第 1 次印刷

书号 ISBN 978 – 7 – 5132 – 5570 – 7

定价 84.00 元

网址 www.cptcm.com

社 长 热 线 010-64405720

购 书 热 线 010-89535836

维 权 打 假 010-64405753

微信服务号 zgzyycbs

微商城网址 https：//kdt.im/LIdUGr

官 方 微 博 http：//e.weibo.com/cptcm

天猫旗舰店网址 https：//zgzyycbs.tmall.com

如有印装质量问题请与本社出版部联系（010-64405510）

段　荔（云南中医药大学）

秦天楠（云南中医药大学）

顾玲丽（云南中医药大学第一附属医院）

殷世云（云南中医药大学第一附属医院）

彭　念（云南中医药大学）

粟　荣（云南中医药大学第一附属医院）

普勇斌（云南中医药大学第一附属医院）

《风湿病中医临床诊疗丛书》
编委会

总 主 编　王承德（中国中医科学院广安门医院）

主 　审　董振华（北京协和医院）

副总主编　（按姓氏笔画排序）

马桂琴（中国中医科学院广安门医院）

幺　远（首都医科大学附属北京儿童医院）

王伟钢（中日友好医院）

冯兴华（中国中医科学院广安门医院）

朱婉华（南通良春中医医院）

刘　健（安徽中医药大学第一附属医院）

刘　维（天津中医药大学第一附属医院）

苏　晓（上海市中医医院）

何东仪（上海中医药大学附属光华医院）

汪　悦（南京中医药大学第一临床医学院）

张华东（中国中医科学院广安门医院）

陈进春（厦门市中医院）

范永升（浙江中医药大学）

姜　泉（中国中医科学院广安门医院）

殷海波（中国中医科学院广安门医院）

高明利（辽宁中医药大学附属医院）

黄雪琪（国家中医药管理局对台港澳中医药交流合作中心）

彭江云（云南中医药大学第一附属医院）

编　　委　（按姓氏笔画排序）

于　静（辽宁中医药大学附属医院）

万　磊（安徽中医药大学第一附属医院）

马　迪（北京中医药大学第三附属医院）

王丽敏（辽宁中医药大学附属医院）

王海舰（北京市化工职业病防治院）

平　凡（江苏卫生健康职业学院）

田　鑫（中日友好医院）

母小真（中国中医科学院广安门医院）

刘宏潇（中国中医科学院广安门医院）

汤小虎（云南中医药大学第一附属医院）

许正锦（厦门市中医院）

李兆福（云南中医药大学）

吴沅皞（天津中医药大学第一附属医院）

何夏秀（中国中医科学院广安门医院）

邱明山（厦门市中医院）

沙正华（国家中医药管理局对台港澳中医药交流合作中心）

张可可（江苏卫生健康职业学院）

张沛然（中日友好医院）

陈薇薇（上海市中医医院）

林　海（中国中医科学院广安门医院）

郑新春（上海市光华中西医结合医院）

胡　艳（首都医科大学附属北京儿童医院）

顾冬梅（南通良春中医医院）

唐华燕（上海市中医医院）

唐晓颇（中国中医科学院广安门医院）

黄传兵（安徽中医药大学第一附属医院）

蒋　恬（南通良春中医医院）

程　鹏（上海中医药大学附属光华医院）

焦　娟（中国中医科学院广安门医院）

谢志军（浙江中医药大学）

谢冠群（浙江中医药大学）

甄小芳（首都医科大学附属北京儿童医院）

薛　斌（天津中医药大学第一附属医院）

魏淑风（北京市房山区中医医院）

编写办公室

主　任　马桂琴

工作人员　黄雪琪　黄兆甲　沙正华　黄莉敏　国雪丽

路 序

风湿病学是古老而年轻的学科，《黄帝内经》有"痹论"专篇，将风湿病进行了完整系统的论述和分类，奠定了风湿病的理论基石；《金匮要略》有风湿之名，风湿病名正而言顺。历代医家对风湿病的病因、病机、治则、方剂、治法循而揭之，多有发挥，独擅其长，各领风骚。

在党和国家的中医药政策的扶持下，中医药文化迎来了天时、地利、人和振兴发展的大好时机，这是中医药之幸、国家之幸、人民之幸也。中医风湿病学应乘势而上，顺势而为，也迎来发展的春天。

余业岐黄七十余年，对风湿痹病研究颇深，每遇因病致残者，深感回天乏力，幸近四十年科技进步，诊疗技术和医疗条件大为改善，中医风湿病诊疗的水平也在发展中得以提高，而对风湿病的全面继承和系统研究则始于20世纪80年代初期。1981年在我和赵金铎、谢海洲等老专家倡导下，中国中医科学院广安门医院成立了最早以研究中医风湿病为主要方向的科室即"内科研究室"，集广安门医院老、中、青中医之精英，开展深入系统的风湿病研究；1983年9月，在大同成立中华全国中医内科学会痹症学组；1989年在江西庐山成立全国痹病专业委员会；1995年11月在无锡成立中国中医药学会（现为中华中医药学会）风湿病分会。在我和焦树德先生的推动下，中医风湿病的研究距今已近四十载，期间，我相继创立了燥痹、产后痹、痛风等风湿病的病名，阐释了其理论渊源并示以辨证心法及有效方药；我还主持修订了风湿病二级病名如五脏痹、五体痹等诊疗规范，明确其概念、诊断及疗效评定标准，丰富了中医风湿病的理论内涵，为中医风湿病学的标准化、规范化奠定了基础。在我的参与和推动下，研发了风湿病系列的中成药，如尪痹冲剂、湿热痹冲剂、寒湿痹冲剂、瘀血痹冲剂、寒热错杂痹冲剂等，临床一直沿用至今，经多年临床观察，其疗效安全满意。我就任风湿病分会主任委员期间，主持、举办了多次国内外风湿病学术会议，并筹办了多期中医风湿病高研班，大大地促进了风湿病的学术交流和学科的进步与发展。

王承德是我招来的研究生，从工作分配到风湿病分会，一直在我门下且当我的秘书，我对其精心培养，并推荐他为风湿病分会主任委员。自王承德同志担任第二届、第三届中华中医药学会风湿病分会主任委员以来，风湿病学界学术氛围浓厚，学术活动丰富，全国同道在整理、继承的基础上不断进行探索和创新研究。"据经以洞其理，验病而司其义"，按尊崇经典、注重临床、传承创新的思路，参照标准化、规范化的要求，在"十一五""十二五""十三五"全国重点专科——风湿病专科建设成绩卓著，中西结合，融会新知，完善了中医风湿病学的学术体系。

承德同志授业于谢海洲先生门下，尽得其传，对焦树德先生、朱良春先生、王为兰先生的经验亦颇多继承，谦虚向学，勇于实践，精勤不倦。这次由他领导编撰的《风湿病中医临床诊疗丛书》囊括了最常见的风湿病中17个病种，每种病独立成册；各分册都循统一体例，谋篇布局，从中医的历史沿革、病因病机、治则方药，到西医的病因病理、诊断治疗，以及中西医康复护理、专家经验荟萃和现代研究，中西贯通，病证结合，反映了当今中医风湿病学界的最新学术进展；按照《黄帝内经》五脏痹－五体痹的方法论去认识各种西医诊断的风湿病，进行辨证施治。其立论严谨，条理分明，实用有效，体现了中医辨治风湿病的最高学术水平。《风湿病中医临床诊疗丛书》将付梓面世，这是我们中医药事业之幸事，风湿病患者之福音。

余九旬老叟，心乐之而为序。

国医大师　路志正

岁在戊戌，戊午秋月

王 序

风湿之病，由来已久，常见多发，缠顽难愈，医者棘手之世界难题。中医对风湿病的认识远远早于西医，如《黄帝内经》著有"痹论"和"周痹"专篇，对风湿病的病因病机、疾病分类、临床表现、治则方药、转归预后等都有系统、全面、深刻的阐述；明确地提出五体痹（皮、肉、筋、脉、骨）和五脏痹（肺、脾、肝、心、肾），详细地论述了五体痹久治不愈内舍其合，而引起五脏痹。中医学早就认识到风湿病引起的内脏损害，更了不起的是，中医的痹病包括了现代西医的绝大部分疾病。汉代张仲景《金匮要略》首立风湿之病，历代医家各有发挥，如丹溪湿热论，叶天士温热论，吴鞠通湿温论，路志正燥痹论，焦树德尪痹论，谢海洲扶正治痹，朱良春顽痹论等，他们各有发挥和论述，其医理之精道，治法之多样，方药之专宏，内容之翔实，真是精彩纷呈，各领风骚。

中医风湿病学是中医药宝库中一朵秀丽的奇葩，也是最具特色和优势的学科之一。

承德是我的学生，是谢海洲老师的高足，也是路志正老师、焦树德老师的门生。多年来我很关心和培养他，许多学术活动让他参加，如我是中华中医药学会急诊分会主任委员，他是秘书长，在我们的共同努力下，急诊分会从无到有，由小到大，从弱到强，队伍逐渐壮大，学术不断提高，影响越来越大，改变了中医慢郎中的形象。

多年来，承德跟随路老、焦老从事风湿病分会的工作，在二老的带领下，风湿病分会不论在学科建设、人才培养、学术研究、学术交流、国际交流等方面都取得了显著的成绩。承德又接路老的班，担任了风湿病分会主任委员。

承德近期组织全国中医风湿病著名专家学者，耗时 3 年之久，几经易稿，编辑了《风湿病中医临床诊疗丛书》，计 17 个病种，各病独立成册，编写体例新颖，汇集中西医，突出辨证治疗和各种治法，总结古今名家治疗经验是该书的重点所在。该丛书全面、系统地总结、归纳了中医风湿病历代医家和近年研究概况、学术进展，是风湿病集大成之巨著，资料翔实，内容丰富，经验宝贵。

丛书的面世正是中医风湿病各界砥砺前行的见证，可谓近代中医学发展的一簇茁壮新枝，是中医学之幸事，风湿病之福音，可喜可贺！欣慰之至，乐之为序。

中国工程院院士

王永炎

中国中医科学院名誉院长

戊戌年秋月

晁 序

昔人云，不为良相即为良医。相之良则安天下，医之良则救黎庶。庙堂之与江湖，虽上下有别，隐显各殊，然用心一也，视事深虑，不敢轻慢，医者当谨思之，慎审之，余深以为然。

《黄帝内经·素问》凡八十一篇，通天道，顺四时，理人事。其中有大论别论，法时全形，精微刺要，无所不至。而论及病，仅热、疟、咳、风；厥、痛、痹、痿概十一病，皆古今大众之苦楚也。病平而常，苦痛难当。尤痹论风寒湿三气合杂，病也顽，患也重，治更难，为医之苦也。

中医药学植根于中华传统文化之中，乃中华文化之奇葩。其提挈天地，把握阴阳，探理溯源，治病求本，辨证施治，大道至简，大理通明，深究之，细研之，发扬光大，诚不失我华夏后生之职守也。

承德是我的学生，也是我的助手，我是急诊分会主委，他是秘书长，多年来我们为中医急诊分会的组织建设、学科发展、学术交流、人才培养、成果推广进行了不懈努力，使中医急诊学科建设迅速发展壮大，成为全国有影响的学科，为我国中医急诊工作做出了应有的贡献。

承德及众贤达之士潜心风湿病数十年，继承焦树德、谢海洲、朱良春之遗风，兼秉路老重脾胃调五脏之枢机。在中华中医药学会风湿病分会及世中联中医风湿专业分会中继往开来，砥砺前行，统筹国内一流大家，重订《实用中医风湿病学》，在"十一五""十二五"全国中医重点专科——风湿病专科建设之后，再度筹措编纂《风湿病中医临床诊疗丛书》。以西医学主要风湿病名为分册，归纳类风湿关节炎、强直性脊柱炎、系统性红斑狼疮、白塞病、痛风、骨关节炎等十七分册。统一体例，独立成卷，纵论历史沿革、辨证要点、诊断标准、历代医家治则验案、文献索引；横及现代医学之病理、生化、检测方法。全书纲举目张，条分缕析，广搜博采，汇通中西，病证结合，立法严谨，选药精当，医案验证可采可信。书中引经据典，旁证参考，一应俱全，开合有度，紧束成篇，可通览亦可分检之。

《风湿病中医临床诊疗丛书》汇集国内著名中医风湿专家，通力合作，如此鸿篇巨制，乃风湿病诊疗之集大成者，蔚为壮观。此非高屋建瓴、统摄权衡者不敢为也，非苦心磨砺、独具慧眼者，不能为也。此书可为初学者张目，可为研究者提纲；读之则开卷有益，思之可激发灵光；医者以之楷模，病者可得生机。善哉，善哉。

览毕，余为之庆幸，愿以为序。

国医大师　晁恩祥

戊戌年冬月

自 序

光阴似箭，岁月如梭，一晃吾已年逾古稀。回首五十多年走过的行医之路，艰辛而漫长，也坦然豁然。我从小酷爱中医，梦想长大能当一名郎中，为乡亲们解除病痛。初中毕业，我考上了甘肃省卫校，被分配到检验专业，自此决心自学医疗和中医知识。时逢"文革"动乱，我自己去甘肃省人民医院进修，如饥似渴地学习中西医知识。毕业后，我自愿报名去了卓尼疗养院（麻风病院），因医院正在建设之中，闲暇时间较多，我就背药性赋、汤头歌等。从1970年大学开始招收工农兵学员，我每年都报名，终于1976年考上了北京中医药大学，走上了学习中医之路，实现了学中医的梦想。入学时，我们又赶上粉碎"四人帮"的好时机，"文革"期间老教授们都未上台讲课，此时重上讲台，积极性很高，我们聆听了任应秋、刘渡舟、赵绍琴、王绵之、董建华、焦树德、程士德、施汉章等大师们的讲课，真是万分荣幸。

我的毕业实习是在广安门医院，有幸跟谢海洲、路志正老师侍诊学习。毕业后我被分配到甘南州人民医院工作。1982年我报考了中国中医科学院广安门医院由赵金铎、谢海洲、路志正三位导师招收的痹病专业硕士研究生，这也是我国第一个中医风湿病专业的研究生，从此开始了我的风湿病研究工作。学习期间，除跟谢老临诊之外，我阅读了大量古今有关风湿病治疗的文献，总结了谢老治疗风湿病的经验和学术思想。我的毕业论文是《论扶正培本在痹病治疗中的重要意义》，后附100例病案分析。论文在总结谢老经验和学术思想的基础上提出了几个新的学术观点。如从病因病机方面，强调正虚是发病之本，提出"痹从内发"。风湿病的发病，不仅是内外合邪，更是内外同病，正虚为本，此乃发病之关键。脾虚外湿易侵，阳虚外寒易袭，阴虚外热易犯，血虚外风易入。此外，外未受邪，脾虚生内湿，久生痰浊，血虚生内风，阴虚生内热，阳虚生内寒，气虚生瘀血，风、寒、湿、热、痰浊、瘀血从内而生，留于肌肤筋脉，停滞关节，闭阻气血，内侵五脏，痹从内生。

我在论文中提出"痹必夹湿"的观点。我在查阅历代文献时发现，《说文解字》曰："痹，湿病也。"《汉书·艺文志》曰："痹，风湿之病。"《素问·痹论》曰："风寒湿三气杂至，合而为痹。"张仲景将该病放在《金匮要略·痉湿暍病脉证治》的湿病中论述，清·吴鞠通将该病放在《温病条辨·中焦篇·湿温》中论述，足见历代医家对风湿病从湿论治的重视。此外，发病的病因病机、临床表现、转归预后等都与湿有密不可分的关系。湿为阴邪，易伤阳气，其性重浊，黏滞隐袭，秽浊潮湿，其性趋下，阻遏气机，病多缠绵难愈。湿邪在风湿病的发生发展、转归预后等方面有重要影响，大凡风湿病者，多肌肉重着酸痛，关节肿胀，肌体浮肿，周身困倦，纳呆乏味，病程缠顽难愈。

湿为重浊之邪，必依附他物而为患，内蕴之湿，多可从化，非附寒热不能肆于人，感于寒则为寒湿，兼有热则为湿热，夹有风则为风湿。诸邪与湿相合，如油入面，胶着难化，难分难解，故风湿病一般病程较长，缠顽难愈。

我强调脾胃在风湿病中的重要地位。以往医家重视肝肾，因肾主骨，肝主筋，风湿病主要责之于肝肾，强调肝肾在风湿病中的地位。基于"痹必夹湿"的认识，脾属土，主运化水湿，湿之源在脾，土旺则胜湿；脾又主四肢和肌肉，阳明主润宗筋，主束骨而利关节，气血之源又在脾，故脾胃在风湿病中占有非常重要的地位。

在治疗方面，历代医家以祛邪为主，我提出扶正培本为基本大法。在扶正方面，滋阴以清热，温阳以散寒，养血以祛风，益气以化瘀。历代医家重视肝肾，我更强调脾胃，健脾益气、化湿通络是治疗风湿病的基本法则。因风湿病的病位多在中下二焦，病邪弥漫于关节与筋膜之间，故用药宜重，药量宜大。因痹必夹湿，湿多与他邪裹挟、胶着难解，故证型不易变化，治疗要守法守方。风湿病是世界之顽疾，非常之病必用非常之药，顽难之疾需用特殊之品。有毒之药也称虎狼之品、霸道之药，其效快而猛烈，能斩关夺隘，攻克顽疾，非一般药可比。我治风湿病善用有毒和效猛之品，如附子、川乌、草乌、细辛、马钱子、雷公藤、全虫、蚂蚁、水蛭、大黄、石膏等，只要辨证正确，配伍合理，是安全有效的。如雷公藤配附子之后，毒性大减，雷公藤性寒味苦治热证为宜，不宜寒证；附子大热，治寒证为宜，热证慎用。二者配伍，毒性大减。另附子大热，若配大黄或知母之类，能够制其热，减毒性，其疗效明显提高。

经过近四十年的临床验证，我以上关于风湿病的学术观点越来越被证明是正确的，对指导风湿病的临床还是有价值的。

我在攻读研究生期间就跟路志正和焦树德等老师从事风湿病分会工作，先后担任秘书、秘书长、副主委、主任委员。2000 年我被路老推荐并选举为第二届风湿病分会主任委员，直至 2015 年卸任。几十年来，在路老和焦老的精心培养和正确指导下，风湿病分会从小到大、从弱到强，学术队伍从最初的二十余人发展至目前四百多人，发展迅速，学术水平逐年提高，规模逐年扩大，每年参会代表有五百多人，学术氛围浓厚。到目前为止，共举办全国性风湿病学术会议二十余次，召开国际中医风湿病学术研讨会十多次，举办全国中医风湿病高研班二十多期。2010 年在北京成立了世界中医药学会联合会风湿病专业委员会，我担任会长。至今已在马来西亚、美国、俄罗斯、西班牙、葡萄牙、意大利、新西兰、泰国等国家及北京、台湾、香港等地举办世界中医药学会联合会的年会，并举办国际中医风湿病学术研讨会分会场。

多年来，风湿病分会重视规范化、标准化研究。鉴于该病病名混乱，如 1983 年学组刚成立时称为痹症学组；大家认为"症"是症状，不能称为痹症，于是更名为痹证专业委员会；大家又认为"证"是一个证候群，也代表不了疾病，于是又改为痹病专业委员会。西医学对此病的认识也在不断变化，20 世纪 60～70 年代称胶原化疾病，70～80 年代称混合结缔组织病，90 年代称风湿类疾病。而风湿病之病名中医自古有之，我于 1990年首先提出将痹病改为风湿病的建议，还风湿病的历史原貌。理由之一：历代中医文献里早有记载。如《汉书·艺文志》曰："痹，风湿之病。"《金匮要略》曰:"病者一身尽痛,发热,日晡所剧者,名风湿。此病伤于汗出当风,或久伤取冷所致也……"《神农本草经》记载了26种治疗风湿病的药物,特别是下卷明确提出:"疗风湿病,以风湿药,各随其所宜。"这是专病专药的记载。《诸病源候论》曰:"风湿者,以风气与湿气共伤于人也……"《活人书》曰:"肢体痛重,不可转侧,额上微汗,不欲去被或身微肿者何?曰:此名风湿也。"理由之二:痹病的名称不能囊括所有风湿疾病,"痹"的含义广泛。"痹"既是病机,指闭塞不通;又是病名,如肺痹、胸痹,极易混淆。许多带"痹"的并不是风湿病。

从病因、病机、分类、临床表现、证候等方面看,风湿病病名较痹病更科学、合理,更具有中医特色,更符合临床实际。我提出此建议后,也有反对者,但经多次讨论,路老、焦老同意,提交1993年第七届全国痹病学术研讨会讨论后,大家一致同意将痹病改为风湿病。这是我国中医风湿病学会对中医药学的一大贡献。我还在全国各学术会议上不断阐述将痹病改为风湿病的重要意义。学会还对五体痹(皮、肌、筋、脉、骨)和五脏痹(心、肝、脾、肺、肾)及尪痹、大偻、燥痹等二级病名的诊断标准和疗效评定进行了规范化和标准化研究。

近几十年现代免疫学的迅速兴起,使人们对风湿病的认识更加深入,诊断日益先进,加之病种的逐渐增加,新药研发和治疗手段不断涌现和更新。现代风湿病学的发展也非常迅速,成为一门新兴学科。为了提高风湿病诊断和治疗水平,突出中医药的特色和优势,总结中西医治疗风湿病的研究成果和宝贵经验,适应当前风湿病学科的发展,满足患者的需求和临床工作者的要求,世界中医药学会联合会风湿病专业委员会特邀请国内著名中西医专家和学者编写了《风湿病中医临床诊疗丛书》。我们选择以西医命名的最常见的17个病种(系统性红斑狼疮、强直性脊柱炎、类风湿关节炎、成人斯蒂尔病、反应性关节炎、干燥综合征、纤维肌痛综合征、骨关节炎、痛风、骨质疏松、白塞病、风湿性多肌痛、硬皮病、炎性肌病、银屑病关节炎、儿童常见风湿病、产后痹)作为丛书的17个分册,每分册分为九章,分别是历史沿革、病因与病机、诊断与鉴别诊断、中医治疗、西医治疗、常用中药与方剂、护理与调摄、医案医话、临床与实验研究。丛书以中医为主，西学为用，如中医治疗分辨证治疗、症状治疗及其他治疗，尽可能纵论古今全国对该病的治疗并加以总结；常用中药从性味归经、功能主治、临床应用、用法用量、古籍摘要、现代研究等方面论述；常用方剂从出处、组成、煎服方法、功能主治、方解、临床应用、各家论述等方面阐述；总结古今医案医话也是本丛书的重点，突出历代医家对该病的认识和经验，更突出作者本人的临床经验，将其辨证论治的心得融入其中，匠心独运，弥足珍贵。风湿病是世界顽难之疾，其治疗有许多不尽如人意之处，仍缺乏特效的药物和方法，尚需广大有志于风湿病研究的仁人志士勤于临床，刻苦钻研，不懈探索，总结经验，传承创新，攻克顽疾。

本丛书编写历时 3 年之久，召开编写会 6 次，数易其稿，可谓艰辛，终于付梓面市，又值中华人民共和国成立 70 周年之际，我们把它作为一份厚礼献给祖国。希望本丛书的出版，对中医风湿病诊疗研究的同仁们有所裨益，也借此缅怀和纪念焦树德、谢海洲、朱良春、王为兰、陈志才几位大师。

特别感谢路志正国医大师、王永炎院士、晁恩祥国医大师百忙之中为本丛书作序，给本丛书添彩。

本丛书编写过程中，各位专家及编写办公室工作人员辛勤努力，医药企业也给予了积极支持，同时得到了中国中医药出版社领导和编辑的大力支持，在此一并表示衷心感谢！

由于水平所限，本书若存在瑕疵和不足之处，恳求广大读者提出宝贵意见，以便再版时修订提高。

世界中医药学会联合会风湿病专业委员会会长
中华中医药学会风湿病分会名誉主任委员　　王承德

2019 年 3 月

总前言

《风湿病中医临床诊疗丛书》总主编王承德教授从事中医风湿病临床工作近四十年，担任中华中医药学会风湿病专业委员会第三届主任委员、第四届名誉主任委员，世界中医药学会联合会风湿病专业委员会会长。在他的领导下，中医风湿病学临床与研究队伍经历了初步发展到发展壮大的过程，中医风湿病学有了长足发展。王承德教授一直致力于提高中医诊治风湿病临床水平的工作，有感于西医治疗风湿病的诊疗技术及生物制剂等临床新药的使用，遂决定组织全国权威风湿病专家编写本套丛书，以进一步提高中医风湿病医生的诊疗水平。

《风湿病中医临床诊疗丛书》共收录 17 个病种，各病独立成册，每册共 9 章，分为历史沿革、病因与病机、诊断与鉴别诊断、中医治疗、西医治疗、常用中药与方剂、护理与调摄、医案医话、临床与实验研究，汇集了中医、西医对 17 种常见风湿病的认识，重点论述了疾病的中医病因病机和西医病因病理，介绍了疾病的诊断与鉴别诊断，特别突出中医辨证治疗和其他治法，总结了治疗疾病的常用中药和方剂。总结古今名家治疗经验是本丛书的一大亮点，临床与实验研究为临床科研提供了思路和参考。

本丛书由国内中医风湿病领域的权威学者和功底深厚的中医风湿病专家共同编撰。2016 年 3 月丛书召开第一次编委会，经过讨论，拟定了丛书提纲，确立了编写内容。本着实用性及指导性的原则，重点反映西医发展前沿、中医辨证论治和古代及现代名家的医案医话。2016 年 10 月和 2017 年 10 月，编委会两次会议审定了最终体例。会议就每一种疾病的特点与内容进行了仔细审定，如类风湿关节炎在辨证论治中就病证结合、分期论治进行了详细的阐述，白塞病增加了诊疗思路和临证勾要两部分，这些都是编著者多年的临床思考和心得体会。现代医案医话部分除了检索万方、知网、维普等数据库外，又委托中国中医科学院信息所就丛书中的病种进行了全面检索，提供了国家级、省部级、地市级名老中医工作室内部的、未发表过的医案供编著者选择。丛书最终经总主编王承德教授审定，内容翔实，易懂实用，既有深度又有广度，不仅汇集了西医风湿病最新的前沿动态，还摘录了古代名医名家的经验用药，同时又有当代风湿病学大家、名家的经验总结，是编著者多年风湿病临床经验的结晶。本丛书可作为各级医疗机构从事中医、中西医风湿病临床与科研工作者的案头参考书。

由于编撰者学识有限，书中若有疏漏与谬误之处，敬请广大读者提出修改意见，以便再版时修订提高。

《风湿病中医临床诊疗丛书》编委会
2019 年 4 月

编写说明

骨关节炎（osteoarthritis，OA）是以关节软骨的变性、破坏及骨质增生为特征的慢性关节病，临床以疼痛、僵硬、骨性肥大及活动受限为主症，又称骨关节病、退行性关节病和增生性关节炎等。发病与衰老、肥胖、炎症、创伤、性激素、关节过度使用、代谢障碍及遗传等多种因素有关，关节劳损是骨关节炎发病的基础。最常受累的部位依次为手的远端指间关节、膝关节、髋关节、第一腕掌及第一跖趾关节，以及颈椎和腰椎。

OA 在中年以后多发，女性多于男性。在 40 岁人群的患病率为 10%～17%，60 岁以上为 50%，而在 75 岁以上人群则高达 80%，可谓发病率极高，该病最终致残率达 53%。OA 的病因尚不明确，症状反复发作加重，晚期关节畸形、致残。由于 OA 缺乏疗效显著的药物，故治疗较为困难，重在早期预防为主。

本分册从 OA 的历史沿革、病因与病机、诊断与鉴别诊断、中医治疗、西医治疗、常用中药与方剂、护理与调摄、医案医话及临床与实验研究等方面进行系统的介绍，希望通过本分册能够让更多的临床医务工作者系统地认识 OA 疾病，提高临床诊疗水平。

本分册的编写人员主要来自云南中医药大学及云南中医药大学第一附属医院，均为长期从事中医临床、教学和科研工作的中医风湿病科专家，在国内中医风湿病学科中具有较大的学术影响及较高的诊疗技术。

由于水平、学识、经验所限，本分册若存在不足及疏漏之处，诚邀读者们提出宝贵的意见和建议，以便再版时修订提高。

《风湿病中医临床诊疗丛书·骨关节炎分册》编委会

2019 年 4 月

目录

第一章

骨关节炎的历史沿革

骨关节炎（osteoarthritis，OA）是一种常见的关节疾病，是以关节软骨的变性、破坏及骨质增生为特征的慢性关节病。本病的发生与衰老、肥胖、炎症、创伤、关节过度使用、代谢障碍及遗传等因素有关，在中年以后多发，女性多于男性，有一定的致残率。本病按病因分为原发性 OA 和继发性 OA。前者是指原因不明的 OA，与遗传和体质因素有一定关系，多见于中老年人；后者是指继发于关节外伤、先天性或遗传性疾病、内分泌及代谢病、炎性关节病、地方性关节病、其他骨关节病等。OA 有一定的致残率，症状反复发作加重，晚期关节畸形、致残。目前缺乏疗效显著的药物，故治疗较为棘手，重在早期预防为主。

第一节　中医对骨关节炎的认识

骨关节炎（OA）在中医古籍文献中常被描述为"骨痹""肾痹""颈痹""腰腿痛""膝痹"等，国家中医药管理局颁布的"骨痹（骨关节炎）中医诊疗方案（2011 年）"将 OA 中医病名确定为"骨痹"，现代中医多以"骨痹"诊断。中医对骨痹的认识过程大致经历了秦汉时期、唐宋时期、明清时期和当代四个时期。

对骨痹记载和论述最早的医学典籍首推《黄帝内经》（以下简称《内经》），《素问·痹论》："风寒湿三气杂至，合而为痹也……以冬遇此者为骨痹……痹在于骨则重……五脏皆有合，病久而不去者，内舍于其合也。故骨痹不已，复感于邪，内舍于肾……其入脏者死，其留连筋骨间者痛久，其留连皮肤间者易已。"《素问·长刺节论》言："病在骨，骨重不可举，骨髓酸痛，寒气至，名曰骨痹。"此外，《灵枢·阴阳十五人》指出："血气皆少，感于寒湿，则善痹骨痛。"《灵枢·五变》指出："血气皆少……善痿厥足痹。"《素问·气穴论》曰："积寒留舍，荣卫不居，卷肉缩筋，肋肘不得伸，内为骨痹，外为不仁，命曰不足，大寒留于溪谷也。"《素问·至真要大论》言："太阴司天，湿淫所胜，则沉阴且布，雨变枯槁，胕肿骨痛，阴痹。阴痹者，按之不得，腰脊头项痛，时眩，大便难，阴气不用，饥不欲食，咳唾则有血，心如悬，病本于肾。"《灵枢·寒热病》言："骨痹，举节不用而痛，汗注烦心，取三阴之经补之。"

《内经》作为我国最早的医学经典，对骨痹的病名、病因病机、主症、治法、转归及预后等进行了论述。指出骨痹之病因病机以气血亏虚为本，感受寒湿之邪为标，痹阻经络关节，不通则痛，而发痹证；其主症"骨重不可举，骨髓酸痛"，与骨关节炎临床表现吻合；治则初步提出补三阴之经；预后"其入脏者死，其留连筋骨者痛久，其留连皮肤者易已"，此观点一直为后世沿袭。

秦汉时期，华佗《中藏经·论骨痹》云："骨痹者，乃嗜欲不节，伤于肾也。肾气内消则不能关禁，不能关禁则中上俱乱，中上俱乱则三焦之气痞而不通，三焦痞而饮食不糟粕，饮食不糟粕则精气日衰，精气日衰则邪气妄入，邪气妄入则上冲心舌，上冲心舌则为不语，中犯脾胃则为不充，下流腰膝则为不遂，傍攻四肢则为不仁。"提出了"入于肾则名骨痹"的观点，认为骨痹的内因是"嗜欲伤肾"，预后"入脏则病深难治"，阐述了骨痹的病因病机及预后。

张仲景《伤寒杂病论》言："伤寒八九日，风湿相搏，身体疼烦，不能自转侧，不呕不渴，脉浮虚而涩者，桂枝附子汤主之。若其人大便硬，小便自利者，去桂加白术汤主之。""伤寒八九日，风湿相搏，骨节烦疼，掣痛不得屈伸，近之则痛剧，汗出短气，小便不利，恶风不欲去衣，或身微肿者，甘草附子汤主之。""少阴病，身体痛，手足寒，骨节痛，脉沉者，附子汤主之。"对骨节痛进行了辨证论治，并提出了相应的治法方药，如桂枝附子汤、去桂加白术汤、甘草附子汤、附子汤等温阳散寒、除湿通络，沿用至今，效验颇佳。《金匮要略·中风历节病脉证并治》言："味酸则伤筋，筋伤则缓，名曰泄；咸则伤骨，骨伤则痿，名曰枯。枯泄相搏，名曰断泄。荣气不通，卫不独行，荣卫俱微，三焦无所御，四属断绝，身体羸瘦，独足肿大，黄汗出，胫冷。假令发热，便为历节也。""盛人脉涩小，短气，自汗出，历节疼，不可屈伸。""少阴脉浮而弱……即疼痛如掣。"这些证候与骨痹证候相似。"诸肢节疼痛，身体魁羸，脚肿如脱，头眩短气，温温欲吐，桂枝白芍知母汤主之。""病历节，不可屈伸，疼痛，乌头汤主之。"所创桂枝白芍知母汤、乌头汤等方，至今仍应用于临床，颇有效验，桂枝白芍知母汤偏于风湿热痹，治以祛风除湿，温经散寒，滋阴清热；乌头汤偏于风寒湿痹，治以温经祛寒，除湿解痛。

唐宋时期，孙思邈《备急千金要方》曰："风痹、湿痹、周痹、筋痹、脉痹、肌痹、皮痹、骨痹、胞痹，各有证候。形如风状，得脉别也，脉微涩，其证身体不仁。""夫历节风著人，久不治者，令人骨节蹉跌。"把"痹"和"历节"皆纳入"风"病门进行论述。"诸痹风胜者则易愈，在皮间亦易愈，在筋骨则难痊也。久痹入深，令营卫涩，经络时疏则不知痛。""骨极者，主肾也。肾应骨，骨与肾合。"认为骨痹可发展为"骨极"，指出肾与骨的关系密切，并对痹病的预后进行了论述，指出痹病日久会累及脏腑而预后不良。"治腰背痛，独活寄生汤。腰背痛者，皆是肾气虚弱，卧冷湿地当风得之，不时速治，喜流入脚膝，或为偏枯冷痹缓弱疼重。若有腰痛挛，脚重痹急，宜服之。"创立了独活寄生汤治腰背痛，该方治疗骨痹沿用至今，纵观全方，以祛风寒湿邪为主，辅以补肝肾、益气血之品，邪正兼顾，祛邪不伤正，扶正不留邪；主治痹病日久，肝肾两虚，气血不足；症见腰膝疼痛、痿软，肢节屈伸不利，或麻木不仁，畏寒喜温，心悸气短，舌淡苔白，脉细弱等。同时孙思邈对痹病的外治法进行了大量的研究，如《备急千金要方·卷八》中提到："仁寿宫备身患脚……针环跳一穴、阳陵泉一穴、巨虚下廉一穴、阳辅一穴。""大理赵卿患脚不随，不能跪起行，针上骨一穴、环跳一穴、阳陵泉一穴、巨虚下廉一穴。凡针四穴即能跪起。"对于"历节风著人，服诸汤犹胜不治"的患者，可据病情施以针、灸、熨、敷、导引、贴敷等法进行治疗。

王焘《外台秘要》记载："病源劳伤肾气，经络既虚，或因卧湿当风，而风湿乘虚搏于肾，肾经与血气相击而腰痛，故云风湿腰痛。"指出骨痹的主要病因病机为气血及肾气亏虚，风湿搏于经络，内伤于肾，与《内经》所述骨痹一脉相承。

宋·《太平圣惠方·治风痹诸方》言："夫痹者，为风寒湿三气，共合而成痹也。其状，肌肉顽浓，或则疼痛。此由人体虚，腠理开，故受风邪也。病在阳曰风，在阴曰痹；阴阳俱病，曰风痹……冬遇痹者为骨痹，骨重不可举，不遂而痛。骨痹不已，又遇邪者，则移入于肾，其状喜胀。诊其脉大涩者为痹，脉来急者为痹，脉涩而紧者为痹也。"不仅对季节感邪后所致各种痹病进行了论述，还对筋痹、脉痹、肌痹、皮痹、骨痹等各种痹病的不同症状进行了论述。《圣济总录》言："历节风者，由血气衰弱，为风寒所侵，血气凝涩，不得流通关节，诸筋无以滋养，真邪相搏。所历之节，悉皆疼痛，故谓历节风也。痛甚则使人短气汗出，肢节不可屈伸。""治历节风，身体骨节疼痛，不可屈伸，举动不遂，羌活汤方。""治历节风疼痛，日夜不可忍，附子汤方。""治历节风疼痛不可忍，紫桂汤方。"列出骨痹的治法、证候和方药；认为骨痹发病原因是"肾不荣"而"骨寒"；列出骨痹可使用方药羌活汤方、附子汤方、紫桂汤方等。

　　明清时期，痹病得到进一步发展。明·喻嘉言《医门法律·中风门》中指出："凡治痹病，不明其理，以风门诸通套药施之者，医之罪也。"强调痹病日久而关节变形、僵硬者应该"未可先治其痹，而应先养血气"的治法，为老年痹病提出了治疗方案。李时珍《本草纲目·诸水有毒》云："汗后入冷水，成骨痹。"《医学入门》记载："大抵痹之为病，在骨则重而不举，在脉则血凝不流，在筋则屈而不伸，在肉则四肢不仁，在皮则顽不自觉。遇寒则急，遇热则纵。烦满喘呕者，是痹客于肺。烦心上气，嗌干善噫，厥胀满者，是痹客于心。多饮数小便，小腹满如怀妊，夜卧则惊者，是痹客于肝，善胀。尻以代踵，脊以代头者，是痹客于肾。四肢懈惰，发咳呕沫，上为大塞者，是痹客于脾。"对各种痹病外在表现及其所属进行了论述。李士材曰："骨痹属肾，痛苦切心，四肢挛急，关节浮肿。鹤膝风者，即三气之痹于膝者也。如膝骨日大，上下左右日枯细者，且未可治其湿，先养气。"提出"鹤膝风"是风寒湿三气之痹于膝，日渐枯细，应先予治疗风寒湿三气。

　　清·陈士铎《辨证录》言："此等之病，虽三邪相合，而寒为甚，盖挟北方寒水之势，侵入骨髓，乃至阴之寒，非至阳之热，不能胜之也。然而至阳之热，又虑过于暴虐，恐至寒之邪未及祛，而至阴之水已熬干。真水涸而邪水必然泛滥，邪水盛而寒风助之，何以愈痹哉！"认为寒湿型骨痹的诊治必须大补真火，非大热无以祛大寒。张璐《张氏医通》曰："骨痹者，即寒痹、痛痹也。其证痛苦攻心，四肢挛急，关节浮肿。"指出骨痹疼痛为主，可伴四肢挛急、关节肿胀等。程钟龄《医学心悟》谓："痹者，痛也。风寒湿三气杂至，合而为痹也。其风气胜者为行痹，游走不定也。寒气胜者为痛痹，筋骨挛痛也。湿气胜者为着痹，浮肿重坠也。然即曰胜，则受病有偏重矣。治行痹者，散风为主，而以除寒祛湿佐之，大抵参以补血之剂，所谓治风先治血，血行风自灭也。治痛痹者，散寒为主，而以疏风燥湿佐之，大抵参以补火之剂，所谓热则流通，寒则凝塞，通则不痛，痛则不通也。治着痹者，燥湿为主，而以祛风散寒佐之，大抵参以补脾之剂，盖土旺则能胜湿，而气足自无顽麻也。通用蠲痹汤加减主之，痛甚者，佐以松枝酒。复有患痹日久，腿足枯细，膝头大，名曰鹤膝风。此三阴本亏，寒邪袭于经络，遂成斯症，宜服虎骨胶丸，外贴普救万全膏，则渐次可愈。失此不治，则成痼疾，而为废人矣。"黄元御《四圣心源·杂病解下》记载："历节者，风寒湿之邪，伤于筋骨者也。膝踝乃众水之溪壑，诸筋之节奏，寒则凝冱于溪谷之中，湿则淫泆于关节之内，故历节病焉。""足之三阴，起于足下，内循踝膝，而上胸中。而少厥水木之升，随乎太阴之土，土湿而不升，则水木俱陷，于是癸水之寒生，乙木之风起。肉主于脾，骨属于肾，筋司于肝，湿淫则肉伤，寒淫则骨伤，风淫则筋伤。筋骨疼痛而肌肉壅肿者，风寒湿之邪，合伤于足三阴之经也。""其病成则内因于主气，其病作则外因于客邪。汗孔开张，临风入水，水湿内传，风寒外闭，经热郁发，肿痛如折。虽原于客邪之侵陵，实由于主气之感召，久而壅肿蜷屈，跛蹇疲癃。"说明骨痹是由肾虚骨弱、风寒湿等外邪痹阻引起。王清任《医林改错》言："凡肩痛、臂痛、腰疼、腿疼，或周身疼痛，总名曰痹症。明知受风寒，用温热发散药不愈；明知有湿热，用利湿降火药无功。久而肌肉消瘦，议论阴亏，遂用滋阴药，又不效。至此便云：病在皮脉，易于为功；病在筋骨，实难见效。因不思风寒湿热入皮肤，何处作痛。入于气管，痛必流走；入于血管，痛不移处。如论虚弱，是因病而致虚，非因虚而致病。总滋阴，外受之邪，归于何处？总逐风寒，去湿热，已凝之血，更不能活。如水遇风寒，凝结成冰，冰成风寒已散。明此义，治痹症何难？古方颇多，如古方治之不效，用身痛逐瘀汤。"提出了"痹病有瘀说"，瘀血致痹，创制了一系列理气活血逐瘀方剂，进一步为痹病的辨证论治做出补充，也契合了骨痹的发病机制。

　　清代温病派的崛起，使得对热痹的讨论更加深入，如吴鞠通在《温病条辨》中提到："因于寒者固多，痹之兼乎热者亦复不少。"痹病，无论风寒湿痹还是热痹，均是邪气闭阻气血或煎液成痰，或炼血为瘀，郁而不通，故吴鞠通在治疗痹病时非常重视辛味药的运用，治疗首先宣痹祛邪。顾松园在《医镜》中提到，热痹除感受湿热之邪引起外，风寒湿痹"邪欲病久，风变为火，寒变为热，湿变为痰"，亦为热痹。认为痹病成因可为气血亏虚、风寒湿三气乘虚外袭所致，对于外邪入经络，内邪入脏腑者，可用辛温之品宣通经络；内伤脏腑者则需清阳明之热。同时本书还对各种痹病的治法进行了论述："风邪入络而成痹者，以宣通经脉，甘寒去热为主。有经脉受伤，阳气不为护持而为痹者，以温养通补，扶持生气为主。有暑伤气湿热入络而为痹者，用舒通脉络之剂，使清阳流行为主。有风湿肿痛而为痹者，用参术益气，佐以风药壮气为主。有湿热伤气及温热入血络而成痹者，用固卫阳以祛邪，及宣通营络，兼治奇经为主。有肝阴虚，疟邪入络而为痹者，以咸苦滋阴，兼以通逐缓攻为主。有寒湿入络而成痹者，以微通其阳，以通补为主。有气滞热郁而成痹者，从气分宣通为主。有肝胃虚滞而成痹者，以两补厥阴阳明为治。有风寒湿入下焦经隧而为痹者，用辛温以宣通经气为主。有肝胆风热而成痹者，用甘寒和阳，宣通脉络为主。有血虚络涩及营虚而成痹者，以养营养血为主。"补充了骨痹证型除了风寒湿痹证，还有热痹，完善了骨痹的辨证论治。《灵枢·寿夭刚柔》云："病在阳者名曰风，病在阴者名曰痹，阴阳俱病，名曰风痹。风痹云者，以阳邪而入于阴之谓也。故虽驱散风邪，又必兼以行血之剂。又有血痹者，以血虚而风中之，亦阳邪入阴所致也。盖即风痹之症，而自风言之，则为风痹；就血言之，则为血痹耳。若其他风病而未入于阴者，则固不得谓之痹病矣。""痛痹者，寒气偏胜，阳气少，阴气多也。夫宜通而塞，则为痛。痹之有痛，以寒气入经而稽迟，泣而不行也。治宜通引阳气，温润经络，血气得温而宣流，则无壅闭矣。河间云：痹气身寒，如从水中出者，气血不行，不必寒伤而作，故治痛痹者，虽宜温散寒邪，尤要宣流壅闭也。""著痹者，湿气胜也。夫湿，土气也，土性重缓，营卫之气与湿俱留，则著而不移，其症多汗而濡，其病多著于下，有夹寒、夹热、在气、在血之异，须审而治之。"李用粹《证治汇补·痹症》言："初起因风湿热者，当流动机关，不可遽补。病久则宜消瘀血，养新血，兼理痰火，则血自活，气自和，痛无不愈。""治当辨其所感，注于何邪，分其表里，须从偏胜者为主，风宜疏散，寒宜温经，湿宜清燥，审虚实标本治之，拔其本，诸证尽除矣。"本病辨证当分清虚实、表里、寒热，在治疗上将痹病区分为病初和病久，病势缓而不急者皆从本治；若疾病日久，气血亏虚，正气不足，复感外邪后出现急性发作期症状，则需根据急则治标的原则，先以祛风散寒等祛邪之法解其表邪，待其发作期症状缓解后，再予补气养血等法扶正以治之。《医宗金鉴》中则对痹病的死症进行了论述，让后人对痹病有了进一步的认识，这些治疗原则都对骨痹具有指导意义。

到了当代，中医风湿病名家医家在总结前人经验的基础上，推动了痹病学科的创新与发展，也推动了骨痹诊治的发展。

国内有影响的中医风湿病专家如国医大师路志正、焦树德、王承德等著有《痹病论治学》《实用中医风湿病学》，娄多峰、娄玉钤等著有《中国风湿病学》等专著，都将骨痹作为一个独立的疾病论述，对其病因病机及治疗原则进行了较为系统的阐述，并载有其临床独到见解。国医大师朱良春通过对多年的临床经验总结，提出"浊瘀痹"概念，结合骨痹病久入络的病理特点，创立"蠲痹六虫汤"（全蝎、地龙、土鳖虫、乌梢蛇、露蜂房、水蛭等），开展对虫类药的临床和药理研究。国医大师李济仁诊治骨痹分为六型辨证论治，分别为风湿型、寒湿型、湿热型、热毒型、痰瘀型、肾虚尪羸型。名老中医刘柏龄从医 50 余年，长期致力于骨伤疑难病的研究，刘老根据"肾主骨，肝主筋"理论，在国内首创治疗骨质增生病新药"骨质增生丸"，以补肾养肝、活血化瘀为主治疗膝关节疾病，目的是促进膝关节周围组织炎症吸收及血液循环，改善关节活动。名老中医谢海洲认为"痹病其为本虚，痹多夹湿、痹多夹瘀"，提出"三要四宜"的治痹法则，即扶正固本、祛湿健脾、利咽解毒及寒痹宜温肾、热痹宜养阴、寒热错杂宜通、久痹入络宜活血搜剔等。名老中医娄多峰提出辨病与辨证结合论治，采用综合疗法治疗痹病，如宣通运用、依部位用药、三因制宜、守方与变方、既病防变、杂合以治等，从整体上把握疾病的病机变化，把各种具体方法有机地联系起来进行全面施治；将痹病的病因病机概括为"虚、邪、瘀"三个方面，并分为"正虚、邪实、瘀血"三型进行论治，著有《痹证治验》《中国痹病大全》《娄多峰治痹精华》等，独创通痹汤、清痹汤、化瘀通痹汤、痹隆清安等治痹药物制剂。施杞教授认为骨痹病因一为内损，乃是肝肾不足、气血亏虚所致；一为外感风寒湿邪或为关节劳累过度及跌仆损伤，内外两因相合，最终均导致气血运行不畅，经脉痹阻，瘀而为病。而瘀久必兼痰湿，治疗当以通利调摄，结合膝关节炎的发病特点，辨治时既重化瘀通络，又重调理气机，利水化瘀。临床常用六法：活血化瘀，宣痹通络；清热化湿，凉血通络；祛湿化痰，疏风通络；散寒止痛，温经通络；健脾补肾，壮筋通络；益气化瘀，利水通络。吴生元教授根据自己的临证经验，结合并发挥《灵枢·本神》"脾气虚则四肢不用"的中医病机理论，认为中老年以后，脾气虚、中气不足、气血失和、肝血肾精渐亏、筋骨失养是骨痹发生的内在基础；感受外邪或劳损是该病发生的外在条件。《景岳全书·风痹》云："风痹之证，大抵因虚者多，因寒者多。惟血气不充，故风寒得以入之。"吴生元教授在临证中摒弃定见，独辟蹊径，认为该病以脾虚、气血不足、肝肾渐亏为本；然肝肾之亏源自先天肾精之亏，气血不足盖因后天脾胃之虚，渐亏之肝肾难以骤补获效，不足之气血易从脾胃调补奏功；故治以益气健脾、养血活络为主，远较直接补益肝肾、强筋健骨为佳。房定亚教授指出早期骨关节炎病因以肝肾、气血亏虚为本，而邪气痹阻经脉、气血不通为标，乃本虚标实之病。结合现代医学来分析，此处的"虚"一是骨关节供血不足，随着年龄增长，血管老化，血床减少，局部血液循环变差；二是关节劳损、骨质丢失。所以对本病早期治以补气血、益肝肾、养血活血；中期其病机多为肝肾亏虚、瘀血内阻，可兼有痰湿内停、郁而化热、气阴两伤等，故常用补益肝肾、活血消肿、养阴清热等治法；晚期中医辨证常为肝肾气血虚损，阴阳俱虚，痰瘀互结，治疗予大补肝肾、气血，兼以活血化瘀，改善循环。

综上所述，骨痹肇始于《内经》，发展于唐宋明清时期。历代医家对骨痹的认识基本一致，并且不断完善补充，形成了骨痹完整的理法方药体系。其病在骨，症见肢体关节沉重、僵硬、疼痛，甚则畸形、拘挛屈曲。病因病机以气血亏虚为本，感受风寒湿热痰瘀，痹阻经络关节，不通则痛，而发痹证。辨证当分清虚实、表里、寒热。在治疗上将痹病区分为病初和病久，病势缓而不急者皆从本治；若疾病日久，气血亏虚，正气不足，复感外邪后出现急性发作期症状，则需根据急则治标的原则，先以祛风散寒等祛邪之法解其表邪，待其发作期症状缓解后，再予补气养血、培补阳气及补益肝肾等法扶正以治之。

第二节 西医对骨关节炎的认识

骨关节炎（OA）属于风湿病（Rheumatology）范畴，Rheuma 一词最早出现于 1 世纪，古希腊著名医家希波克拉底的《希波克拉底全集》提出了关节炎的概念，但由于当时医学水平有限，将骨关节炎与风湿性关节炎混为一谈。

Rheumatism 一词可能是 2 世纪古罗马医生 Galen 所创，主要指周身的酸胀和疼痛。法国医生 Baillou 在 17 世纪将 Rheumatism 与关节疾病联系在一起，限定为运动系统疾病，以酸痛为主要表现，可呈发作性、游走性。

18 ～ 19 世纪，某些关节炎终于有了接近现代意义的疾病定义、症状描述、病理描述和鉴别诊断。这其中包括类风湿关节炎和骨关节炎的鉴别诊断，在此之前，两者被作为同一种疾病定性为畸形性关节炎。

"骨关节炎"名称是 JohnK Spender 在 1886 年提出的，以取代过去的"类风湿关节炎"，但其含意并非是现在所指的骨关节炎情况。1907 年 Archibald E. Garrod 首先提出将骨关节炎与类风湿关节炎区别，除了骨关节炎发生年龄较大外，Garrod 还强调骨关节炎女性发病优势比类风湿关节炎更明显，而且也具遗传倾向，但没能提出骨关节炎的确切定义。1802 年 William Heberden 确定了 Heberden 结节，区别于痛风石。Garrod 将这种结节与骨关节炎联系起来。1884 年 Charles J. Bouchard 描述了近端指间关节的结节，它们与 Herberden 所描述的远端结节相似。

1944 年，Robert M. Stecher 证明手指结节有很强的女性发病优势和遗传倾向，但是对她们和骨关节炎其他特征的关联提出质疑。骨关节炎（OA）被认为是一个不确切的诊断，包括已被描述过的"全身性""炎症性"或"侵蚀性"骨关节炎等。

随着风湿病学科发展的日新月异，骨关节炎（OA）的理论体系研究已较完备，该病也是临床常见病、多发病。

（陈艳林　周春瑜）

参考文献

[1] 中华医学会风湿病学分会 . 骨关节炎诊断及治疗指南 [J]. 中华风湿病学杂志，2010，14（6）：416-419.

[2] 孟景春，王新华 . 黄帝内经灵枢校释 [M]. 上海：上海科学技术出版社，2013.

[3] 陈亦人 . 伤寒论译释 [M]. 上海：上海科学技术出版社，2013.

[4] 李克光 . 金匮要略讲义 [M]. 上海：上海科学技术出版社，1991.

[5] 吴生元，彭江云 . 中医痹病学 [M]. 昆明：云南科技出版社，2013.

[6] 彭江云，李兆福，汤小虎 . 中医风湿病学 [M]. 北京：科学出版社，2008.

第二章

骨关节炎的病因与病机

第一节　中医病因病机

一、病因

1. 外感六淫之邪合而为痹

（1）风为百病之长　风邪是外感病因的先导，寒、湿、燥、热等邪，往往依附于风邪而侵袭人体。风性轻扬开泄，具有升发、向上、向外的特性，所以风邪致病易于伤人上部，易犯肌表、腰背部等阳位。因风为阳邪，"上先受之"，故多发于上肢、肩背等处；卫阳不固，腠理空虚，固有恶风、汗出等表现。风性善行数变，风善动不居，易行而无定处。《杂病证治准绳》曰："风痹者，游行上下，随其虚邪与血气相搏，聚于关节，筋脉弛纵而不收。"《症因脉治》曰："风痹之症，走注疼痛，上下左右，行而不定，故名行痹。"体虚而卫外不固，感受风邪，邪气侵犯肌肤、经络、关节而发为本病，风邪性善走窜，故以关节疼痛游走不定为证候特点。

（2）寒为阴邪，其性凝滞、收引　寒为阴邪，易伤阳气，故寒邪致病，全身或局部有明显的寒象。寒胜则痛，所以疼痛为寒证的重要特征之一。寒性凝滞、收引，寒邪侵袭人体，可使气机收敛，腠理闭塞，经络筋脉收缩而挛急，若寒客经络关节，则筋脉收缩拘急，以致拘挛作痛、屈伸不利或冷厥不仁，称寒痹。《灵枢·贼风》："尝有所伤于湿气，藏于血脉之中，分肉之间，久留而不去，若有所堕坠，恶血在内而不去，卒然喜怒不节，饮食不适，寒温不时，腠理闭而不通；其开而遇风寒，则血气凝结，与故邪相袭，则为寒痹。"《证治准绳·杂病》："寒痹者，四肢挛痛，关节浮肿。"感受寒邪，表现以肢体关节疼痛为著，固定不移，遇寒加重，得热痛减。《内经》谓："痛者，寒气多也，有寒故痛也。"寒主收引，其性凝滞，故其症常兼恶寒、肢体拘挛、屈伸不利、脉弦紧等。

（3）湿为阴邪，其性重浊黏滞、趋下　湿为阴邪，易伤阳气，阻碍气机，湿邪侵及人体，留滞于脏腑经络，最易阻滞气机，气血经络不通，则致疼痛。湿为重浊有质之邪，故湿邪致病，其临床症状有沉重、缠绵等的特性。湿滞经络关节，则可见肌肤不仁、关节疼痛重着等。《素问·痹论》："湿气胜者为着痹也。"《证治准绳·杂病》："湿痹者，留而不移，汗多，四肢缓弱，皮肤不仁。"论湿邪有寒、热之别，古人论痹主要是以寒湿为主，多与痹证以关节冷痛为主要临床表现有关。实际上不仅寒湿可以引起关节痛，湿热同样可以阻滞经脉，引发气血不通而致痹痛。仲景对湿热之邪致痹即有一定认识，其所论及的"湿家病身疼发热""湿家之为病，一身尽疼，发热""湿家身烦疼"，以及对发热的描述"日晡所剧"等，颇似湿热痹证。《症因脉治·卷三》记载："湿痹之证，或一处麻痹不仁，或四肢手足不举，或半身不能转侧，或湿变为热，热变为燥，收引拘挛作痛，蜷缩难伸，名曰着痹，此湿痹之证也。"外感湿邪，湿邪留滞于肢体、关节、肌肉之间，临床表现以肿胀疼痛、重着麻木为特征。脾主湿，而湿性黏滞，阻碍气机，故一般湿痹多兼有脾湿不运或湿困脾土及气机不畅等症状，如头沉而重，胸闷纳呆，腹胀身倦，苔腻、脉濡缓，病程长，缠绵难愈。

（4）火热炎上，耗气伤津　热为阳邪，其性升腾，为无形之邪，具有燔灼、炎上、耗气伤津、生风动血之特性。痹阻经络、筋骨、关节，出现关节红肿疼痛、重着、功能障碍，甚至关节畸形。《张氏医通·身体痛》谓："肢节肿痛，痛属火，肿属湿，盖为风寒所郁，而发动于经络之中，湿热流注于肢节之间而无已也。"尤在泾在《金匮翼》记载："脏腑经络，先有蓄热，而复遇风寒湿气客之，热为寒郁，气不得通，久之寒亦化热，则痹熻然而闷也。"《类证治裁》谓曰："肢节热痛者，系阴火灼筋。"火邪、热邪既由外感风寒湿之邪日久，郁而化热；又因痰浊、瘀血郁滞经脉，久则化热。且若热邪夹风，游走于经络关节，而致周身疼痛。也可由脏腑内伤，阴虚生热，热灼筋骨，直接引起关节疼痛。如《叶案存真》曰："热胜则风生，况风性善行，火热得之，愈增其势，伤于脉筋，则纵缓不收，逆于肉理，则攻肿为楚也。"火热致痹多见关节灼热，肿痛剧烈，关节屈伸不利，甚至关节畸形，舌红少津或舌红苔黄。

2. 五脏六腑内伤致痹

（1）先天不足：肾阳虚衰、肝肾亏损则髓骨失养致痹　《内经》认为："太阳气衰……故寒甚至骨也……病名曰骨痹。""太阳有余，病骨痹身重。""痛在骨，骨重不可举，骨髓酸痛，寒气至，名曰骨痹。"阐述了骨痹的病位在骨；病因病机是"寒气至""太阳气衰""太阳有余"；以骨痛、骨寒、骨重为主要临床表现；外邪侵袭、风寒湿是重要的致病邪气。《素问·痹论》曰："以冬遇此者为骨痹。"《素问·阴阳应象大论》："肾主骨生髓。""肾之合，骨也。"肾藏精，主骨、生髓，肾藏先天之精，为五脏阴阳之根本，且主骨生髓，为先天之本。《素问·逆调论》曰："肾者水也，而生于骨，肾不生，则髓不能满，故寒甚至骨也，所以不能冻栗者……病名曰骨痹，是人当挛节也。"《灵枢·刺节真邪论》曰："虚邪内搏于骨则为骨痹。"《素问·脉要精微论》曰："转摇不能，肾将惫矣，骨者，髓之府，不能久立，行则振掉。"唐代《备急千金要方·诸风》有"肾虚呻吟……阳气弱、腰背强急髓冷"的记载，此为肾阳不足致骨痹。宋代《圣济总录·骨痹》记载："夫骨者，肾之余。髓者，精之所充也。肾水流行，则髓满而骨强。迨夫天癸亏而凝涩，则肾脂不长，肾脂不长，则髓涸而气不行，骨乃痹，而其证内寒也……外证当挛节，则以髓少而筋燥，故挛缩而急也。"元气根藏于肾，并且依赖于肾中精气所化生，肾精亏则无以化生元气，"气不行"之"气"是指元气。肾精亏则无以化生元气，元气虚则不能发挥温煦功能，主要表现为肾阳的虚衰，对骨的温煦不足。人体的精气、元气都根藏于肾，肾精亏则无以化生元气，元气不能温煦骨，骨寒而成骨痹。另外"髓者，精之所充也"，肾精亏无以充养骨髓，筋骨得不到濡养则"挛缩而急也"。因此骨痹的发病关键脏腑在肾。

肝主筋，为罢极之本；肾主骨，为先天之本。肝肾同源，肝藏血，肾藏精。藏血与藏精之间的关系，实际上即是精和血之间存在着相互滋生和相互转化的关系，即"精血同源"，二者互相影响。肝之气血充盛，筋膜得其所养，则筋力强健，运动灵活；肾精充足，骨髓生化有源，骨骼得骨髓的滋养而坚固有力。肝肾充盈，则筋骨强，关节滑利，运动灵活。肾精亏损，则不能生髓充骨而骨萎。肝在体合筋，肝血不足，则不能濡筋养络而筋弱，关节疼痛，屈伸不利。肝血不足，也可以引起肾精亏损，肾精亏则不能生髓养骨。二者相互影响，说明肝肾亏损是发生本病的根本原因。

（2）后天失养：脾胃虚弱，生化乏源，筋肉失养致痹　脾主肌肉，骨痹的形成不但与肝肾有密切关系，还与脾有关。《备急千金要方·骨极第五》："骨应足少阴，足少阴气绝则骨枯。"《灵枢·经脉》："足少阴者冬脉也，伏行而濡滑骨髓者也，故骨不濡则肉不能着骨也。骨肉不相亲则肉濡而却，肉濡而却，故齿长而垢，发无泽，发无泽则骨先死。"说明骨痹不愈，阴亏肉不能濡，可致骨极，最终导致"骨肉不相亲"，肉不濡骨，骨则死，而肌肉为脾所主，正如《张聿青医案》中论述："脾胃之腐化，尤赖肾中这一点真阳蒸变，炉薪不熄，釜爨方成。"同样，肾所藏先天之精及其所化生的元气，又有赖于脾气运化水谷之精及其化生的中气的不断充养和培育，方能充盛。脾胃之能生化者，实由肾中元阳之鼓舞，而元阳以固密为贵，其所以能固密者，又赖脾胃生化阴精以涵育耳。脾为仓廪之官，主运化水谷精微，化生气血，以荣养筋肉骨骼，为气血生化之源，为后天之本；肾藏先天之精，为五脏阴阳之根本，且主骨生髓，为先天之本。后天与先天是相互资助、相互促进的。脾主四肢，合肌肉，若肌肉瘦削，四肢疲惫，软弱无力，则易于劳损，筋骨失养，骨痹乃成。

3. 本虚标实

（1）气血亏虚为致病之本　《素问·调经论》记载："人之所有者，血与气耳。""血气不和，百病乃变化而生。"且"气为血之帅，血为气之母"，气和血是组成人体的基本物质，关系着脏腑机能的运行和沟通各脏腑的作用，所以一个脏腑的气血失常，不但会引起本脏腑的病变，同时还能引起其他脏腑的气血失常，甚至全身气血的失常。《景岳全书·血证》："人有阴阳，即为血气。阳主气，故气全则神旺；阴主血，故血盛行强。人生所赖，唯斯而已。"气与血都由人身之精所化，二者有互根互用的关系。隋代巢元方《诸病源候论·风病诸候上》曰："由血气虚，则受风湿，而成此病。"认为骨痹是由正虚不足，腠理疏松，外邪乘虚而伤之，久不瘥，后伤阳经，随其虚处而停滞，与血气相搏，血气行则迟缓，使机关弛纵。因此巢氏认为诸虚中，气血虚是根本。气行则血行，气止则血止，气血运行无力，筋肉关节无以濡养，筋纵迟缓，骨髓不充，骨痹由生。

（2）瘀毒痰阻为致病之标实 《仁斋直指附遗方论·痰涎》引刘宗厚言："冷痰多成骨痹。"痰湿是病理产物，也是致病因素。痰湿多由外感六淫，或饮食及七情所伤等，使脏腑气化功能失常，以致津液停滞而成。脾肾虚弱，肾主蒸化水液，肾阳不足，气化失职，水液聚而成痰；脾主运化，脾失健运，运化失常则水湿内停；肾阳虚衰，无以温煦，则寒痰凝滞，所以脾肾虚弱则痰湿易于内生。外来寒湿入侵，阻于脉络，聚而成痰，瘀血停滞，久而化痰。痰湿阻滞，抑制气血运行，加重瘀血。痰饮留积于肠胃、胸胁及肌肤；痰则随气升降流行，内而脏腑，外而筋骨皮肉，泛滥横溢，无处不到。

血瘀而成痹最早见于《内经》："血行不得近其空，故为痹厥也。"《素问·五脏生成》："卧出而风吹之，血凝于肤者为痹。"《内经》认为瘀血痹阻是痹病的一个重要病理变化，故《素问·调经论》谓："血气不和，百病乃变化而生。"《素问·痹论》曰："痹在于骨则重，在于脉则血凝而不流。"《素问·平人气象论》："脉涩曰痹。"《灵枢·阴阳二十五人》曰："切循其经络之凝涩，结而不通者，此于身皆为痛痹，甚则不行，故凝涩。"即说患痹之人必有气血痹阻、壅滞经脉。《类证治裁·痹证》云："正气为邪所阻，不能宣行，因而留滞，气血凝涩，久而成痹。"清代医家王清任认为："治病之要，在明白气血。"在《医林改错·卷下》中明确提出了"痹证有瘀血"的观点。日久生瘀，痰瘀互结，影响全身或局部血液的运行，产生疼痛、出血等症。经脉瘀塞不通，阻于筋骨而成骨痹。

《金匮要略·心典》曰："毒，邪气蕴结不解之谓。"血行瘀滞，蕴久化毒，则为瘀毒。体虚气血不和者，脾胃运化失调，本虚为先，经脉痹阻，久病必瘀，瘀血内生，外邪入侵，邪胜谓之毒。瘀而化毒，进而"瘀、毒"致虚，而致虚、瘀、毒三邪互结之痹。内毒为脏腑功能和气血运行失常，使机体代谢产物不能及时排出，蕴积于体内，而致邪气亢盛，转化为毒，如瘀毒、热毒、湿毒等。内生毒邪多具有顽固性、多发性、内损性、依附性的特点，临床上往往繁杂、难治。在慢性疑难疾病中，内生之毒多为虚实夹杂，病情复杂多变。

痰可致瘀，瘀可化毒。痰、瘀、毒三者可不断蓄积于体内，留注于骨节，而致骨损筋伤。痰瘀毒之痹，往往病情胶结难愈、缠绵不去，久而入血入络，蕴而发病。

4. 起居不慎

《圣济总录》认为："夫惟动静居处，失其常，邪气乘间，曾不知觉，此风寒湿三气，所以杂至合而为痹。浅则客于皮肤，深则留于骨髓。阳多者，行流散徙而糜常，阴多者凝泣滞碍而有著。虽异状殊态，然即三气求之，则所谓痹者，可得而察矣。"居处失常为痹证发生的重要病因之一。《管子·形势》："起居时，饮食节，寒暑适，则身利而寿命益。起居不时，饮食不节，寒暑不适，则形体累，而寿命损。"李时珍《本草纲目·诸水有毒》："汗后入冷水，成骨痹。"唐代医家杨上善注为："冬时不能自调，遇此三气以为痹，俱称骨痹。"张从正《儒门事亲》："此疾之作，多在四时阴雨之时，及三月九月，太阳寒水用事之月，故草枯水寒为甚。或濒水之地，劳力之人，辛苦失度，触冒风雨，寝处津湿，痹从外入。"可见外感风寒湿邪，多因居处潮湿、涉水冒雨，或睡卧当风，或触雾露、气候变化、冷热交错等原因，以至外邪乘虚侵袭人体所致。

5. 饮食不节

人体的精神气血都由五味所滋生，五味与五脏各有其亲和性，《素问·至真要大论》说："夫五味入胃，各归所喜攻。"《素问·生气通天论》说："味过于酸，肝气以津，脾气乃绝；味过于咸，大骨气劳，短肌，心气抑……味过于辛，筋脉沮弛，精神乃央。"饮食不节、饮食不洁、饮食偏嗜等均能对筋骨造成不同程度的损伤。中医学认为"五味稍薄，令人神爽"。因此，在日常饮食中不要过于追求味浓，以味正好却又稍逊为宜。

食应适量，且与季节相符。《备急千金要方·诸风》发展了此理论："醉取风为漏风，其状恶风，多汗少气，口干善渴……骨节懈惰，不俗自劳。"过度饮酒则腠理开，汗出当风，以致三气之邪遍历关节，与气血相搏，遂成此疾。痹证的发生与食饮息息相关，外邪由皮肤入经络、筋脉、五脏六腑，深入骨髓，而发为骨痹。

6. 四时气候

《灵枢·经统》以十二经筋应一年中十二个月，每年分为四季，每季分为孟、仲、季三月，将十二经筋气血闭痹而痛者称为十二经筋痹，如孟春痹、仲春痹、季春痹，孟夏痹、仲夏痹、季夏痹，孟秋痹、仲秋痹、季秋痹，孟冬痹、仲冬痹和季冬痹。四时气候春生、夏长、秋收、冬藏，尤以冬性收引，阴寒湿邪之气重，太阳气降，阳热不足，温煦失调，则风寒湿邪侵袭机体，渗入骨髓则发为骨痹。故《素问·痹论》言："风寒湿三气杂至，合而为痹也。其风气胜者为行痹，寒气胜者为痛痹，湿气胜者为著痹也……以冬遇此者为骨痹……所谓痹者，各以其时重感于风寒湿之气也。"《素问·逆调论》曰："太阳气衰，肾脂枯不长……故寒甚至骨也……病名曰骨痹。"《素问·六节藏象论》曰："肾主蛰，封藏之本，精之处也；其华在发，其充在骨，为阴中之少阴，通于冬气。"故肾主骨，应于冬。唐代医家杨上善注为："冬时不能自调，遇此三气以为痹，俱称骨痹，以冬骨也。"指出骨痹则是冬气与风寒湿相合而成，而痹证患者对天气变化最为敏感，体现生理与季节、气候相适应。且肾主骨生髓、通于冬气的时藏理论基础，说明肾虚、冬季与骨痹三者是相互联系的。

7. 劳损外伤

劳损、外伤、痰瘀是致病的重要因素。《素问·宣明五气》："五劳所伤……久立伤骨，久行伤筋。"长期劳损外伤，损伤筋骨血脉，造成气血瘀滞，更易形成本病。《诸病源候论》中所说："虚劳损血耗髓，故伤筋骨也。""劳伤之人，阴阳俱虚，经络脉涩，血气不利。"唐代蔺道人指出："手足久损，举动不得，损后伤风湿，节挛缩，遂成偏废。劳伤筋骨，肩背疼痛，四肢乏力，动用无力。"强调的是外伤导致瘀血留滞，更易遭风湿之邪，导致筋骨痹病的发生，这种思想为后世骨伤科医家所推崇。

《内经》奠定了骨痹的基本病因论述，即风寒湿三气杂至。此后历代医家又补充了热、痰、瘀、火（暑）、毒等病理因素，同时认识到了内伤虚损、饮食、起居等因素在疾病形成过程中的作用。

骨痹的发生是内外因相互作用的结果，外感六淫是外在的致病因素，而营卫气血失调、脏腑虚损是骨痹形成的内在基础。六淫杂至，或风寒相合，或寒湿相兼，或风湿、湿热并见，或毒火、燥邪外侵，由于人体禀赋阴阳有偏盛、偏衰之异，故感邪后有寒化、热化之别，临床当仔细甄辨。

8. 体质差异

《金匮要略·血痹虚劳病脉证并治》记载："问曰：血痹病从何得之？师曰：夫尊荣人，骨弱肌肤盛，重因疲劳汗出，卧不时动摇，加被微风，遂得之。"可见体虚是痹病发病的重要因素。《医学六要》曰："大抵湿多则肿，热多则痛，阴虚则脉数而重在夜，气虚则脉大而重在昼。如肥人肢节痛，多是风湿，与痰饮流注经络而痛，如瘦人性急躁而肢节痛、发热，是血热……若肢节肿痛脉涩数者，此是瘀血……如倦怠无力而肢节痛，此是气虚。"重视内伤虚损，湿痰阴火瘀血阻滞经络为痹，强调体质因素肥人痰湿、瘦人血热也为治痹主要因素。《金匮要略》记载："湿家病身疼发热。""湿家身烦疼。""湿家"二字，多次提及，表明仲景已然认识到体质与痹病发病密切相关。

二、病机

中医典籍记载："病在阳曰风，病在阴曰痹。故痹也，风寒湿杂至，犯其经络之阴，合而为痹。痹者，闭也，三气杂至，壅闭经络，血气不行，故名为痹。"痹之形成，多由正虚于内，阳虚于外，营卫虚于经络，风借寒之凝滞之力，寒借风之疏泄之能，湿得风寒之助，参揉其中，得以侵犯机体。初犯经络，继入筋骨，伤及血脉，流注关节。经气不畅，络血不行，阳气不达，则邪气肆虐，而生疼痛。所以外邪侵袭、脏器亏损是骨痹发生的重要病机。

1. 从外感六淫论病机

风、寒、湿、热等邪气留注肌肉、筋骨、关节，造成经络壅塞，气血运行不畅，肢体筋脉拘急、失养为本病的基本病机。《素问·痹论》曰："所谓痹者，各以其时重感于风寒湿之气。"此后，《中藏经》首次明确了风寒暑湿为痹病的病因，提出："痹者，闭也，五脏六腑感于邪气，乱于真气，闭而不仁，故曰痹。""痹者，风寒暑湿之气中于人，则使之然也。"而在《素问·评热病论》谓："风雨寒热，不得虚，邪不能独伤人。""不与风寒湿气合，故不为痹。"《灵枢·刺节真邪》也有："邪气者……其中人也深，不能自去。"概括地说明风、寒、湿、热等邪气是痹病发生、发展的外在条件，且以风、寒、湿三邪为主。《扁鹊心书》曰："风寒湿三气，合而为痹，或臂腰足膝拘挛，两肘牵急，乃寒邪凑于分肉之间也……痹者，气血凝闭而不行，留滞于五脏之外，合而为病。又邪入于阴则为痹。"机体营卫失调，卫阳不固，寒湿合邪为患，乘虚而入，寒性凝滞收引、湿性重浊黏滞，易致气机阻滞，气滞则血瘀，痹阻经络，不通则痛，故见肢体关节疼痛重着，屈伸不利。清代医家张志聪注："寒邪所客，故曰积寒，积寒留舍，致荣卫不能居其间。寒邪凝滞，又不得正气以和之，以致卷肉而缩筋也。肋肘乃筋骨之机关，故不得伸舒。邪闭于外，故内为骨痹，荣气内逆，故外为不仁。命曰不足，盖热邪淫溢，是属有余，寒性凝滞，故为不足。此大寒之邪，流于溪谷之间，以致筋骨皆为病也。"指出骨痹基本病因是外邪"寒"流于筋骨所致。寒性凝滞，易阻滞气机，是骨痹发病的重要外因。热毒流注关节，或内有蕴热，复感风寒湿邪，与热相搏而致痹证。《证治准绳·痹》："热痹者，脏腑移热，复遇外邪，客搏经络，留而不行，阳遭其阴，故痹熻然而闷，肌肉热极，体上如鼠走之状，唇口反裂，皮肤色变。"风为百病之长，是为阳邪，其性轻扬开泄，具有疏通、透泄之性，故风邪侵袭肌表，使肌腠疏松，汗孔开张，复感寒、湿、热等邪气，可直驱而入，而成风、寒、湿、热之邪，痹阻经络关节，则成风寒湿痹、风湿热痹。

2. 从五脏六腑论病机

（1）肝肾亏虚，筋骨失养　肝肾亏虚，筋骨失养，筋痿髓枯，筋骨松弛是骨痹发病的病理基础。肾阳不足致骨痹最早见于《内经》，《素问·逆调论》认为太阳气衰，寒甚至骨。宋代《圣济总录·骨痹》记载："……病名曰骨痹，是人当挛节也。夫骨者肾之余，髓者精之所充也。肾水流行，则髓满而骨强。迨夫天癸亏而凝涩，则肾脂不长；肾脂不长，则髓涸而气不行，骨乃痹而其证内寒也。虽寒不为冻栗，则以肝心二气为阳火，一水不能胜之，特为骨寒而已，外证当挛节，则以髓少而筋燥，故挛缩而急也。"另外"髓者精之所充也"，肾精亏无以充养骨髓，筋骨得不到濡养则"挛缩而急也"。肾藏精，主骨生髓，肾对精气具有闭藏作用。精气是构成人体的基本物质，也是人体各种功能活动的物质基础。肾中精气对机体各脏腑、肢体起着滋养、濡润作用的属阴；具有推动、温煦作用的属阳。肾阴、肾阳是各脏腑阴阳之本，二者相互制约，相互为用，维护着人体阴阳的相对平衡。肾阴虚则有腰膝酸软，头晕耳鸣，五心烦热，潮热盗汗，咽干颧红，舌红少津等证候；肾阳虚则有腰背冷痛，筋骨萎软，形寒肢冷，疲乏无力，小便清长，舌淡胖，脉沉弱等证候。若精气不充，肝肾不足，风寒湿邪乘虚而入，侵犯肢体关节，注于经络脏腑，耗阴伤血损髓，导致骨髓失养，无力祛邪外出而发为骨痹。肾中精气还具有促进机体生长发育的功能。骨的生长与健壮有赖髓的充盈，肾中精气充盛，才能充养骨髓。肝主筋，肝血充盈才能养筋，筋得其所养，才能运动灵活而有力。《素问·五脏生成》曰："肝受血而能视，足受血而能步，掌受血而能握，指受血而能摄。"若肝血不足，不能濡养于筋，则筋脉拘急，肢体麻木，屈伸不利等。

（2）脾胃虚弱，生化乏源　骨痹的发生是由于肝脾肾脏腑功能亏虚，气血生化不足，骨失所养，外邪乘虚而入，瘀滞筋脉，气血不畅，瘀则不通，不通则痛，可见关节疼痛；日久筋骨失于濡养，可见筋挛肉瘘，出现骨质增生变形、活动不利、功能受限等症状。《素问·气交变论》曰："其脏脾，其病内舍心腹，外在肌肉四肢。"《素问·太阴阳明论》曰："四肢皆禀气于胃，而不得至经，必因于脾，乃得禀也。今脾病，不能为胃行其津液，四肢不得禀水谷气，气日以衰，脉道不利，筋骨肌肉，皆无气以生，故不用焉。"故《脾胃论》云："胃之一腑病，则十二经元气皆不足也。气少则津液不行，津液不行则血亏，故筋、骨、皮、肉、血、脉皆弱。"脾主运化水湿，脾气虚，脾的运化水湿功能减退，会致湿邪困脾，中州痞塞。湿为阴邪，必伤营血，营伤则卫气不通，血伤则阳气不行，邪气流注于骨，则骨重不举。脾胃为后天之本，四肢关节的运动有赖于脾胃功能的正常。脾胃虚弱，则清阳不升，四肢肌肉不用，血脉筋骨皆弱，是骨痹发生的重要原因。

补土派李杲倡导"脾胃内伤论"，认为脾胃虚弱是痹病发生的关键，如《脾胃论》："脾病体重痛，为痛痹，为寒痹，为诸湿痹。"脾主肌肉、四肢，全身的肌肉都要依靠脾胃所运化的水谷精微营养，所谓"正气存内，邪不可干"，不易引起骨痹，反之，若肌肉瘦削，四肢疲惫，软弱无力，则易于劳损，遭受外邪后也不易恢复。所以脾胃虚弱临床常见关节疼痛，四肢疲惫，软弱无力，消瘦，纳差，头乏力晕，舌淡苔白，脉弱等症。

3. 从营卫气血论病机

（1）营卫失和，内外合邪 《素问·痹论》："风寒湿三气杂至，合而为痹也。"风寒湿气夹杂，侵袭人体，壅闭经络，闭阻气血而成为痹证。句中"杂"有混杂、杂合之义，是针对风寒湿邪而言的；此"合"字非指风寒湿三气之合，而是指风寒湿三气与荣卫逆乱之体相合。《素问·痹论》曰："荣者，水谷之精气也，和调于五脏，洒陈于六腑，乃能入于脉也，故循脉上下，贯五脏，络六腑也。卫者，水谷之悍气也，其气疾滑利，不能入于脉也，故循皮肤之中，分肉之间，熏于肓膜，散于胸腹，逆其气则病，从其气则愈，不与风寒湿气合，故不为痹。"营卫之气和合，则五脏六腑调和、经络贯通，各行其道，不与邪气相争，则痹不成。《金匮要略·中风历节病脉证并治》曰："少阴脉浮而弱，弱则血不足，浮则为风，风血相搏，即疼痛如掣。盛人脉涩小，短气自汗出，历节疼不可屈伸。"指出风寒湿邪侵袭机体，营卫之气的逆调与否和痹证的发生有着密切的关系。《类证治裁·痹证》曰："诸痹，良由营卫先虚，腠理不密，风寒湿乘虚内袭，正气为邪气所阻，不能宣行，因而留滞，气血凝涩，久而成痹。"营卫不和，风与气血相搏，阻痹经络关节，不通则痛，而为痹。

方隅《医林墨绳》记载："大率痹由气血虚弱，营卫不能和通，致令三气乘于腠理之间。"若先天禀赋不足或素体不健，营阴不足，卫气虚弱，或因起居不慎，寒温不适，或因劳倦内伤，生活失调，腠理失密，卫外不固，则外邪乘虚而入。外邪留著营卫，营卫失和，气血痹阻不通则发为痹痛。卫为阳，主一身之表，卫外固表，表虚卫外不固，腠理疏松，外邪袭表，必先犯卫，致使卫强营弱，营卫失和，气血痹阻不通则发为痹痛。症见汗出、恶风寒，肌肉、筋骨、关节疼痛，肌肉、皮肤麻木不仁，或有身热头痛、项背强急等症状。

（2）气血亏虚，卫外不固　血气调和、阴阳平衡是使筋骨强盛、关节滑利的重要因素。若气血亏虚，则卫外不固，或筋骨失养，均是骨痹发生的重要病因病机。《灵枢·本脏》云："是故血和则经脉流行，营复阴阳，筋骨劲强，关节清利矣。"《金匮要略·中风历节病脉证并治》："营气不通，卫不独行，营卫俱微，三焦无所御，四属断绝，身体羸瘦，独足肿大，黄汗出，胫冷。假令发热，便为历节也。"《金匮要略·水气病脉证并治》指出："阳气不通即身冷，阴气不通即骨疼，阳前通则恶寒，阴前通则痹不仁。"血虚气弱，表虚卫疏，营卫失和，血脉空虚，外邪易于入侵。隋代巢元方《诸病源候论·风病诸候上》曰："由血气虚，则受风湿，而成此病。"骨痹是由正虚腠理开，外邪乘虚而伤之，久不瘥，后伤阳经，随其虚处而停滞，与血气相搏，血气行则迟缓，使机关弛纵，外邪在于皮肤肌肉，历于骨节，即邪气与正气交击，故令疼痛，而作骨痹。气血亏虚，筋骨失养，加之外邪入侵，痹阻经络，气血衰少，正虚邪恋，四肢百骸失养，而致关节肌肉酸痛无力，或肢体麻木、筋惕肉瞤、肌肉萎缩等症状。

4. 从痰、瘀、毒论病机

《医宗必读》论曰："有寒湿，有瘀血，有痰积，皆标也。"说明本病与瘀血、痰阻有关。气与血互根互用，气为血帅，血为气母，气行则血行，气滞则血瘀，血瘀则气不行，气滞可致血瘀，血瘀加重气滞。《伤寒杂病论》曰"蓄血""干血"。《素问·阴阳应象大论》曰："气伤痛，形伤肿。"气血运行不畅，脉道瘀阻，不通则痛，气滞血瘀则现肌肉关节刺痛，痛处固定、拒按，局部硬结、瘀斑等症。痰浊瘀血互结，留阻筋骨经络，关节肿胀，刺痛，固定不移，屈伸不利。痰偏盛者顽麻痛重，苔白腻，脉沉弦而滑；瘀偏重则刺痛明显，面色黧滞，舌质紫暗或有瘀斑，脉弦涩。

脾主运化水液，脾失健运，运化失常则水湿内停。外来寒湿入侵，阻于脉络，聚而成痰，瘀血停滞，久而化痰。气化失职、水液聚积成痰，痰湿阻滞，气血运行不畅，则气滞血瘀，湿邪困脾，运化失常，则痰瘀互结，痹阻筋络。痹病日久，五脏气机紊乱，升降无序，则气血痰浊交阻，痰瘀乃成。痰瘀既成，则胶着于骨骸，痹阻于经络，痹阻日久则筋骨失养，而发痹证，出现关节肿大、变形、疼痛，皮下结节，麻木不仁等痹阻之症，可见痰瘀为骨痹发生的重要因素。

瘀毒是骨关节炎重要致病因素，与一般的痹病有共性，但也有其独特之处。瘀毒的化生，是由于机体正气亏虚，病邪入侵，气机郁滞则血行不畅，血滞为瘀，与邪胶结，日久蕴结变为瘀毒。瘀毒痹阻筋脉，损伤关节。毒邪具有依附特性，其以瘀血为载体致病，因此瘀毒具备血瘀的致病特点，且其病程比之更加久长，程度更加深重。清代沈金鳌认为"且非有毒，何至筋骨胀急，肌肉疼痛乎"的致痛机理，唐宗海在《血证论》中阐述："瘀血在经络、脏腑之间，则周身作痛，以其堵塞气之往来，故滞碍而痛，所谓痛则不通也。"故久病患者往往疼痛剧烈，屈伸活动受限，正是瘀毒痹阻经脉，损伤筋骨的表现。有观点认为，毒邪有外感及内生之分，外毒是指存在于自然界中，从外邪侵袭人类的一类毒邪，包括六淫之邪蕴结体内久而化火成毒和疫戾之毒。如瘀毒为内生毒邪的一种，其形成主要为年老体胖者，病程久长，肝肾亏虚，阳虚则无以温化，阴虚则内热津缩，邪不得散，血不得动，瘀久生毒，邪毒附着于血瘀之上，血瘀与邪毒胶结瘀滞经脉，阻痹关节，一方面可使邪毒顽恶难解、病邪深伏、病势缠绵，同时又可加重对正气的损伤，形成恶性循环。

5. 从饮食劳倦论病机

（1）饮食失调，邪气内生 《三因极·病证方论》认为："夫风寒湿三气杂至，合而为痹，其用自殊。三气袭人经络，入于筋脉、皮肉、肌肤，久而不已，则入五脏。又六腑各有俞穴，风寒湿中其俞，而食饮应之，故循穴而入，各舍其腑。大抵痹之为病，寒多则痛，风多则行，湿多则着。在骨则重而不举，在脉则血凝而不流，在筋则屈而不伸，在肉则不仁，在皮则寒。"饮食不节，过食肥甘，或因嗜酒，或多食辛辣，脾之运化失权，水湿不化，蕴久化热，湿热由内而生，流注肢体关节，关节经络气血痹阻，久而失养。饮食不洁，污浊之气入侵，寒湿、湿热、疫毒三邪蕴积大小肠，由里出表，闭阻经络，流注关节。饮食不节，或饮食不洁，脾之运化失权，水湿不化，蕴久化热，湿热由内而生，湿热之邪流注肢体关节而发生骨痹。如《素问·痹论》曾说："其客于六腑者何也……此亦其饮食处，为其本也，六腑亦各有俞，风寒湿气中其俞，而饮食应之。"亦或饮食偏嗜，而致筋损骨伤，正如"多食甘，则骨痛而发落"。《金匮要略·中风历节病脉证并治》曰："味酸则伤筋，筋伤则缓，名曰泄，咸则伤骨，骨伤则痿，名曰枯，枯泄相搏，名曰断泄。"说明饮食的偏嗜可致肝肾亏虚，筋骨损伤，导致痹证发生。

（2）久劳成损，筋损骨伤　长期慢性劳损是引起骨痹的重要因素之一。筋骨因劳累或外部损伤而引起气血逆乱，筋损骨伤，络脉痹阻，并引起关节结构的损伤，失去滋养，久而久之，则出现退行性病变。长期劳损或外伤直接损伤筋骨，血瘀气滞不通，经脉痹阻，不通则痛，形成本病。正如《素问·宣明五气》曰："久视伤血，久卧伤气，久坐伤肉，久立伤骨，久行伤筋。"跌仆闪挫可致局部血脉受损，离经之血阻于脉络，气血不畅，不能周荣，筋骨失养，亦为骨痹发生的重要病因病机。

6. 本痿标痹

近代医家提出"本痿标痹"为骨关节炎的核心病机。《素问·痿论》曰："肾气热，则腰脊不举，骨枯而髓减，发为骨痿。"《医宗金鉴》提出："痿多虚，痹多实。"骨痹是机体衰老，脏腑功能减退，气血虚弱引起的退变，其病机为"本痿标痹"。多发于女子六七、男子六八，虚衰之象渐显，"肝气衰，筋不能动""肾脏衰，形体皆极"之后。肾之精气渐亏，骨髓生化乏源，筋骨失养，乙癸（肝肾）同源，肾气虚则肝气亦虚，肝虚则无以束骨荣筋利关节。临床可见筋急而挛，动作牵强，或痿软而无力，故为"本痿"。以痹痛为主要症状，分为不通则痛与不荣则痛两类，因气血失和、经络闭阻而发，故为"标痹"。《医学入门》提出"痹久亦能成痿"。在疾病的不同阶段，痹与痿可以并存、相互转化。在骨痹的后期，虽仍有骨节疼痛症状，但致肢体弱而不任身、骨节僵而不可用的"痿蹙"表现更甚。故"本痿标痹"为骨痹重要病机。

第二节　西医病因病理

骨关节炎（osteoarthritis，OA）是一种多发于中老年人的关节退行性疾病，主要以关节软骨侵蚀、边缘骨增生（骨赘形成），软骨下硬化及滑膜生化、形态学改变为特征。OA晚期病理改变包括关节软骨软化，可伴有滑膜炎症，从而出现典型临床表现：关节疼痛僵硬，活动后及上下楼梯时明显加重。成年人关节软骨再生能力有限，关节软骨退变被认为是不可逆的病理改变，因此许多学者从关节软骨结构、营养、理化性能与病理等角度及机械和生物学等方面因素进行分析研究，尽管对关节软骨的生理、生化及软骨细胞代谢有了一定了解，但OA的病因、发病机制至今尚不十分明确。

一、病因

OA的发病是多因素相互作用的结果，主要危险因素包括年龄、性别、遗传、关节位置、肥胖、关节力线不良等。

1. 年龄

在所有危险因素中，年龄是与OA发病最相关的危险因素。OA的患病率、骨赘形成出现率随年龄的增长而呈增高趋势。文献报道20岁年龄组OA的发病率不足20%，而70岁年龄组则高达85%，而且随着年龄增长，所有关节都会受累。从中年到老年常发生关节软骨退变，关节多年积累性劳损是重要因素，老年人软骨基质中的黏多糖含量减少，基质丧失硫酸软骨素，纤维成分增加，软骨韧性减低，因而容易遭受外力伤害而产生退行性改变。退变关节的软骨细胞功能和软骨性质均发生了改变，而且对细胞因子和生长因子反应性也不同。随着年龄的增加，关节保护性神经和机械因素可能遭受损害，年轻人关节损伤后在一定时期内并不表现出关节炎症状，老年人损伤后更易出现关节疼痛和不同程度的运动受限。伴随细胞的增殖能力减退，甚至完全停滞，使功能细胞难以更新，脏器萎缩，功能减退。

显而易见，在同等情况下，年龄因素影响关节预后，且年龄在不同职业群体之间可反映出某种危险因素暴露的持续时间或潜伏时间。值得注意的是，尽管 OA 是一种与年龄极度相关的疾病，但并不是老化的必然结果，而且改变也不一定与临床症状或残疾相关。

2. 性别

OA 患者以女性多见，发病率大约是男性的 2 倍。美国一项健康监测和评估报告显示，影像学上膝关节炎的发病率为 37.4%，其中有症状的膝关节炎患者约占 60 岁以上人群的 12.1%，女性发病率（42.1%）明显高于男性（31.2%），而且女性 kellgren-lawrence 分级 3 ～ 4 级比例也高于男性（12.9%VS6.5%）。此外，女性患者更易出现晨僵、关节肿胀和夜间痛等临床症状。究其原因，可能是关节软骨细胞有功能性雌激素受体，从而受到雌激素的影响。最近的流行病研究还发现，雌激素替代治疗的绝经后妇女膝关节和髋关节 OA 发病率明显低于预期。在 Framingham 的 OA 队列研究中，对 831 名女性参与者（平均年龄 73 岁）的承重关节进行了观察，结果显示，影像学阳性的 OA 患者雌激素水平低于影像学阴性组，提示雌激素有轻度但不显著的保护作用。另外也有研究显示，长期进行雌激素替代治疗的妇女膝关节的软骨量明显高于对照组，而且对卵巢摘除术后患有严重 OA 的猴子用雌激素进行干预也同样有效。

3. 遗传

OA 是内在遗传因素和外在环境共同作用的结果，并可能最终决定发病年龄和病情严重程度。最近一项双胞胎研究显示，股骨、胫骨、髌骨和总体软骨体积的遗传度分别为 61%、76%、66% 和 73%。另一项同胞兄弟姐妹子一代的纵向队列也显示，做过全膝关节置换术的 OA 患者，内侧和外侧软骨体积的遗传度分别为 73% 和 40%，内侧和外侧胫骨尺寸的遗传度分别为 20% 和 62%，内侧软骨缺陷的遗传度为 98%，肌力的遗传度为 64%。而且，家族、双胞胎和种族研究证实，不同的遗传因素还决定了 OA 的好发部位（髋关节、膝关节、手或脊柱）。

近年的研究认为，OA 的这种遗传表现是基因变异、功能蛋白信号分子表达异常、MicroRNAs、lncRNAs、DNA 甲基化修饰等共同作用的结果。

4. 肥胖

肥胖是 OA 的另一个重要危险因素，无论男性还是女性，高体重指数都与膝 OA 密切相关。负重关节的机械应力增加，可能是导致退行性改变的首要因素。肥胖不仅会增加负重关节的受力，也增加了损害关节软骨的机会，还可能会引起姿势、步态和体力的改变，这一系列的变化都可能进一步导致关节的生物力学改变。不仅如此，肥胖者体内的脂肪组织能增加一些细胞因子如瘦素（leptin）、脂联素（adiponectin）、抵抗素（resistin）等的活性，引起软骨或骨代谢异常、炎症等。

越来越多的研究证实，肥胖基因及其产物瘦素的发现对 OA 的发生发展具有重要意义。事实上，女性的总体脂率明显高于男性，故有着更高的瘦素来源，这也可能是引起性别差异的原因之一。当然瘦素不只是由脂肪组织产生，成骨细胞和软骨细胞也能合成，研究人员在 OA 的骨赘中检测到了高浓度的瘦素，而正常对照组软骨中瘦素却很少，提示局部产生的瘦素可能在 OA 的发生发展中有重要的作用。

5. 关节位置

尽管 OA 最常见的发生部位是负重关节如膝关节，但年龄对不同关节有着不同的影响。研究显示，股骨头和距骨的软骨拉伸断裂应力明显不同，股骨头会随着年龄增加而下降，而距骨不会，这也许是 OA 为什么常常见于髋关节和膝关节，而不是踝关节的原因。

另外，关节的稳定性也很重要。关节周围的肌肉、本体感觉及神经对肌肉运动的控制和对关节稳定起着极重要的作用。随着年龄的增长或受疾病的影响，神经系统对关节周围的肌肉和感觉的控制支配能力下降，关节周围肌力也下降，出现关节不稳，进而导致 OA 的发生风险增加。

6.关节力线不良和创伤

关节力线不良和创伤有可能导致 OA 的快速进展，或启动最初的病理过程。关节对位不佳（如关节内骨折复位不良、髋关节发育不良、复发性髌骨脱位）可导致早发性 OA。重复性、高强度的运动与关节损伤紧密相关，同时也增加了下肢 OA 的发生风险。反复的亚骨折水平的关节损伤会加速软骨钙化带的重塑，伴有潮线增厚、非钙化带变薄，从而导致软骨下骨硬化，上层软骨的磨损增加，最终导致 OA。成熟的关节软骨再生能力很差，一旦损伤一般不会愈合。关节面上局限的软骨破坏或缺损足以导致整个关节的退行性改变。

二、发病机制

（一）软骨因素

1.软骨生理和退变

正常关节软骨呈浅蓝白色，半透明，光滑而有光泽，具有耐磨、传导关节负荷、吸收震荡和润滑关节等功能。关节软骨是一种特殊形式的结缔组织，主要由软骨细胞和软骨基质组成。从超微结构形态上可分为表浅层、移形层、辐射层和钙化层，其中移形层新陈代谢活跃，辐射层新陈代谢较少，钙化层呈现出衰老状态。成人的软骨内缺乏血管、神经及淋巴系统，其营养运输有赖于关节滑液的扩散，关节运动时产生的压力有助于这些营养物质在滑膜和软骨基质内的扩散。软骨基质成分改变，软骨细胞功能减退，胶原纤维的网状结构破坏，蛋白聚糖的降解，软骨力学性能的改变、衰退均与软骨退变相关。软骨细胞和基质的修复是有限而并非恒久不变的，随着年龄增长，软骨细胞与基质功能衰退，则修复功能终将衰竭而消失，退变继续发展。造成软骨退变的因素很多，自身免疫反应、炎症介质、自由基、创伤等因素均能造成关节软骨的损害。

2.关节创伤和制动

透明软骨损伤后修复形成的软骨类型为纤维软骨，在强度、弹性抗压、抗张能力及摩擦系数上都与透明软骨不同，使得局部生物力学发生改变，从而导致软骨退变，甚至坏死。较大的暴力可造成关节软骨损伤，但更重要的是日常生活经常遇到的钝性、重复性损伤。高能量损伤可破坏关节组织完整性，直接导致软骨组织坏死。机制可能是关节软骨基质由胶原纤维网状拱形结构与 PG 有机结合构成，可承受撞击而不发生损伤，但软骨基质承受 5MPa 压力负荷作用 1 小时后，软骨细胞即出现坏死，组织中 PG 降解丢失增加，且这种改变由软骨浅层逐渐向纵深发展；24 小时后浅层胶原纤维断裂，基质金属蛋白酶（WIMP-3）在软骨浅层的表达明显升高，而 WIMP-3 可降解 PG 并激活其他胶原酶，进一步加重软骨基质和胶原的损耗。但若关节软骨深面受损，将影响软骨下骨及其血运，直接导致血肿、肉芽组织及新生骨形成和软骨纤维硬化。

另外，创伤会直接导致关节表面不平整，不但可造成关节运动时摩擦增大，而且会引起不同区域软骨承受负荷的差异，结果出现软骨胶原纤维的塑形、高应力侧的软骨变薄，以致 OA 形成。关节软骨受到损伤后能否发生 OA 也与关节的活动、制动等因素有关，损伤后过度活动或过度制动均会造成关节软骨退行性变。大量观察研究显示，如果关节固定超过 4 周时，软骨即发生不可避免的退行性变。

创伤性 OA 发生不仅取决于负荷强度，还取决于作用时间，而且与自体免疫反应和细胞因子引起的炎症反应有关：创伤后随着滑膜中性粒细胞产生的弹性蛋白酶逐渐升高和滑液中润滑素逐步降低，关节软骨界面润滑能力下降，软骨基质降解增加，使关节软骨遭到破坏。

3. 炎症介质和自由基

正常情况，关节软骨细胞的凋亡和增殖及细胞外基质降解和合成处于一种动态平衡，从而保持关节软骨结构和功能的稳定，这种动态平衡是由多种细胞因子参与和完成的。细胞因子是参与免疫应答、介导炎症反应、调节细胞生理功能的小分子糖蛋白或多肽。细胞因子参与骨代谢可分为三类：分解代谢的细胞因子有 IL-1、TNF-α、IL-6、IL-17、IL-18 等；抑制代谢的细胞因子有 IL-4、IL-10、IL-11、IL-13、IFN-γ；合成代谢的细胞因子有 TGF-β、FGF、IGF、BMP 等。

IL-1 是具有广泛生物学活性的炎症介质，是主要的促炎因子。正常关节液中含有微量的 IL-1，且以 IL-1β 为主。在 OA 中，IL-1 可使 Ⅱ、Ⅳ 型胶原纤维的合成受到抑制，它们是透明软骨特征性胶原，并可促进 Ⅰ、Ⅲ 型胶原纤维的合成，抑制蛋白多糖的合成，导致软骨细胞变性，抑制软骨细胞增殖。IL-1 在 OA 发病机制中具有重要作用，而 IL-1β 在整个致炎过程中处于核心地位。IL-1β 通过细胞表面的 IL-1R 来完成细胞内的信号传递，IL-1R Ⅱ 则没有信号传递作用。IL-1 与 IL-1R Ⅰ 结合后，在细胞内主要通过 MAPK 途径和 NF-κB 途径来影响细胞核内的基因转录和转录后修饰，从而使软骨细胞合成 PGE2、NO、细胞因子、MMP、蛋白聚糖酶，引起关节炎症和软骨基质降解。IL-1 活性主要受 IL-1R 和 IL-1Ra 的调节，IL-1Ra 可竞争性结合 IL-1R Ⅰ，阻止 IL-1 通过 IL-1R Ⅰ 进行的信号传递。已有研究将 sIL-1R Ⅱ 和 IL-1Ra 作为目的基因，通过调控 IL-1 活性来达到保护软骨和治疗 OA 的作用。IL-1 受体拮抗剂（IL-1Ra）治疗 OA 的临床试验也显示其具有一定的疗效。

除了 IL-1，TFN-γ 也导致巨噬细胞激活后分泌 IL-1 和 TNF-α、骨表面表达 HLA Ⅱ 类分子，并促使软骨细胞胶原合成率降低。TNF-α 能促进 PGE 产生，而且可诱导软骨细胞产生过氧化反应，与 IL-1 共同促进软骨吸收，从而介导 OA 的软骨破坏。IL-6 则与软骨损害迅速进展有关。

自由基是一种广泛存在于生物体内的小分子生理和病理生理介质，具自由基结构的简单气体小分子，脂溶性，极易通过细胞膜扩散，发挥广泛的生物学效应，在 OA 的发病中起重要作用。自由基可使脂质过氧化，破坏细胞膜，损伤 DNA 等生物大分子，破坏碳水化合物，影响花生四烯酸的代谢，从而破坏软骨。氧自由基不仅影响软骨的代谢，过量的氧自由基可破坏关节软骨表面胶原纤维，损伤软骨细胞，攻击透明质酸分子使其解聚和降解，从而导致软骨的损伤。羟自由基可使结缔组织中的透明质酸降解，从而失去黏性，破坏了细胞间的填充黏合质，滑液糖蛋白质解聚，致使微血管的通透性升高，失去黏弹性，丧失了对软骨的机械保护作用，加剧软骨磨损创伤和因增龄发生的退行性改变，软骨破坏释放的碎片刺激滑膜吞噬细胞的细胞膜，形成大量的氧自由基，形成恶性循环。

一氧化氮（nitricoxide，NO）是典型的氧自由基，可通过多种途径促进关节软骨降解：①抑制胶原和蛋白聚糖的合成代谢；②活化基质金属蛋白酶家族（matrix metalloproteinase family of proteinase，MMPs）；③增加对氧化剂损伤的敏感性；④增加凋亡率。

4. 自身免疫反应

Donohue等发现在胚胎及个体发育时期，软骨组织处于自身免疫系统隔绝状态，当关节软骨损伤后，可使软骨细胞、蛋白多糖及胶原蛋白的抗原决定簇显露，引起抗自体软骨成分的自身免疫反应，产生的抗原、抗体可抑制软骨细胞、蛋白多糖和胶原的合成，进一步加重软骨退变，使软骨进一步显露，再次激发自身免疫反应，使病情进行性加重，造成关节软骨的继发性损害。有学者曾在病变关节软骨部位检测到抗型胶原免疫球蛋白和补体沉着。动物研究中，OA大鼠关节腔内也发现大量的辅助T细胞浸润，而这种T细胞又激活了单核细胞炎性蛋白（MIP-1γ）的表达，该蛋白可促进破骨细胞的生长，加快软骨的破坏。

（二）滑膜因素

1. 滑膜生理功能

滑膜是关节囊的内层，呈淡红色，平滑闪光，薄而柔润，有时可见绒毛，由疏松结缔组织组成，内含胶原性纤维，在关节活动中起重要作用。滑膜直接附着于关节软骨边缘并向内贴附在关节囊内非关节区域，覆盖在关节囊、关节内韧带、骨与肌腱表面。正常滑膜分为两层，即薄的细胞层（内腔层）和血管层（内膜下层），是血管丰富的关节囊内膜，贴附于非关节面部分，覆盖于关节囊内的骨面上，不在软骨面上，此部分称为边缘区或"裸区"。

滑膜的功能：①制造和调节滑液：滑膜分泌滑液在关节腔内，含有高度聚合的、高黏度的透明质酸，充当关节内的主要润滑剂，可将关节软骨的摩擦系数减至0.001。②吸收和吞噬功能：吞噬的方式主要有两种：亲脂的小分子借助于单纯弥散，在滑膜内外移动；滑膜吞噬关节积血中的红细胞及血红蛋白，滑膜细胞在消化了吞噬物质后，可能离开内膜，进入滑膜下组织，成为滑膜下巨噬细胞。

2. 滑膜炎的产生

Sakkas 等在 50% 以上的 OA 患者的关节滑膜中观察到单核细胞（MNC）的浸润，其中包括 T 细胞和巨噬细胞。Heiner Appel 等用免疫组化方法也在 OA 患者关节软骨下也找到 CD3[+]T 细胞的浸润灶，这些 MNC 浸润是抗原趋化的结果。OA 患者关节滑膜组织中聚集的 T 细胞表面不仅有 CD25 和 CD38 等淋巴细胞激活中期的表面标志物和 CD45RO 及 HLA II 类晚期激活标志物，还有 CD69 这一 T 细胞激活早期的表面标志物，说明 T 细胞是在滑膜局部激活的，即局部炎症微环境的形成，促进了滑膜炎的加重和软骨细胞的破坏。

近年研究发现，在 OA 患者滑膜中 T 细胞浸润、T 细胞激活抗原、Th1 细胞因子的产生和寡克隆 T 细胞的出现，以及滑膜中 CD3-ζ 链表达减少、MNC 浸润等在软骨破坏中均起到重要的作用。T 细胞分泌 Th1/Th2 两类细胞因子，前者包括 IL-2、TNF-β 和 IFN-γ，介导细胞免疫应答；后者包括 IL-4、IL-5、IL-10 等，介导体液免疫应答。机体 Th1/Th2 平衡失调后，可导致自身免疫病的发生。50% 的 OA 患者滑膜中存在 IFN-γ、IL-2 和 IL-10 转录产物的增加，提示 OA 患者的滑膜中呈现的主要是 Th1 细胞介导的免疫应答模式。研究进一步用流式细胞计量法在 OA 患者滑膜中找到 Th1 细胞因子 IFN-γ 转录产物，并发现 Th1 细胞数量与血清 C- 反应蛋白、关节炎疾病活动度评分及滑膜衬里层的增生程度都密切相关。

Th1 细胞可能是被抗原和 / 或 IL-12 趋化进入 OA 患者滑液中发挥作用的。在大多数 OA 患者的滑膜中，无论是 mRNA 水平（IL-12p40），还是蛋白质水平（IL-12p70），都与 Th1 细胞数量相关，提示 IL-12 是 Th1 细胞因子的主要诱导物。IL-12 是一种由巨噬细胞产生的惰性物质，可能驱使 OA 滑液膜中细胞因子以 Th1 模式发挥作用。

另有学者研究发现，活化的 T 细胞可能通过诱导滑膜中胶原酶的产生来促成 OA 的关节破坏。血清基质金属蛋白酶 –1（MMP–1）主要由 T 细胞产生，MMP 是一族锌离子依赖性内源性蛋白水解酶，以水解细胞外基质为主要功能，可以促进软骨基质的降解。活化的 T 细胞在 OA 滑液膜中可能通过上述几种机制诱导软骨细胞的凋亡和破坏软组织。总之，增生性炎性细胞因子如 IL–1、TNF–β、IFN–γ 和 IL–12 在 OA 患者的关节滑膜中表达都增加，是滑膜炎和淋巴细胞软骨浸润的重要原因，其在 OA 的发病和进展中起到重要作用。

（三）血循环因素

血液循环障碍引起的骨内高压是形成 OA 的重要因素，也是导致本病一系列临床症状如关节痛、休息痛的直接原因。骨内高压的本质病理变化是骨内静脉瘀滞，而骨内微循环的病理改变是引起骨内高压持续存在的主要原因。

由于骨内压升高后动静脉压力差缩小，营养血管的血流减少，血氧分压下降及乳酸含量升高，局部营养障碍而引起骨小梁坏死。坏死的骨小梁在修复改造过程中可引起骨质硬化。这一假设已经在 OA 的动物模型得到证实。此外，骨内静脉瘀滞将导致微循环的某些理化改变，进而不可避免地影响到滑膜，致使滑膜分泌酸性滑液，进而形成关节退变。同时，滑液的改变还使关节内软骨营养障碍，导致关节软骨中软骨母细胞活动紊乱，产生的软骨基质含量下降，而水的含量增加，OA 发生风险增加。所以有学者尝试采用手术、中药或推拿等方法加速微循环，改善静脉瘀滞，降低骨内压，可使膝 OA 的症状明显好转。

（吴　洋　彭　念　王兴强）

参考文献

[1] 李西海，刘献祥.骨关节炎的核心病机——本痿标痹 [J].中医杂志，2014，14（55）：1248-1252.

[2] 庞坚，罗明江，曹月龙.刍论膝骨关节炎"本痿标痹，痹痿并存"[J].上海中医药杂志，2013，3（47）：25-26.

[3] Johnson VL，Hunter DJ.The epidemiology of osteoarthritis[J].Best Pract Res Clin Rheumatol，2014，28（1）：5-15.

[4] Wallace IJ，Worthington S，Felson DT，et al. Knee osteoarthritis has doubled in prevalence since the mid-20th century[J]. Proc Natl Acad Sci USA，2017，114（35）：9332-9336.

[5] Son YO，Chun JS. Estrogen-related receptor gamma is a novel catabolic regulator of osteoarthritis pathogenesis[J]. BMB Rep，2018，51（4）：165-166.

[6] Warner SC，Valdes AM.Genetic association studies in osteoarthritis：is it fairytale[J].Curr Opin Rheumatol，2017，29（1）：103-109.

[7] Stubbs B，Hurley M，Smith T.What are the factors that influence physical activity participation in adults with knee and hip osteoarthritis A systematic review of physical activity correlates[J].Clin Rehabil，2015，29（1）：80-94.

[8] Iannone F，Lapadula G.Obesity and inflammation-targets for OA therapy[J].Curr Drug Targets，2010，11（5）：586-598.

[9] Abella V，Scotece M，Conde J，et al. Leptin in the interplay of inflammation，metabolism and immune system disorders[J].Nat Rev Rheumatol，2017，13（2）：100-109.

[10] Richter M，Trzeciak T，Rybka JD，et al.Correlations between serum adipocytokine concentrations，disease stage，radiological status and total body fat content in the patients with primary knee osteoarthritis[J].Int Orthop，2017，41（5）：983-989.

[11] Eyre DR，Weis MA，Wu JJ. Articular cartilage collagen：an irreplaceable framework?[J]. European Cells & Materials，2006，12（8）：57-63.

[12] Rahmati M，Nalesso G，Mobasheri A，et al.Aging and osteoarthritis：Central role of the extracellular matrix[J].Ageing Res Rev，2017，40：20-30.

[13] Liang Y, Duan L, Xiong J, et al. E2 regulates MMP-13 via targeting miR-140 in IL-1beta-induced extracellular matrix degradation in human chondrocytes[J]. Arthritis Res Ther，2016，18（1）：105.

[14] 鲜晓梅. 骨关节炎软骨组织退变分子机制研究进展 [J]. 黑龙江医药，2014，27（2）：272-275.

[15] He B, Tao H, Wei A, et al. Protection of carboxymethylated chitosan on chondrocytes from nitric oxide-induced apoptosis by regulating phosphatidylinositol 3-kinase/Akt signaling pathway[J]. Biochem Biophys Res Commun，2016，479（2）：380-386.

[16] 谢辉晋，杜远立. 骨关节炎相关细胞因子作用机制研究进展 [J]. 重庆医学，2011（04）：395-398.

[17] 赵雪梅，李鸿斌，肖镇. 骨关节炎发病机制研究进展 [J]. 内蒙古医学杂志，2011（03）：321-326.

[18] Xu L, Servais J, Polur I, et al. Attenuation of osteoarthritis progression by reduction of discoidin domain receptor 2 in mice[J]. Arthritis Rheum，2010，62（9）：2736-2744.

[19] 杨威，康武林，袁普卫，等. 滑膜炎在骨关节炎发病机制中作用的研究进展 [J]. 中国康复理论与实践，2015，21（5）：530-533.

[20] 石晓明，于占革. 骨关节炎发病机制的研究进展 [J]. 中华临床医师杂志（电子版），2013，7（24）：11607-11610.

[21] Geurts J, Patel A, Hirschmann MT, et al. Elevated marrow inflammatory cells and osteoclasts in subchondral osteosclerosis in human knee osteoarthritis[J]. J Orthop Res，2016，34（2）：262-269.

第三章

骨关节炎的诊断与鉴别诊断

第一节 诊断要点

一、临床表现

（一）全身症状

骨关节炎（OA）起病缓慢，早期仅有少数患者出现症状，且早期症状往往不典型。最常见的临床表现是病变关节肿痛、活动受限。骨关节炎急性炎症发作时，除关节肿痛明显外，还可出现发热，乏力，饮食、睡眠差等全身临床症状，但体温多在38℃以下。

（二）局部症状

1.关节疼痛

骨关节炎最常见的临床症状为关节疼痛，主要是由于病变处关节软骨下微骨折、骨髓腔压力增加、肌肉痉挛、滑囊炎、肌腱炎、韧带牵拉、韧带退变、骨刺形成等多种因素引起，也是导致关节功能障碍的主要原因。

患者早期症状多表现为长时间使用、劳累、负重后病变关节疼痛或较前症状加重，休息后症状可减轻或消失；亦有部分患者在静止或晨起时感到疼痛，稍微活动后症状可减轻，称之为休息痛。

2.活动受限

活动受限是骨关节炎临床常见症状之一，与病变关节骨赘形成、软骨破坏导致关节表面不光滑、关节周围肌肉痉挛、关节韧带破坏、关节内游离体、关节炎症有关。

该症状呈缓慢进展，早期症状轻微，仅在晨起出现关节僵硬，或久坐休息一段时间后出现关节僵硬、活动不灵活，需站立片刻或活动后关节功能才能得以改善。僵硬只局限于受侵犯的关节，活动后或持续数分钟后可缓解，局部僵硬时间一般不超过30分钟。这有别于类风湿关节炎（RA）患者出现的晨僵，但部分RA经治疗病情缓解后，晨僵时间也会明显缩短，临床应仔细鉴别。

3. 关节肿胀

多数骨关节炎患者在急性发作期常出现关节肿胀，压痛明显，伴局部皮温高，主动或被动活动受限。该症状主要是由于关节滑膜炎导致关节腔积液、关节滑膜增生、滑囊增厚所致，往往提示骨关节炎病情活动。

4. 关节摩擦音

病变关节活动时可出现摩擦音，该症状常见于负重关节，以膝关节最常见，多由于关节腔滑液减少，关节软骨损伤及骨质增生，导致关节骨表面不光滑、骨表面裸露，关节活动时摩擦系数增大而引起。

患者常诉于关节屈伸活动时感觉或听到关节摩擦的响声，但大部分患者临床无关节疼痛、肿胀等症状，检查时可触及粗糙的响声或摩擦音。

（三）受累部位表现

1. 脊柱表现

中年后颈腰椎椎间盘和椎小关节开始退变，导致椎间隙变窄、肥大性骨刺形成、椎小关节退行性病变，椎间盘突出、椎体失稳和滑脱可导致神经根和椎管内的脊髓受压，由于受累部位的不同，引发的临床症状也大相径庭、轻重不一，部分患者即便有明显影像学改变，亦往往无相关临床症状，多数呈慢性病程，劳累、损伤、举重、突然活动脊柱等外因可导致急性发作。

脊柱的病变以颈椎、腰椎多见，胸椎受累较少，可能与颈椎、腰椎的活动较多有关。脊柱退变、脊椎小关节 OA 可引起颈部、腰部疼痛，局部肌肉僵硬，功能活动受限。

（1）颈椎　颈椎较常累及的椎体是第 5 ~ 7 颈椎，颈椎前屈、后仰、侧屈可引起疼痛，椎体边缘、椎小关节骨赘明显，可使神经根穿离椎间孔时受挤压，出现反复发作的颈项局部疼痛。疼痛沿受累神经的分布区域放射至上肢，可有手指麻木、烧灼样、触电样、针刺样等感觉异常，并出现活动不利等症状。查体可见颈椎椎体棘突旁肌肉和斜方肌有不同程度僵硬、肌肉紧张、痉挛，受累脊神经相应的横突和棘突有压痛，臂丛神经牵拉试验和椎间孔挤压试验阳性，也可有神经根分布区的感觉异常，腱反射减弱或消失，肌力减弱，甚至萎缩。

椎体后缘的骨赘可突向椎管而挤压脊髓，往往下肢先受累，早期出现单侧或双侧下肢发麻、酸胀、无力等。症状从远端逐渐加重，严重者可发展至行走困难，继而出现上肢麻木、无力，膀胱功能异常，步态蹒跚，甚而有四肢瘫痪。查体四肢肌张力增高，四肢腱反射亢进，霍夫曼（Hoffmann）征、巴宾斯基（Babinski）征可阳性。

若颈脊神经根、脊膜和交感神经受压迫，临床症状表现多种多样，可出现头昏、心悸、胸闷、心律失常、汗出异常、睡眠欠佳、记忆力减退、注意力不易集中、耳鸣、听力下降、鼻干、恶心等症状，甚至引起呕吐、腹胀、腹泻等。

骨赘压迫椎动脉时，单纯受压可能症状不明显或症状较轻，伴有动脉粥样硬化时症状明显，可出现基底动脉供血不足的一系列表现，如眩晕、头痛、昏厥、视力模糊、复视、单眼及双眼同侧视野缺损，出现黑蒙、失明，严重者可导致脑梗死，症状常于头后伸或转动至某一位置时出现。

椎体骨质增生致椎管狭窄或颈椎半脱位压迫脊髓时，可导致患者出现截瘫、偏瘫、呼吸困难等症状，甚则危及生命。

少数患者因颈椎骨刺较大而造成食管周围炎症或水肿，表现为进食时咽部不适、异物感、吞咽困难等症状，亦有少部分患者出现胸骨后烧灼感症状。

（2）腰椎　腰椎骨关节炎常累及第3～5腰椎，影像学表现为腰椎椎体骨刺形成，腰椎间盘突出或膨出，椎管狭窄，椎小关节骨赘形成。

腰前凸消失，主要症状为腰痛伴反射痛、感觉异常或消失、弯腰受限，常于扭伤、抬重物、弯腰用力后发生，体检局部压痛，直腿抬高试验阳性，可有肌力和腱反射的改变。

若腰椎椎管狭窄，会引起椎间孔内的神经根和脊髓受压，表现为站立时腰部或臀部疼痛，行走时略有减轻，弯腰或坐位缓解；压迫坐骨神经，出现下肢放射性疼痛，感觉异常，腱反射减弱，肌肉萎缩，下肢屈伸行走活动受限；压迫脊髓可引起截瘫，马尾神经受压可引起括约肌功能障碍。

体格检查可发现腰椎肌肉痉挛和踝和（或）膝反射消失，或神经系统检查正常。

2. 外周关节表现

骨关节炎常累及外周关节，以手指、膝、髋关节最常受累，足踝部、肘部、肩部受累相对较少。不同部位关节受累，病变发展程度轻重不一，临床表现多样化。

（1）手部　手部骨关节炎起病隐匿，早期可无症状，仅在活动时感疼痛，但活动和休息后缓解；中后期关节疼痛呈持续性，休息时也感疼痛，手指活动不利、麻木、晨僵，但时间短，一般为 5～15 分钟，不超过 30 分钟，关节活动后晨僵减轻或消失。远端指间关节、近端指间关节和第一腕掌关节是手部好发关节，掌指关节很少累及，临床表现为病变关节疼痛、骨性肥大、关节肿胀或积液、晨僵、功能障碍，甚至畸形。

手部远端指间关节、近端指间关节背面或内侧出现骨性肥大，质地较硬，出现在近端指间关节为布夏尔结节（Bouchard），出现在远端指间关节为赫伯登结节（Heberden），是手部骨关节炎的典型表现。手指典型结节的形成需要数年或数月时间，症状轻重不一，若关节有急性炎症时，伴指间关节的红肿、灼热、疼痛加剧，查体可见 Heberden 结节、Bouchard 结节，关节囊和关节旁肌腱压痛。部分患者甚至有积液，容易与类风湿关节炎的关节肿胀、疼痛、晨僵相混淆，临床上要加以鉴别。少数严重患者远端和近端指间关节会出现水平样弯曲，形成"蛇样"畸形、关节半脱位。

第一拇指腕掌关节也是 OA 好发部位，发病受多种因素的影响，对关节软骨高度集中的压力可能是最初原因。可引起腕关节、拇指基底部疼痛、压痛，指端捏指或抓握时疼痛加重，起病之初隐袭、进展缓慢，晚期也可出现畸形。X 线检查可见第一掌骨骨质增生、肥大，手部外观呈"方形手"，可形成屈肌腱鞘炎，大拇指活动时会出现"扳机手"。大多角骨及舟骨关节也可受累，出现拇指基底部或手腕疼痛。第一腕掌关节 OA 引起的疼痛和活动障碍比近端和远端指间关节的 OA 更严重。

（2）膝关节　膝部的内侧、外侧胫股关节、髌股关节均可受累，但膝关节内侧受累较外侧更多见，内外侧同时受累少见。早期膝骨关节炎患者常诉膝关节活动时有喀喇音，负重、行走时感疼痛，长距离行走、剧烈运动、上下楼梯和下蹲后站立时加重，休息后好转。晨起、久坐后关节僵硬也是膝骨关节炎另一常见症状，持续不超过 30 分钟，活动后僵硬感消失。随着疾病的进展，病情加重，休息时也会出现疼痛，持续性疼痛，受凉或阴雨天气时疼痛加重，下蹲困难，主动活动和被动活动受限，膝关节不稳定出现双膝发软、无力，易摔倒，下楼梯困难。疾病晚期时，可引起股四头肌失用性肌萎缩，膝关节内侧或外侧间隙病变继发膝外翻或内翻畸形，提示膝骨关节炎（KOA）发展至严重阶段，内科治疗变得较为困难。内外侧副韧带的病变可导致膝关节半脱位。膝骨关节骨质增生易发生滑膜炎，出现膝关节肿胀、积液或积血，伴关节局部发热、皮肤发红，少数患者可并发腘窝囊肿，腘窝囊肿与膝关节腔相通，随着关节腔积液变化而变化，引起膝后发胀、疼痛。腘窝囊肿较大时可妨碍膝关节的伸屈活动，压迫腘动脉和腘静脉分别引起缺血和血栓，出现局部或膝关节以下部位水肿，压迫胫神经和腓神经，引起外周神经病。如果囊肿破入软组织，也会急性发作，典型表现为小腿胀疼。

KOA 患者可出现跛行，典型步态为行走缓慢，摆腿及迈步程度减小，试图减少承载关节上收缩或重力的力量。

检查可发现有明显骨性膨大，常见于膝关节内侧，关节压痛，膝关节被动活动时有骨擦音，屈伸、下蹲明显受限。关节腔积液时皮温高，髌上囊肿大，浮髌试验（+）。晚期患者有膝关节内翻或外翻畸形，严重者会出现股四头肌萎缩。

（3）髋关节　髋关节作为负重关节也容易受累，是全身退行性关节病的一部分，多发生于 50 岁以上，分为原发性和继发性两类。继发性者常由股骨头或股骨颈骨折后缺血性坏死，或先天性髋脱位、类风湿关节炎（RA）、强直性脊柱炎（AS）等疾病引起。

典型的髋骨关节炎负重时出现腹股沟或大腿内侧疼痛，若病程缓慢进展，会出现持续性疼痛，系鞋带困难，上下车疼痛，走路跛行。晚期髋关节炎患者，髋关节疼痛会放射到臀部或者沿坐骨神经分布，或者因刺激闭孔神经，出现大腿前侧、膝和膝以下疼痛，故少数病例会出现膝痛、大腿疼痛，往往容易导致误诊。检查时髋关节活动受限，局部压痛，患肢缩短，坐下或者由坐位站立时困难；典型者髋关节内旋、外旋和屈曲受限，代偿性腰椎前凸，可有严重的下腰部疼痛，甚至不能行走。查体"4"字试验阳性，直腿抬高试验阳性。

（4）踝关节　踝关节是站立位负重最大的关节，由胫骨下关节面、腓骨外踝关节面与距骨滑车上面和内踝关节面构成。踝关节囊前后较薄，两侧紧张，并有韧带加强。踝关节也可发生骨关节炎改变，主要发生在胫距关节、距下关节，常见原因有创伤、神经病变、力线异常，表现为关节疼痛、活动受限，伴有足后部外翻和旋前畸形。

（5）足趾关节　第一跖趾关节是人体较大的负重关节，也是人体骨关节炎高发部位，主要表现为踇囊炎、踇外翻、踇强直，活动明显受限，关节外形膨大、压痛，常因穿紧鞋或高跟鞋而加重。急性发作时表现为关节红、肿、热、痛，骨性肥大，活动受限，由于其症状类似痛风，加之发病部位为痛风好发部位，类似痛风表现，易被误诊为痛风，但疼痛程度较痛风轻，临床应注意鉴别。病情严重者第一跖趾关节踇外翻畸形，形成第二趾的锤状趾，并重叠在第一趾背上，足趾僵硬不灵。

（6）肩关节　肩关节骨关节炎在临床上也不少见，其发生与肩袖或肩盂损伤有关，临床主要表现为肩关节疼痛、活动受限。查体有关节压痛和骨端膨大，X线或肌骨超声可提示骨赘形成。

（7）肘关节　肘关节由肱尺关节、肱桡关节、尺桡关节构成，肘关节也可被骨关节炎累及，常见于柔道、标枪、举重、体操运动员及棒球投手，也可见于肘部长期受震荡的工人和农民。由于肘关节反复活动撞击，致使关节软骨损伤退变、关节间隙变窄、骨质增生、韧带痉挛等引起关节疼痛、功能障碍。检查可发现肘关节伸屈幅度减小，伸直与屈曲时并发疼痛，肱骨内侧髁、尺骨鹰嘴周围有压痛。

（四）不同人群临床表现

1. 原发性全身性骨关节炎

原发性全身性骨关节炎是骨关节炎的一种类型，主要发生于中老年女性，有家族倾向，病变关节数目较多，可累及全身多个关节，包括双手远端和近端指间关节及膝、髋、颈椎、腰椎、跖趾关节等部位，关节骨质增生形成骨赘是最显著的病理表现；关节受累有对称性，大多数患者有近端指间关节 Bouchard 结节、远端指间关节 Heberden 结节，疼痛和活动受限比较严重，关节僵硬，急性炎症时，血沉可升高，临床上需与类风湿关节炎相鉴别，但实验室检查 RF 分型、AKA、CCP 正常，X 线表现为典型的骨关节炎改变。

2. 侵蚀性炎症性骨关节炎

侵蚀性炎症性骨关节炎是骨关节炎中的一种特殊类型，但与原发性全身性骨关节炎又有所不同，原发性全身性骨关节炎多见于中年妇女，而侵蚀性炎症性骨关节炎多见于绝经后妇女，男子与绝经前女性较少见。

本病多关节受累，主要累及双手小关节，如双手远端、近端指间关节及第一腕掌关节，具有明显的家族遗传倾向，以 45 ～ 55 岁之间的女性最易发病。查体双手指有典型的 Heberden 结节和 Bouchard 结节改变，临床表现为对称性的关节疼痛、肿胀、关节活动受限、晨僵，晨僵时间常不超过 30 分钟，反复发作导致关节变形和强直，症状重于一般的骨关节炎。X线表现为关节软骨丧失、软骨下骨硬化、关节间隙狭窄、骨赘，还可见骨质破坏、骨性强直。本病常由于骨性强直变形而致残，预后较差。

3. 特发性骨肥厚综合征

特发性骨肥厚综合征是以脊柱及脊柱外韧带广泛骨化为主要特征的骨关节退变性病变，主要侵犯脊柱，尤以胸椎前缘及侧面韧带连续性骨化为特点。发病患者多见于中老年男性，相对肥胖，男性多于女性，常有家族史。一般临床症状不重，表现为背部疼痛、僵硬及手指麻木、活动受限等，临床症状不如 X 线表现严重，影像学表现为肥大性骨刺大量增生，前纵韧带钙化，脊椎椎体前面、侧面出现骨化，病变多累及连续 4 个或以上椎体。

外围关节可见"胡须样"骨膜，有时可见脊柱外钙化，尤其是鹰嘴突及跟骨部位可见大的骨刺，但脊椎小关节和椎间盘不受累。

4. 快速破坏性髋骨关节炎

快速破坏性髋骨关节炎是一种比较少见而容易被骨科、风湿科医生忽略的疾病，临床少见，在国内相关报道较少。该病病因不明，发病机理尚不清楚，尚缺乏系统研究报道，发病率没有统计报道。常见于老年女性，髋关节受累多见，多单侧发病，疼痛严重，进展迅速，病程 3～9 个月。其显著的特点为快速病理进程的快速进展，即在症状出现时关节 X 线检查正常，但数周到数月后就出现髋关节的严重破坏，若未获得及时救治将造成活动受限甚至残疾等后果。本病发病初期大多因疼痛症状前来就诊，X线片表现几乎正常，缺乏典型临床表现，给及时诊断及积极治疗造成一定困难，误诊、漏诊率较高，应引起临床医生高度重视。要注意与股骨头无菌坏死、charcot 关节炎、感染性关节炎、神经性关节炎相鉴别。

5. 髌骨软化症

髌骨软化症又称髌骨软骨病，是髌骨软骨退化发生局限性软化、纤维化，而引起膝关节慢性疼痛的一种常见膝关节疾病，多发生于青年人。最初感膝部隐痛、乏力，经休息或口服止痛药可缓解，病变在隐匿状态下不断发展，逐渐出现髌骨周围疼痛，劳累后加重，上下楼梯困难，双膝无力，屈膝出现疼痛，严重者影响步行。查体膝关节前方的髌骨有钝痛和磨擦感。X 线早期没有明显改变，随着病情发展，X 线可见关节狭窄，髌骨关节面粗糙不平，髌骨边缘骨质增生，髌股关节间隙变窄等现象。

二、实验室检查

(一)血常规

无并发症的骨关节炎（OA）患者，血细胞的构成往往是正常的，故大多数 OA 患者血常规检查无明显异常。但少数患者急性发作时有白细胞增多，血小板计数轻度增高，提示炎症反应。

（二）血沉

OA 患者血沉多属正常，但临床上急性发作或全身多关节骨关节炎发生时，会有部分患者 ESR 及其他急性期炎症反应物质的轻度升高。

（三）血清生化检查

1. 血糖

骨关节炎并不影响糖耐量，但是糖尿病可以加速骨关节炎疾病进程。因此，对于发病年龄早或与年龄不一致的严重关节疾病，应进行血糖过筛检验。在血色病和肢端肥大症相关的退行性关节病变中，常常表现血糖升高。

2. 血清钙、磷、碱性磷酸酶

原发性骨关节炎的常规骨生化检测并无明显异常变化。但是在原发性甲旁亢引起的二水焦磷酸钙晶体沉积相关的骨关节炎患者中，血清离子钙升高，血清磷降低，高氯性酸中毒，氯 / 磷比大于 32，尤其是血清中放免测定的甲状旁腺激素升高。

原发性骨关节炎中血浆生长激素是正常的，但是在患有骨关节炎的绝经期妇女则明显升高。还有一种较为少见的情况是，骨关节炎患者中血清磷升高常常提示生长激素过度分泌。

3. 铁代谢

血清铁代谢在无并发症的原发性骨关节炎中多属正常。在血色病继发的退行性关节病变中，血清铁明显增加（高于 $150\mu g/dL$），并且血清铁结合能力过度饱和（75% ～ 100%）。

4. 铜代谢

血清铜和血浆蓝蛋白在原发性骨关节炎中多属正常。Wilson 病主要以铜代谢异常和血清铜蓝蛋白降低为特征，少数患者可能发生骨关节炎样关节病变，甚至关节病变在该病其他表现之前发生。

当一种退行性关节病变的分布、发病年龄、辅助实验室检查和 X 线特点与原发性骨关节炎表现不一致时，应该怀疑代谢性疾病的存在。如肢端肥大症引起的骨关节炎，血清磷和血糖升高，禁食后血浆生长激素升高；

血色病引起的骨关节炎，血糖升高，血清铁大于 150μg/dL，铁结合能力饱和度大于 75% 组织（滑膜和肝脏），金属离子沉积；褐黄病引起的骨关节炎，站立位尿色加深，滑液中色素碎片段，血清和尿黑酸升高；Wilson 病引起的骨关节炎，血清铜小于 80μg/dL，血浆铜蓝蛋白小于 20mg/dL，尿铜大于 100μg/24h，肝铜大于 250μg/g 干重。

（四）免疫学研究

1. 细胞免疫

应用淋巴细胞毒素生成实验发现，22 例患者中有 9 例对蛋白多糖抗原敏感，而淋巴细胞转化实验显示，14 例患者中仅 1 例异常。目前尚不清楚这种细胞免疫反应是否为直接导致关节软骨破坏的原因，或者仅仅反应软骨降解过程中蛋白多糖决定簇的暴露。

2. 体液免疫

骨关节炎患者血清类风湿因子阳性的发生率与正常人群中一致。因为类风湿因子的阳性率随着年龄的升高而增高，所以，估计骨关节炎患者中低浓度类风湿因子为 5% ～ 20%，而循环免疫复合物为阴性。抗核抗体与骨关节炎无相关性，少数情况下，骨关节炎患者可表现为低浓度的抗核抗体，这与老年健康人群的表达情况相类似。

抗蛋白多糖抗体可以通过被动血清凝集来检测，在严重骨关节炎与严重类风湿关节炎中都有表达，这种表现可能是关节破坏的表象，而不具有病因学意义。

3. 补体

骨关节炎患者血清补体一般在正常范围。

（五）尿液

在原发性骨关节炎中，常规和特殊的尿液分析多属正常；某些继发性骨关节炎患者可以出现尿液检查异常。继发于畸形性骨炎者，尿羟脯氨酸可增高；继发于褐黄病者，尿液呈黑色，或尿放置一段时间后，先从表面变黑，逐渐全部尿转变为暗棕色；肾小管酸中毒常与 Wilson 病相关的退行性关节病变有关。

（六）关节滑液分析

原发性骨关节炎中关节滑液分析总体上是非炎性的，但是滑液的量增加，黏滞性降低，轻度或者明显的淋巴细胞增多，以及中等程度的蛋白量增加均提示轻度滑膜炎的存在。

1. 滑液量

骨关节炎患者的膝关节中滑液量可以正常（0.5～1.5mL），也可以多达100mL，但是在其他受累关节中渗出较少。X线上轻度的软骨磨损有时可以产生大量渗液，而X线上严重的软骨磨损关节积液量很少，甚至没有。

2. 滑液外观

滑液通常为黄白色，偶见血性或微红色。关节积血常常发生在盂肱关节和不稳定的膝关节，并且与关节急性疼痛发作、微小创伤或活动增加有关。在原发性骨关节炎中，滑液中的软骨片段经常表现为漂浮的白屑或者颗粒；在继发于褐黄病的退行性关节病中，带色素的软骨片段可能表现为关节液中的胡椒色外观。

3. 滑液透明度

滑液总体上为透明而清亮，偶尔轻度浑浊。

4. 滑液黏滞性

在骨关节炎中，滑液黏滞性与临床炎症表现相平行。"凉"关节中的滑液常常为正常的黏滞性而产生拉丝征，黏滞性的明显降低将导致滑液从注射器中像水一样流下，这种情况并不常见，往往提示合并有假性痛风或者其他形式的炎性关节炎。相反，过于稠厚的滑液提示骨软骨瘤病或甲状腺功能低下。

5. 黏蛋白

滑液酸化后，透明质酸盐形成沉淀是黏蛋白凝集实验的基础。1滴滑液加入4倍体积的2%醋酸，并以玻璃棒混匀，最终的黏蛋白沉淀（透明质酸－蛋白）反应透明质酸的聚合程度。一般情况下，即使黏滞性明显降低，骨关节炎的滑液黏蛋白凝集实验亦属正常，类风湿关节炎等炎性关节病的凝集较差。在不能确定已抽取到足够量滑液的情况下，即使0.5mL的滑液也能进行黏蛋白凝集形成等检测。

6. 显微镜下检测

（1）白细胞 骨关节炎滑液中的细胞数目相对较少，白细胞计数仅轻度升高，一般为 $1.0 \times 10^9 \sim 3.5 \times 10^9/L$，常提示低度滑膜炎的存在。滑液中淋巴多超过 $5.0 \times 10^9/L$ 的情况并不常见。

（2）胞浆包含体 相差显微镜下，可以发现胞浆内具有折光性质的包含体，但仍较类风湿关节炎等炎性关节病患者少，并且没有类风湿细胞，大部分由三酰甘油构成。

（3）滑膜衬里层细胞 大的滑膜单核衬里层细胞长度为 $20 \sim 40\mu m$，可能是单个或片层排列，可以通过瑞氏染色来识别。核仁并不突出，偏心分布，少于细胞体积的一半。这些细胞可以凭借苏丹黑染色阴性和小的细胞核来进行鉴别。

（4）软骨片段和骨细胞 骨关节炎滑液最显著的镜下特点是偶尔出现多核细胞，很可能是破骨细胞，这些细胞单个分布，排列成片层或簇状。软骨片段中偶尔含有单核软骨细胞，这些细胞外观上可能正常，但是表现不同程度的退变，不能用 Safranin O 来进行蛋白多糖的染色。在褐黄病退变性关节炎中，破坏的软骨片段表现出金色。

（5）纤维 在镜下观察，可见纤细、轻度阳性染色的折光性物质——"纤维素"，代表了形态上与胶原纤维不同的一类纤维。骨关节炎滑液中胶原纤维在显微镜下看起来更像Ⅱ型胶原，来自于关节的透明软骨。

（6）晶体 在骨关节炎发作过程中可以通过电子显微镜来检测羟基磷灰石晶体的存在，偶尔可见羟基磷灰石晶体簇表现为非折光的无定型球状物质。应用碳14的半定量计数分析可以标记晶体物质的存在。该晶体的出现与X线上软骨丢失表现密切相关。近来，通过电子显微镜检测，在盂肱关节骨关节炎和肩袖缺损患者中发现了羟基磷灰石晶体、活化的胶原酶及中性蛋白酶的存在。

反复发作的膝关节骨关节炎在光镜下可发现胆固醇晶体的存在。胆固醇晶体较大，$10 \sim 80\mu m$，在滑液中为带切迹的盘状结构，偶尔表现不规则的棒状和针状外观。

在与焦磷酸盐晶体有关的假性骨关节炎中，发现轻度阳性的折光物质，菱形外观的焦磷酸盐晶体。

（7）糖　骨关节炎滑液中的糖水平与血糖水平相平行。在禁食状态时，滑液中糖的水平通常在 5～10mg/dL 之间。在化脓性关节炎的滑液中，糖含量往往降低到血清水平的 1/3～1/2 以下，但这在类风湿关节炎和晶体诱导关节炎中很少出现，而骨关节炎基本不存在这一情况。滑液中硫酸软骨素的水平在骨关节炎中明显升高。

（8）脂质　正常或病理情况下，很少有研究表明滑液中脂质水平发生改变。

（9）氧分压和 pH　在骨关节炎滑液中可以检测到超氧阴离子的存在。超氧阴离子可以在体外实验中参与降解软骨蛋白聚糖和胶原，减少透明质酸的黏滞性。

（10）酶　①乳酸脱氢酶：在骨关节炎中轻度升高，尤其Ⅲ和Ⅳ型。②溶酶体酶：在滑液和骨关节炎滑膜提取液中，酸性磷酸酶、糖苷酶、β-葡萄糖醛酸酶、N-己酰氨基葡萄糖苷酶明显升高。③溶酶：骨关节炎的滑液中溶酶升高；溶酶的活性反应了滑膜炎症和软骨降解的过程。④胶原酶：骨关节炎滑液中可以检测到游离或者未活化的胶原酶。⑤神经调节酶：在骨关节炎滑液中多巴胺-β-羟化酶明显升高，该酶反映了关节分泌功能。⑥透明质酸酶：骨关节炎滑液中含有少量从血浆中滤过的透明质酸酶，分子量约为 60000 道尔顿。

（11）蛋白　骨关节炎滑液中总的蛋白浓度轻度升高，各种蛋白组分的相对浓度（包括 IgG、IgM、IgA、转铁蛋白和 α_2 巨球蛋白）与血清中的水平相平行。但是在早期伴有滑膜水肿和血管扩张的增生性改变时，蛋白比例较晚期纤维性改变明显升高。

在一些骨关节炎患者的滑液中还存在Ⅱ型胶原，是透明软骨的重要组成成分，胶原成分与 X 线上关节间隙变窄和滑液 pH 降低有关。

（12）正常滑液中缺乏纤维蛋白原，含有微量的纤溶酶原　在骨关节炎滑液中都可以检测到这两种因子，但是创伤性关节炎或者炎性关节炎中含量较骨关节炎低。

（13）铜 骨关节炎滑液中的铜和血浆铜蓝蛋白较类风湿关节炎明显降低。滑液中平均铜离子浓度将近正常人血清浓度的一半。

（14）免疫学研究 ①细胞免疫：骨关节炎滑液中偶尔可以检测到淋巴因子的存在。②体液免疫：滑液中抗核抗体的浓度低下。血清中其他的自身抗体也可以在滑液中检测到。虽然血清中检测不到抗甲状腺抗体，但是在一半以上的骨关节炎滑液中能检测到该抗体的存在。在骨关节炎的滑膜和透明软骨中检测到了免疫复合物的存在，但是在滑液中目前还没有报道。③补体成分：与类风湿关节炎比较，滑液中的补体成分在骨关节炎中并没有明显降低。

骨关节炎的滑液中发现有冷沉淀，但是在类风湿关节炎中却没有。另外，骨关节炎中不含有 IgM，不经常含有 IgG，而大部分含有非特异性的冷不溶形式的蛋白。

（15）骨和软骨代谢产物 ①羟脯氨酸：小片段、可滤过的羟脯氨酸在骨关节炎滑液中升高。②无机焦磷酸盐：与正常的关节滑液和血清比较，滑液中无机焦磷酸盐在骨关节炎中明显升高，升高的程度与 X 线上关节病破坏表现密切相关。

（七）滑膜的组织学检查

原发性骨关节炎的滑膜活检结果表现为非特异性的慢性、轻度炎性改变，一般不需要穿刺或者切开活检。但是在某些病例，滑膜活检有利于排除其他关节炎，并且可以证实褐黄病或者血色病性关节炎的存在。

1. 原发性骨关节炎

在早期阶段，滑膜表现是正常的，但总体看来，局部水肿和充血仍很明显，绒毛样增生并不常见，也达不到类风湿关节炎的程度。光镜下显示滑膜衬里层细胞增生，淋巴细胞和浆细胞浸润小静脉和小动脉扩张，红细胞外渗。有时滑膜衬里下层和深层偶尔可以在巨噬细胞和基质细胞中发现金属的存在。钙化和非钙化的软骨片段常常包裹在滑膜组织和吞噬软骨碎屑的衬里层滑膜细胞中。在晚期疾病研究中，常有纤维化的存在。

电子显微镜研究发现，骨关节炎的滑膜衬里层细胞中超微结构异常，包括带有扩张池的粗面内质网增多、高尔基体与滑面内质网数目和体积减小、溶酶体增多。

2. 褐黄病

深褐色的软骨碎片包埋在均一酸性多聚体内，存在于滑膜中，是组织褐黄变的特征。相邻的巨噬细胞也含有色素颗粒。其他改变与原发性骨关节炎相似。

3. 血色病

血色病中，含铁血黄素存在于滑膜衬里层细胞中，滑膜下层存在少量含铁血黄素。与骨关节炎相比，类风湿关节炎、血友病和色素绒毛结节性滑膜炎中大量金属离子沉积最明显的部位在滑膜表层。

三、影像学检查

（一）X线检查

1. 主要表现

X线平片可清楚地显示关节间隙和骨的改变，是骨关节炎的首选影像学检查方法。OA只有病变发展到一定程度才有异常的X线表现，临床症状往往并不与X线表现的严重程度相关。X线表现主要有关节软骨破坏导致的关节间隙变窄、软骨下骨质硬化、骨赘形成，后期出现关节不稳、关节畸形、关节内游离体和关节面下囊性变等。

（1）关节间隙变窄为软骨水分含量减少，表层侵蚀或磨损而引起软骨变薄，是最常见的早期征象。

（2）边缘骨赘形成，骨赘即骨刺，起源于关节软骨的周缘。X线表现为关节面周缘的骨性突起，开始可表现为边缘变锐利，以后可呈唇样或鸟嘴样突起。

（3）软骨下骨反应性硬化，是关节软骨受损后导致关节软骨不规则，使软骨下骨质受力不均匀而引起关节软骨下骨的反应性硬化。X线表现为关节软骨下骨质广泛密度增高，在相邻关节面区最显著，向骨干侧逐渐减轻至正常骨。

（4）关节软骨下囊变形成在 OA 后期很常见，可以孤立，也可以数个并存。X 线上表现为紧邻关节面下的圆形、类圆形透光区，边缘清楚，常有窄的硬化带。

（5）关节内游离体关节软骨退行性变，可有软骨碎片脱落和滑膜异常肥厚，滑膜组织化生可演化成软骨，软骨体的血液供应来自滑膜。软骨体增大即突入关节腔，并有蒂与之相连。当中心软骨钙化后即有血管入侵成骨，变为骨体。骨体表面覆盖滑膜和透明软骨，软骨与骨之间有钙化环绕。骨体中心有疏松的骨小梁及结缔组织，当蒂离断后即游离在关节内形成游离体。X 线表现为类圆形钙化环，中心相对透亮为骨髓组织，多为单个，也可多发。

2.Kellgren-Lawrence 分级标准

目前，膝骨关节炎（KOA）病变程度的 X 线分级仍沿用 Kellgren-Lawrence 分级标准（表 3-1）。

表 3-1　KOA 的 X 线 Kellgren-Lawrence 分级标准

级别	病变程度	X线表现
1	可疑	轻度的关节边缘的骨增生
2	轻度	肯定的骨质增生，但关节间隙没有损害
3	中度	骨增生，关节间隙中度变窄
4	重度	关节间隙明显变窄，软骨下骨硬化

3. 各部位具体表现

（1）上肢关节　因上肢关节不负重，故关节改变较下肢关节和脊柱均轻。①以指间近、远端关节最常受累，多见于妇女。远端指间关节常伴有大骨赘，在临床上被称为 Heberden 结节；近端指间关节可出现骨赘，临床上称为 Bouchard 结节。②腕关节受累常见，易发病于第一掌腕关节的桡侧面和大多角骨、头状骨区，形成骨赘，关节间隙变窄。③肘关节和肩关节 OA 相对较少，多为创伤或长久过度使用的结果。肘关节 OA 关节间隙变窄，关节边缘有骨赘形成，软骨下骨有囊性改变，大小多少不等，亦有软骨下骨质硬化表现。由于冠状突骨赘形成，可影响肘关节的屈曲；而尺骨鹰嘴近端增生，骨赘形成，可影响肘关节伸直。

（2）下肢关节　因下肢关节负重较大，骨性关节炎发病率高，且病变比较严重。前后及侧位膝关节平片为 X 线检查常用投照位置；负重位拍片（患者站立位拍片）可更精确测量膝关节间隙，显示变窄的范围，也易于观察膝关节内翻或外翻及半脱位的程度。①膝关节 OA 的 X 线表现：髌上囊和髌下脂肪垫受关节积液推压而移位，关节囊肿胀密度增高，关节间隙不同程度的非对称性狭窄，股骨和胫骨关节面边缘常有骨赘形成，晚期髁间嵴也可增生变尖锐。②髋关节 OA 的 X 线表现：两侧髋关节间隙不对称变窄。股骨头可发生三种类型移位：上移位、内移位和轴向移位。

（3）中轴骨　①脊椎：尽管所有脊柱节段都可受累，但颈椎和腰椎 OA 最常见。骨赘形成发生在覆有透明软骨的终板边缘，主要在椎体的前侧缘，可以单一或多个椎体，反映了椎间盘，特别是纤维环的退行性变。骨赘可呈唇样或鸟嘴样，大小不一，甚至在两椎体间形成骨桥，其生长方向与脊柱垂直，和强直性脊柱炎的韧带骨化与脊柱走向不同。骨赘形成为保护性生理反应，其形成和发展缓慢，可增加关节的稳定性而减少疼痛。有骨赘形成的，大多脊柱可相对无症状。②骨突关节：骨突关节 OA 多在下腰椎和腰骶区，常伴有脊柱侧弯，为持续性下腰痛的原因之一。X 线表现为关节间隙变窄、边缘骨赘形成和反应性软骨下硬化，同时伴有椎间盘的变性。罕见关节面下囊性变。③骶髂关节：可单侧，也可双侧，髂侧病变较重，关节间隙变窄，但关节面边缘锐利，无侵蚀。髂侧常有软骨下骨硬化。

（二）CT 检查

CT 只可作为平片的一种补充，显示大多数关节的间隙改变、骨赘形成远不如平片敏感。比平片优越之处是消除了平片的重叠，增加了密度分辨率，在检查一些复杂结构时较好，比如脊柱，可以显示骨突关节和椎间盘的退行性变、椎间盘膨出、突出和真空椎间盘等。CT 显示髌股关节非常理想，因轴面与髌股关节面垂直，比平片更好地显示关节面全貌及髌骨的位置是否正确。检查关节内游离体也可作为平片的一种补充。后期 OA 可引起滑膜炎，当关节积液时 CT 显示比平片敏感，表现为关节囊扩张，内为均匀液体性密度影。

（三）MRI 检查

MRI 是目前最可靠而全面的骨关节炎影像学检查方法，通过多序列多平面成像，可显示膝关节内及其周围微细结构的变化，清晰显示皮肤、脂肪、肌肉、肌腱、韧带、滑膜、关节软骨及半月板、软骨下水肿、骨挫伤等，增强造影后还能显示关节周围的血管和神经。在关节退行性变时，MRI 可明确显示关节软骨变薄或损缺、关节间隙变窄；还可见骨关节面中断或局部增厚；关节面下的骨质增生在 T1WI 和 T2WI 上均为低信号；骨赘的表面为低信号的骨皮质，其内可见高信号的骨髓；关节面下的囊变区呈长 T1 长 T2 信号，大小不等，边缘清晰。

MRI 的 OA 分级与关节镜相似，便于比较研究。

0 级：正常。

1 级：软骨内异常信号，但表面正常（相应于关节镜下的肿胀）。

2 级：轻度表面不规则，或局部厚度变薄 50% 以下。

3 级：表面严重不规则，厚度减少 50% ～ 100% 之间。

4 级：完全失去软骨而裸露骨质。

MRI 检查可为软骨的形态评估提供信息，使局灶性或弥漫性软骨损伤的成像成为可能。MRI 软骨成像技术主要包括自旋回波（spin echo，SE）序列、梯度回波（gradient echo，GRE）序列、快速自旋回波（fast spin echo，FSE）序列、三维扰相梯度回波脂肪抑制（three-dimension spoiled gradient recalled echo maging with fat suppression，3D-SPGR）序列、三维双回波稳态（three dimensional dual-echo steady-state，3D-DESS）序列、驱动平衡傅里叶变换（ driven equilibrium Fourier transform，DEFT）成像技术等。3D-SPGR 序列可获得高分辨率的软骨图像，是目前软骨成像的定量评分标准。3D-DESS 序列可获得 2 个或 2 个以上的梯度回波，并可将 1 个聚焦脉冲分离为 1 对回波，具有从相同的短时间成像数据中同时分析出图像和数据的优势，可使软骨和滑液在 T2 加权像上呈高信号，能对软骨表面的连续性及软骨厚度进行评估。

在 MRI 图像上液体呈增强信号，在 3D-DESS 序列、稳态自由进动（steady — state free precession，SSFP）序列、平衡稳态自由进动技术（balanced steady — state free precession，bSSFP）序列及波动平衡 MRI 图像上，液体与软骨的对比度较强。波动平衡 MRI 图像上滑液呈高信号，软骨呈低信号，且信噪比（signal-noice rate，SNR）高，尤其适用于对膝关节软骨形态的评估。

MRI 检查是评估半月板损伤的最好方式。对膝骨关节炎半月板损伤情况进行评估，MRI 检查常用的序列包括有或没有增加脂肪饱和度的 PD 加权 SE 序列、FSE 序列、T1 加权及 GRE 序列。PD 加权序列具有短回波时间和优化 SNR 的特点，是评估半月板损伤的理想序列。PD 加权序列诊断半月板损伤的敏感性达 88%～90%，特异性达 87%～90%。增加脂肪的饱和度、提高磁场强度也可提高 SNR，保持诊断的灵敏度和特异性。超短回波时间成像序列比传统的 T2 序列可将扫描时间缩短 20～50 倍，用于半月板损伤的评估，也可提高诊断的灵敏度。

（四）超声检查

关节超声具有可动态观察屈伸状态下关节及其周围软组织的形态结构变化等优势，对骨关节炎的关节软骨损伤程度分期和预后判断具有很高的临床价值。疾病不同时期超声表现如下：

Ⅰ期软骨退行性变：高频超声波表现与正常软骨相似，但软骨上表面即软骨-滑膜腔界面的高回声连续性缺失或清晰度下降。

Ⅱ期软骨退行性变：软骨-滑膜腔界面高回声线消失，软骨厚度变薄，内部回声混杂。

Ⅲ期软骨退行性变：软骨局部明显变薄，下表面即软骨-骨界面高回声不规则，软骨内部回声可出现线样强回声。

Ⅳ期软骨退行性变：该期高频超声波上表现为软骨的低回声带消失，软骨-骨界面强回声凹凸不平。

四、其他检查

（一）骨与关节扫描

放射核素扫描可以补充体检和平片在评估 OA 程度上的不足。

过锝酸盐扫描主要依赖于通透性的增高和滑膜炎症血池的增加。当骨关节炎存在轻度的滑膜炎时，^{99}Tc 摄入将增加。当疾病早期或者晚期没有炎性改变时，关节扫描可能是正常的。滑膜血流量的增加可以在核素注射后的前 15 分钟检测到。

关节摄入 ^{99}Tc 磷酸盐的增加反映组织灌注量的增加，关节滑膜炎程度与扫描核素的定位程度有关，但是这些核素优先吸附于羟基磷灰石晶体。所以，在骨关节炎的不同阶段，软骨下骨硬化和囊肿形成时，摄入明显增加；在伴有中等程度滑膜炎的骨关节炎，核素定位常在滑膜、滑液和软骨下骨，偶尔整个下肢因血流增加而表现放射核素摄取增加；脊柱的骨赘对核素积累也增多。

（二）骨内静脉造影和压力测定

在髋、膝关节症状性骨关节炎中，骨内血管造影显示关节周围骨髓血液引流明显降低。正常情况下，骨外静脉通路不容易见到，而常常是比对性造影剂从髓内降支引流至大粗隆区域，随后进入股骨干。静脉稳态和充血通常与髓内高压有关。Arnoldi 等人发现，髋关节静息痛常伴有股骨颈处骨内压力的升高，往往超过 40mmHg。股骨颈截骨可以使股骨近端髓内压力降低，明显缓解髋关节的静息痛。

（三）OCT 检查

OCT 检查即光学相干断层扫描（optical coherence tomography，OCT）。OCT 对于创伤和退变导致的胶原结构的改变非常敏感，可提供关节软骨病变的定量信息，将 OCT 纳入关节镜检查可产生低功耗的关节软骨截面图像。

（四）SPECT 检查

SPECT 即单光子发射型计算机断层成像（single photon emission computed

tomography，SPECT）。近年来，SPECT 在骨骼、肌肉系统疾病的诊断中应用日益广泛，该技术可对组织代谢情况做出评估，达到对病变进行准确定位、定性的目的，可用于疾病的早期诊断。应用 SPECT 技术，不但能早期诊断膝骨关节炎，而且可根据放射性核素在病变关节的分布及浓聚情况，评价病变的分期及进展，为膝骨关节炎的治疗，尤其是采用放射性核素治疗提供依据。另外，利用 SPECT 检查，针对放射性核素异常聚集的部位，还可应用髓芯钻孔减压术以降低局部骨内压、改善血液循环、增强局部代谢，从而缓解膝骨关节炎的临床症状。

（五）关节镜

关节镜检查是有创性检查，但对诊断骨关节炎较准确。关节镜下软骨的退变程度可根据 Outerbridge 的 4 度分类法评价。Ⅰ度：软骨软化、水肿或出现表面泡状结构；Ⅱ度：软骨变薄，出现轻中度纤维化；Ⅲ度：软骨重度纤维化，呈现蟹肉样改变；Ⅳ度：软骨退行性改变达骨皮质，并可见软骨下骨的象牙化。

第二节　诊断标准

骨关节炎（OA）按有无明确病因分为原发性和继发性两类，以有无全身性和局部的致病因素作为分类标准；按受累关节分布可分为局限性和全身性，局限性以膝、髋、手骨为多见；按是否伴有症状可分为症状性和无症状性（放射学）两类。国际上一般只把具有临床症状的患者才诊断为骨关节炎；放射学有改变而无症状者，只能称为放射学骨关节炎。中医学将骨关节炎称为骨痹，其病证主要是由于年老体衰，骨失滋养，气血失调所致局部或全身骨关节退化改变所致。临床表现为关节疼痛不舒、肿大畸形及关节活动不利，运作牵强，甚或功能障碍。

一、临床常见诊断方法

1.多见于中老年人，起病缓慢，无发热等全身症状。

2.最常见的受累部位是双手远端指间关节、掌指关节及负重关节，如膝关节、髋关节、第1跖趾关节、颈椎和腰椎。

3.关节疼痛，其特点为隐匿发作、持续钝痛，早期多在关节活动较多时发生，休息后缓解；后期轻微活动或休息时也出现，伴有夜间痛。睡眠时因关节周围肌肉损伤，对关节保护功能降低，不能和清醒时一样限制引起疼痛的活动，患者可能疼醒。

4.关节僵直，出现在早晨起床或关节久不活动时，一般为数分钟，极少超过30分钟，活动后缓解。

5.关节肿大、畸形、压痛，活动时有骨擦音，关节活动受限，关节周围肌肉可萎缩。

6.远端指间关节骨肥大，可出现Heberden结节。

7.脊柱骨关节炎出现局部疼痛、僵硬，神经根受压引起放射痛，椎动脉受压引起椎基底动脉受压综合征。

二、中医诊断标准

参照中华人民共和国中医药行业标准《中医病证诊断疗效标准》（ZY/T001.1-94）及《临床诊疗指南—骨科分册》（ISBN：9787117102599）。

1.初起多见腰腿、腰脊、膝关节等隐隐作痛，屈伸、俯仰、转侧不利，轻微活动稍缓解，气候变化加重，反复缠绵不愈。

2.起病隐匿，发病缓慢，多见于中老年。

3.局部关节可轻度肿胀，活动时关节常有喀喇声或摩擦声；严重者可见肌肉萎缩，关节畸形，腰弯背驼。

4.X线摄片检查示骨质疏松，关节面不规则，关节间隙狭窄，软骨下骨硬化及边缘唇样改变，骨赘形成。

5.查血沉、链球菌、类风湿因子等与风湿痹、尪痹相鉴别。

三、西医诊断标准

参考 2012 年美国风湿病学会骨关节病分类标准及 2010 年中华医学会风湿病学分会骨关节病诊断及治疗指南。

（一）全身性骨关节病诊断标准

1. 多见于中老年。

2. 多累及负重关节，如膝、髋、踝、脊柱等。

3. 累及的关节隐痛，活动或劳累后加重，休息后能减轻；或进而持续疼痛，伴关节僵硬，活动后见好转，或有关节腔积液，后期关节肿胀增大，活动受限、畸形，但无强直。

4. X 线证实为退行性关节炎。

（二）局限性骨关节病（膝、手、髋、肩、踝、脊柱骨关节病）诊断标准

1. 膝骨关节病诊断标准

（1）临床标准

①近 1 个月来大多数时间膝关节疼痛。

②有骨擦音。

③晨僵 ≤ 30 分钟。

④年龄 ≥ 38 岁。

⑤有骨性膨大。

符合①②③④或①②⑤或①④⑤者，可诊断膝骨关节病。

（2）临床＋放射学标准

①近 1 个月来大多数时间膝关节疼痛。

② X 线片示骨赘形成。

③关节液检查符合骨关节病。

④年龄 ≥ 40 岁。

⑤晨僵 ≤ 30 分钟。

⑥有骨擦音。

符合①②或①③⑤⑥或①④⑤⑥者，可诊断膝骨关节病。

2. 手骨关节病诊断标准

①近 1 个多月大多数时间有手痛，发酸，发僵。

② 10 个指间关节中，骨性膨大关节≥ 2 个。

③掌指关节肿胀≤ 2 个。

④远端指间关节骨性膨大 >2 个。

⑤ 10 个指间关节中，畸形关节≥ 1 个。

满足①②③④或①②③⑤者，可诊断手骨关节病。

注：10 个指间关节为双侧第 2、3 远端及近端指间关节，双侧第一腕掌关节。

3. 髋骨关节病诊断标准

①近 1 个月大多数时间髋部疼痛。

②血沉≤ 20mm/h。

③ X 线片有骨赘形成。

④ X 线片髋关节间隙狭窄。

满足①②③或①②④或①③④者，可诊断髋骨关节病。

4. 肩关节骨性关节炎诊断

肩关节炎是指肩关节内部的附属结构（如滑膜、韧带、肌腱等）出现病变，导致肩关节疼痛、活动不利等症状，也可能牵连到附近的肌肉组织，出现肌肉疼痛的病症。其关节面是由肩胛骨的关节盂与肱骨头组成，故又叫肩肱关节。肩关节骨性关节炎大部分指的就是肩肱关节骨关节炎。其好发年龄在 50 岁左右，多见于体力劳动者。主要特征：发病缓慢，疼痛逐渐明显，肩关节功能逐渐丧失。临床表现为肩部疼痛，一般疼痛点固定不移，多有肩无力，肩关节僵硬，甚至关节活动障碍，伴或不伴关节积液。查体有固定的压痛点，关节研磨音等。一般结合临床症状、体征及放射学改变即可诊断。

5. 踝、足部骨关节炎诊断

踝、足部骨关节炎的病因主要分为 8 大方面：年龄因素，过度活动劳损，关节损伤，关节缺乏活动引发关节软骨退变，身体超重，踝足关节力线异常，遗传因素及其他继发因素等。其诊断主要以临床症状为标准：

（1）疼痛　疼痛是踝、足部骨关节炎最突出的临床症状，它是受累关节因不同刺激因素引发炎症性反应的结果，这些因素可包括机械性干扰，如关节内游离体、软骨下细微骨折、滑膜吞噬了脱落在关节腔内的软骨碎片等。每次发作可以是隐匿性的，是在不知不觉中出现轻微疼痛；也可因劳累、活动量增加、受凉、天气变化等使疼痛症状加剧，经休息、局部制动可使症状缓解。疼痛往往位于关节一侧，但也可蔓延到整个关节。

（2）关节滑膜肿胀　关节肿胀是踝、足部骨关节炎的又一突出症状；偶尔关节弥漫性肿胀是就医的原因。晨起或休息后常感关节僵硬，稍加活动后僵硬感即可随之消失。随着病情发展，关节活动范围逐渐受到限制，甚至关节屈曲挛缩，致使关节畸形更为明显。

踝、足部骨关节炎的体征：受累关节周围弥漫性压痛，邻近关节肌肉发生萎缩；关节可有肿胀、积液，活动时伴骨摩擦音；后期出现关节僵硬，活动受限，极少数会有关节挛缩。

足骨关节炎的影像学表现：病程早期 X 线检查多为阴性；随着病程的进展，关节间隙逐渐出现狭窄，表面覆盖关节面的软骨厚度开始变薄；最终，病程后期关节间隙明显狭窄，甚至消失，软骨下骨质表现硬化征象；在承受压力最大的区域内，软骨下骨小梁间出现多发性、大小不一的囊腔变，关节边缘呈锐性骨赘形成。除了上述表现外，还可出现继发性 X 线表现，包括关节游离体、关节畸形等。

6. 脊椎骨关节炎诊断

由于脊柱关节的特殊性，其分为三个生理节段，即颈椎、胸椎、腰骶椎（其中颈椎 7 块、胸椎 12 块、腰椎 5 块及骶、尾椎各 1 块共 26 块）。因此脊柱骨关节病的部位不同，其临床表现亦不同。诊断标准以临床表现结合放射学改变为依据，当病变在颈椎者又称颈椎病，可压迫颈神经根、脊髓或椎动脉等，表现为颈臂痛；病变在胸椎及腰骶椎者亦可压迫腰骶神经根、马尾神经或造成椎管狭窄，表现为背痛或腰腿痛及下肢麻木无力、感觉障碍等。且此类疼痛有一定规律，当保持一个姿势过久，血流不畅，骨内压力增高时，疼痛加重；适当活动，血流改善，则症状缓解；活动过多，摩擦加大，不仅加重炎症，亦加重症状。体检不能查到局限压痛点，叩击疼痛的局部，患者反觉舒适。X射线平片检查可显示骨赘、椎间隙狭窄或关节突移位等退变现象，常规化验检查无异常。这些症状可持续数月或数年，多数患者痛苦不大，可以耐受，当过于劳累或情绪低落时，症状加重。

（三）骨关节病放射学分级标准

（1）骨关节病病情分级

0级：正常。

Ⅰ级：关节间隙可疑变窄，可能有骨赘。

Ⅱ级：有明显的骨赘，关节间隙轻度变窄。

Ⅲ级：中等量骨赘，关节间隙变窄较明显，软骨下骨质轻度硬化改变，范围较小。

Ⅳ级：大量骨赘形成，可波及软骨面，关节间隙明显变窄，硬化改变极为明显，关节肥大及明显畸形。

（2）骨关节病功能分级

Ⅰ级：可做各种活动。

Ⅱ级：中度受限，虽有1个或多个关节不适或活动受限，但仍可从事正常活动。

Ⅲ级：明显受限，只能生活自理，但不能从事一般活动。

Ⅳ级：卧床或坐卧，生活不能自理。

（四）辅助检查

1. 实验室检查

（1）血常规、血沉正常，类风湿因子、抗核抗体阴性，血清磷、钙、碱性磷酸酶及蛋白电泳等生化检查也无异常发现。

（2）关节滑液检查：淡黄色，透明，黏蛋白试验阳性，白细胞轻至中度增高，细胞数一般在（0.2～2）×10^9/L之间，可见含蛋白多糖、胶原纤维及矿物质的颗粒，可发现软骨碎片。

（3）继发性骨关节炎者有原发病的实验室改变。

2.放射学检查

（1）骨内压测定　近年来有研究证实有些骨关节炎可出现骨内压增高。

（2）同位素扫描　利用99mTc对病变关节进行扫描，可见病变关节放射性核素摄入增加。

3.X线检查及CT检查

X线表现主要有关节软骨破坏导致的关节间隙变窄、软骨下骨质硬化、骨赘形成，后期出现关节不稳、关节畸形、关节内游离体和关节面下囊性变等。

CT作为平片的一种补充，能够消除重叠影，分辨一些复杂结构，同时骨关节炎后期关节滑膜炎，出现积液时能够发现关节囊扩张，显示均匀液体性密度影。

四、中医骨关节病证候诊断

中医骨关节病称为骨痹，其病位主要在骨，可涉及筋、肉、关节，与肝、脾、肾等脏腑密切相关。主要病机为经脉气血痹阻，筋骨失养。病性有虚证、实证和虚实夹杂证之分：实多为寒、湿、热、痰浊、瘀血等；虚多责之肝、肾、脾三脏，以气血阴阳的偏失为主。总体证型分为以下5种。

1.肝肾亏虚证

关节疼痛、肿胀，时轻时重，屈伸不利，或伴关节弹响，腰膝酸软，腰腿不利，屈伸运动时疼痛加剧；或伴关节变形，筋肉萎缩，形寒肢冷；或五心烦热，午后潮热。舌淡，或有瘀点、瘀斑，苔白或白腻，脉沉细或沉细涩。

2.寒湿痹阻证

肢体、关节酸痛，或关节局部肿胀，屈伸不利，局部畏寒，皮色不红，触之不热，得热痛减，遇寒痛增，活动时疼痛加重；或伴腰膝酸软，四肢乏力；或纳食欠佳，大便溏薄，小便清长。舌苔薄白或白滑，脉弦紧或弦缓。

3.湿热阻络证

关节红肿热痛，活动不利，拒按，局部触之灼热，口渴，烦闷不安；或伴腰膝酸软，四肢乏力，大便干结，小便黄。舌质红，苔黄腻，脉濡数或滑数。

4.痰瘀互结证

曾有外伤史，或痹痛日久，关节刺痛、掣痛，或疼痛较剧，入夜尤甚，痛有定处；或伴肢体麻木，不可屈伸，反复发作，骨关节僵硬变形，关节及周围可见瘀色。舌质紫暗或有瘀点、瘀斑，苔白腻或黄腻，脉细涩。

5.气血两虚证

关节酸沉，隐隐作痛，屈伸不利，肢体麻木，四肢乏力；或伴形体虚弱，面色无华，汗出畏寒，时感心悸，纳呆，尿多便溏。舌淡，苔薄白，脉沉细或沉虚而缓。

第三节　鉴别诊断

一、中医鉴别诊断

骨痹语出《内经》，《素问·长刺节论》记载："病在骨，骨重不可举，骨髓酸痛，寒气至，名曰骨痹。"骨痹，病在骨，是以肢体关节沉重、僵硬、疼痛，甚则畸形、拘挛屈曲为主要表现的风湿病，多由外邪侵袭，经脉气血受阻，筋骨关节失养所致。骨痹属于五体痹之一，凡由六淫之邪侵扰人体筋骨关节，闭阻经脉气血，出现肢体沉重、关节剧痛，甚至发生肢体拘挛屈曲，或强直畸形者谓之骨痹。本病一年四季均可发病，发于周围关节者以女性居多，发于中枢关节者以青年男性居多。临床可与以下病种鉴别：

1.尪痹

骨痹与尪痹共有的特征是关节疼痛、沉重、肿胀及窜痛游走等。不同在于尪痹主要是骨质损害，关节变形以小关节及近端指间关节脱位畸形为甚，腕、肘关节不得伸，活动受限，甚者生活不能自理；骨痹以关节骨质增生或疏松为病理改变为主，关节变形以负重关节及远端指间关节膨大为明显，膝踝肿大，有明显的运动力学改变。

2. 肌痹

骨痹及肌痹二者均可有肢体疼痛、活动不利等症状，但骨痹病位主要在筋骨、关节，肌力正常；而肌痹病位在肌肉，且肌力明显减退。再者骨痹容易发生关节僵硬、变形，而肌痹只有肌肉萎缩，并无明显关节畸形等症。

3. 骨痿

骨痿属痿证之一，症见腰背酸软，难于直立，下肢痿弱无力，面色暗黑，牙齿干枯等。由大热灼伤阴液，或长期过劳、肾精亏损、肾火虚亢等，使骨枯而髓减所致，与骨痹所表现的关节疼痛、畸形可鉴别。

4. 鹤膝风

鹤膝风是一种慢性消耗性疾病，表现为患者膝关节肿大，像仙鹤的膝部，以膝关节肿大疼痛，而股胫的肌肉消瘦为特征，形如鹤膝。病机主要由肾阴亏损，寒湿浸于下肢、流注关节所致。因其禀赋不足、三阴亏损、督脉经虚，风寒湿邪结于经络，血脉不流，而导致筋缩骨瘦。多见于青少年，无明显性别差异，起病缓慢，呈进行性、消耗性发展。

本病临床表现可见低热，午后潮热，五心烦热，形体消瘦乏力，食欲减退，盗汗等，关节症状以膝关节为多见，其次是肘关节，甚则可影响到髋关节活动。关节局部红、肿、热、痛，逐渐至关节变形，活动受限，关节附近肌肉萎缩，跛行，单侧或双侧均可发生，与骨痹之全身症状容易鉴别。

5. 大偻

由《内经》"阳气者，精则养神，柔则养筋，开阖不得，寒气从之，乃生大偻"可知，大偻乃是因为先天不足或素体羸弱或大病、久病后，出现四肢百骸温煦滋长匮乏，卫外不固，生化乏源，筋骨萎软，未老先衰所致。故临床表现为头昏耳鸣或耳聋，腰脊酸痛，阳痿遗精，性欲减退或崩漏，面容憔悴或低热颧红浮肿，形寒肢冷，四肢软弱，发脱枯悴，齿摇齿脱，便溏溲清，尿频或尿少。与骨痹之腰痹症状颇为类似，但骨痹全身症状较少，以局部关节为首发且固定持久。

6.痛风

中医痛风多属正虚邪实、虚实夹杂之症，主因素体脾虚阳盛，加之饮食不节，损伤脾胃，运化失调，酿生湿浊，外注皮肉关节，内留脏腑，遇外邪侵袭致气血不畅，经络不通，久则可致气血亏损，血热致瘀，络道阻塞，则脏腑蕴毒，导致湿热浊毒留注关节，引起关节肿大、畸形及僵硬。脏腑积热是形成毒邪攻入骨节的先决条件，积热日久，热郁为毒是发生痛风病的根本原因。而骨痹病因病机以风寒湿邪内搏于骨所致骨节疼痛为主，其肢体沉重，多因骨髓空虚，致邪气乘虚侵袭。骨痹的外因并不只限于感受寒邪，六淫之邪皆可致病。至于感邪的诱因可以多种多样，或饮酒当风，或水湿浸渍，或露宿乘凉，或淋雨远行，或嗜食辛辣厚味等，不胜枚举。

痛风临床表现见肢体关节卒然红肿热痛、拒按，触之局部灼热，得凉则舒，伴发热口渴，心烦不安，溲黄，舌红苔黄腻，脉滑数。骨痹症状多见骨节疼痛，四肢沉重难举，有麻冷感；或骨痛，身重，有麻痹感，四肢沉重难举；甚则痛苦彻心，四肢挛急，关节浮肿。

二、西医鉴别诊断

骨关节炎主要是临床诊断和放射学诊断相结合，与其他结缔组织病区别于免疫学相关检查，临床不难诊断，需与以下风湿性疾病相鉴别。

1.类风湿关节炎（RA）

类风湿关节炎是一种全身性的自身免疫性疾病，主要病变在滑膜，滑膜炎逐渐侵蚀到骨引起骨破坏。其发病高峰在 40～50 岁之间，最常受累的关节是近端指间关节、掌指关节、腕关节，而较少累及远端指间关节，多具有对称性，伴有晨僵大于 1 小时，且可以累及全身多脏器，如肺脏、肝脏、心脏等。实验室检查可以出现包括类风湿因子在内的许多自身抗体阳性。治疗药物主要是慢作用药、细胞毒药物，辅以非甾体抗炎药缓解炎性期关节肿痛。

而骨关节炎的发病机制是软骨退行性变，导致骨质增生形成骨赘，较重时引起软骨下骨破坏。主要见于老年患者，随年龄的增高，发病率也增高。其最常受累的关节以远端指间关节为主，其次为负重关节，如膝、髋关节，而腕、掌指关节较少受累，且发病部位一般只局限在骨、关节，除由于骨质增生压迫神经和血管的继发症状外，一般不直接影响其他脏器。实验室检查一般无特异性的血液学变化，治疗上以营养关节软骨、补钙及非甾体抗炎药为主，应用于 RA 的慢作用药及细胞毒药对骨关节炎无效，甚至有害。影像学上类风湿关节炎可见骨关节骨质破坏及关节畸形，而骨关节炎则以增生及骨质疏松表现为主，所以骨关节炎和 RA 是两种截然不同的疾病。

2. 强直性脊柱炎（AS）

强直性脊柱炎和骨关节炎均可累及脊柱和外周关节，但两者在临床症状及 X 线检查有不同之处。AS 是一种慢性炎症性免疫系统疾病，主要侵犯骶髂关节、脊柱骨突、脊柱旁软组织及外周关节。患者逐渐出现臀髋部或腰背部疼痛和（或）发僵，尤以久卧、久坐时明显。病变初期疼痛多位于一侧，呈间断性，数月后多在双侧，呈对称性。晨起或久坐站立时腰部发僵明显，但活动后减轻，有的患者臀髋部有剧痛感，偶向周边放射。随病情的发展，可累及腰椎、胸椎，继而出现相应部位疼痛、活动受限或脊柱畸形。大部分患者在病初或病程发展中出现外周关节病变，以膝、踝、髋和肩关节多见，表现为局部疼痛、活动受限、关节强直及肌肉萎缩；常伴有全身症状，可出现发热、贫血、消瘦或其他器官受累，如眼色素膜炎、跟腱炎等。X 线检查可见关节边缘模糊，晚期出现骨性融合。

OA 是一种常见的慢性关节疾病，以手的远端指关节、肘关节、膝关节、肩关节及脊柱最易受累。受累关节以疼痛和压痛为主，活动时关节有摩擦音，严重者可发生关节畸形。可出现明显的晨僵现象，但一般不超过半小时。颈椎或脊柱病变可引起神经受压或刺激症状。一般无全身症状，不会出现关节强直及肌肉萎缩；X 线显示骨赘生成和椎间隙变窄。AS 主要以腰骶部和下背部疼痛和僵硬为主，男性多发，以 15～30 岁发病多见，40 岁以后很少发病。X 线片有单侧或双侧骶髂关节炎、脊柱椎小关节模糊、椎体方形变、椎旁项韧带钙化及竹节样脊柱，HLA-B27 阳性率＞90%。

3. 大骨节病

大骨节病是指一种地方性、变形性骨关节病，国内又叫矮人病、算盘珠病等，国际医学界称为 Kaschin-Beck 病。各个年龄组都可发病，以儿童和青少年多发，成人很少发病，性别无明显差异。本病起病隐匿，病人初期可能自觉疲乏，四肢无力，皮肤感觉异常（如有蚁行感、麻木感等），肌肉酸麻、疼痛等。其主要的、典型的临床表现都与软骨损害和关节功能状态密切相关。早期表现为：①关节疼痛：往往为多发性、对称性，常先出现于活动量大的指关节和负重量大的膝、踝关节。患者自我感觉为关节局部胀痛、酸痛或"骨缝痛"。②四指末节弯曲：即第二、三、四指的末指节向掌心方向弯曲，常大于 15°。③弓状指：手指向掌侧呈弓状屈曲。④凝状指节增粗：一般发生在中节。当病情进展后可见多发性、对称性指间关节增粗，常先出现在第二、三、四指的远端指间关节。一般右手指关节增粗比左手明显，受机械损伤的关节或妇女带顶针的指关节增粗较重。⑤骨骼肌萎缩：以小腿和前臂的屈侧肌肉萎缩常见，有时甚至出现在关节有明显改变之前。⑥短指（趾）畸形：指节发育比常人短，手小形方。或因各指（趾）发育障碍程度不同，其长短失去正常互相间的比例关系所致。⑦短肢畸形，身材矮小：各管状骨发育障碍程度常不均等。有的患者桡骨早期生长停止，尺骨相对较长，尺骨茎突向下主背侧移位，手向桡侧倾斜，造成巴德隆畸形（Madelung sdeformity）。发病年龄小而病变重者可形成大骨节病性侏儒，患者肢体与头及躯干不成比例，一般上臂明显短于前臂，小腿明显短于大腿，躯干接近正常人。

本病患者的疼痛和活动障碍常表现为休息后或晨起加重，稍活动后症状可减轻。不少患者晨起后，需先扶床沿"遛遛"，然后才能迈步，且能听到关节"喀哒"摩擦音，从细小捻发音到粗糙的摩擦音不等。后期会出现明显的关节活动障碍，表现为晨起感觉握拳僵硬，握拳不紧，指尖不能接触掌横纹，握住的拳不能迅速伸展；肘关节屈伸受限，呈屈曲挛缩；肩关节受累时患者用手从头后摸不到对侧的耳朵，甚至无法触及前额；膝关节内翻或外翻，呈罗圈腿或剪刀形腿。由于膝、髋关节屈曲变形，患者蹲下困难，腰部脊柱代偿性前凸，臀部后凸，走路时步幅小，出现摇摆或瘸拐，呈"鸭行步态"，踝关节跖屈和背伸障碍。X 线片有骨关节面或干骺端临时钙化带或骺核不同程度的凹陷、硬化、破坏、变形。骨关节炎除关节酸痛以外，一般不可见以上表现，影像学表现亦较大骨节病轻微。

4. 银屑病关节炎（PsA）

银屑病关节炎是一种与银屑病相关的炎性关节病，有银屑病皮疹并伴有关节和周围软组织疼痛、肿胀、压痛、僵硬和运动障碍。本病好发于中年人，起病较缓慢，无性别差异，部分患者可有骶髂关节炎和（或）脊柱炎，病程迁延，易复发，晚期可有关节强直，但脊柱受累以男性患者为主。临床表现主要为皮肤银屑病损害，指（趾）甲顶针样凹陷，伴随"笔帽指"，累及一个或多个关节，以指关节、跖趾关节等手足小关节为主，远端指间关节最易受累，常呈不对称、关节僵硬、肿胀、压痛的功能障碍。多与其他血清阴性关节炎重叠，如银屑病性关节炎 – 贝赫切特综合征；银屑病性关节炎 – 赖特综合征；银屑病性关节炎 – 克罗恩病；银屑病性关节炎 – 溃疡性结肠炎。治疗上以慢作用药及皮损药物联合使用有效。骨关节炎无银屑病皮损和指甲病变，可有赫伯登（Heberden）结节、布夏尔（Bouchard）结节，无 PsA 的典型 X 线改变，发病者多为老年人，治疗以非甾体抗炎药为主。

5. 痛风性关节炎（GA）

GA 是由于尿酸盐沉积在关节囊、滑囊、软骨、骨质和其他组织中而引起病损及炎性反应。多有遗传因素和家族因素，好发于 40 岁以上的男性，多见于踇趾的跖趾关节，也可发生于其他较大关节，尤其是踝部与足部关节。主要表现为关节的剧痛，常常为单侧性突然发生，关节周围组织有明显肿胀、发热、发红和压痛。痛风分原发性和继发性两种，病因尚不十分清楚，突出特点是高尿酸血症和结缔组织结构（特别是软骨、滑膜）的尿酸盐晶体沉着。原发者多，少数患者由于代谢性疾病如次别嘌呤－咖啡因酶（Hypoallopurinone caffeine enzyme）、磷酸核糖基转移酶（phosphoribosyl transferase）缺乏时产生的高尿酸血症，称为继发性痛风。实验室检查：血尿酸增高（男性和绝经后女性 >420μmol/L，绝经前女性 >360μmol/L）。急性发作期可有白细胞增高，血沉增快，痛风石穿刺可见尿酸盐结晶；慢性者可出现肾脏损害，在关节周围和耳郭等部位可出现痛风石。X 线检查早期表现为关节囊肿胀，而后骨端逐渐出现圆形或半圆形边缘锐利的穿凿样缺损。晚期关节间隙变窄，关节边缘骨质增生，关节强直，可伴有脱位和病理性骨折。治疗上以抗炎镇痛药物结合抑制尿酸生成、促进排尿酸的排泄药物为主，秋水仙碱治疗有效，与骨关节炎的抗炎镇痛结合关节软骨营养治疗不同，X 线表现亦能明显区分。

6. 焦磷酸钙沉积病

焦磷酸钙沉积病是一种累及关节及其他运动系统的与二水焦磷酸钙（CPPS）晶体沉积有关的晶体性关节病，因此，又将其称为焦磷酸关节病。临床上好发于老年人，急性期以急性自限性的滑膜炎（假性痛风）最为常见；慢性关节炎表现则与骨关节炎有着密切的联系，以累及全身大关节如膝、腕、肩、髋等关节为主。

焦磷酸钙沉积病在老年女性患者中常以慢性关节炎的形式表现出来，临床上主要表现为慢性疼痛，有晨僵现象，活动受限和功能受损，症状常限于少数几个关节。受累的关节常伴有骨关节炎的临床表现及不同程度的滑膜炎表现，后者在膝关节、桡腕关节和盂肱关节最为常见。在病变严重的病例可见到关节屈曲畸形、外翻或内翻畸形等。其 X 线表现其实就是骨关节炎的基本表现，包括软骨缺失、软骨硬化、囊肿和骨赘的形成。但实验室诊断中，偏振光显微镜可见关节滑液中的焦磷酸钙晶体，而骨关节炎无此改变。

7. 反应性关节炎

反应性关节炎起病急，发病前常有肠道或泌尿道感染史，以大关节（尤其下肢关节）非对称性受累为主，一般无对称性手指近端指间关节、腕关节等小关节受累，可伴有眼炎、尿道炎、龟头炎及发热等。HLA-B27可呈阳性而类风湿因子阴性，患者可出现非对称性骶髂关节炎的X线改变。本病以下肢大关节发病为主，与骨关节炎的负重关节发病相类似，但骨关节炎发病以缓慢为主，关节疼痛不甚剧烈，实验室检查免疫学指标无异常。

8. 感染性关节炎

感染性关节炎与细菌感染有关，常见的病原菌包括金黄色葡萄球菌、肺炎双球菌、脑膜炎双球菌、淋球菌、链球菌、结核杆菌。发病机制包括直接细菌感染所致和感染过程中细菌释放毒素或代谢产物致病，包括亚急性细菌性心内膜炎、猩红热后关节炎等。直接细菌感染所致的关节炎表现为关节红肿热痛，并出现关节功能障碍；下肢负重关节不对称受累，大关节受累多见，如髋关节和膝关节，病变发展期可与骨关节炎相混淆。但骨关节炎关节液以清亮色多见，感染性关节炎关节腔穿刺液常呈化脓性改变，且涂片或培养可找到细菌。结核杆菌感染的关节炎好发于青年，有其他部位结核的证据，包括肺或淋巴结结核；可有结节性红斑，血清类风湿因子阴性；结核菌素试验阳性；细菌代谢产物或毒素所致的关节炎1～2周可以自愈，关节症状呈游走性。

9. 非特异性关节滑膜炎

非特异性关节滑膜炎好发于膝关节，表现为反复出现的膝关节腔积液，浮髌试验阳性。膝关节肿胀程度与该关节疼痛及活动受限程度不一致，关节肿胀很严重，但关节疼痛却较轻，常表现为闷胀感。X线片仅表现软组织肿胀。骨关节炎关节腔积液少，以活动后疼痛明显，关节片可见退行性改变及骨赘形成。

10. 结核变态反应性关节炎

结核变态反应性关节炎常先累及小关节，然后逐渐波及大关节，且呈多发性、游走性；患者体内有活动病灶，无关节强直畸形，关节周围皮肤常有结节红斑。X线片示骨质疏松，无骨皮质缺损改变，滑液可见较多单核细胞。结核菌素试验阳性，抗结核治疗有效。

11. 剥脱性骨软骨炎

剥脱性骨软骨炎发病原因不明，属于关节内的骨软骨病，关节软骨、软骨下骨变性和再钙化，最常见于股骨内髁，有模糊的、定位不清的膝关节疼痛，有晨僵，反复的关节内积液（轻度）。如有游离体，可发生交锁症状。股四头肌萎缩，受累股骨髁关节软骨面压痛。X 线平片显示骨软骨病损或关节内游离体。如怀疑剥脱性骨软骨炎，摄片应包括前后位、后前隧道位、侧位和髌骨关节切线位。

12. 胫骨结节骨骺炎

胫骨结节骨骺炎多见于十几岁的男孩（特别是正处于快速生长期的 13 ～ 14 岁男孩或 10 ～ 11 岁女孩），疼痛局限于胫骨结节，蹲、跪、上下楼梯或股四头肌强力收缩时疼痛加重，跳跃、跨栏等运动可加重病情。胫骨结节局部肿胀、发热、压痛，抗主动伸膝运动或被动过屈膝关节时可引发疼痛，没有关节积液。X 线摄片可阴性，或可见胫骨结节处钙化阴影，髌韧带增厚；胫骨结节前软组织肿胀；偶尔可见胫骨结节撕脱样改变。

（狄朋桃　刘维超　殷世云）

参考文献

[1] 谢利民主译 . 骨关节诊断与治理 [M].4 版 . 北京：人民卫生出版社，2008.

[2] 姚利兵 . 髋关节快速破坏性骨关节病五例报告 [J]. 中国骨与关节杂志，2014，3（6）：424-428.

[3] 栗占国，张奉春，曾小峰 . 风湿免疫学 [M]. 北京：人民军医出版社，2014.

[4] Gary S.Firestein，Ralph C.Budd，Sherine E.Gabriel，et al. 凯利风湿病学 [M]. 栗占国，唐福林，译 .8 版 . 北京：北京大学医学出版社，2011.

[5] 白人驹，徐克 . 医学影像学 [M]. 北京：人民卫生出版社，2013.

[6] 黄祖贝，朱华，彭小春，等 . 膝骨关节炎影像诊断的研究进展 [J]. 中医正骨，2014，26（6）：43-45.

[7] 柏瑞，欧陕兴，刘海凌，等 . 双能染色减少征在膝关节交叉韧带损伤中诊断价值初步探讨 [J]. 临床放射学杂志，2011，30（3）：381-383.

[8] Chu CR，Williams A，Tolliver D，et al.Clinical optical coherence tomography of early articular cartilage degeneration in patients with degenerative meniscal tears[J].Arthritis Rheum，2010，62（5）：1412-1420.

[9] 蒋巧玲，郭水洁，叶艳君，等 . 应用 SPECT-CT 图像融合技术评价锝 [^{99}Tc]- 亚甲基二膦酸盐治疗距骨缺血性坏死的临床疗效 [J]. 中医正骨，2017，29（2）：31-37.

[10] 刘玉珂，张敏，郭会利，等 . 应用图像融合技术评价肌肉骨骼系统的药物疗效—图像融合技术在骨与关节疾病诊断中的应用（八）[J]. 中医正骨，2011，23（4）：24-29.

[11] 高尊礼，李湘力 . 动态关节松动术结合"靳三针"治疗膝骨关节炎疗效观察 [J]. 中医正骨，2017，27（10）：874-877.

[12] 李军，马广文，周盛智，等 . 关节镜诊治膝关节骨关节炎临床探讨 [J]. 安徽医学，2010，31（8）：924-926.

[13] 段临涛，王茜，胡民华，等 . 超声与 X 线、MRI 影像对膝骨关节炎的诊断价值分析 [J]. 中国超声医学杂志，2016，32（3）：255-258.

[14] 吴建国，黄培杰，杨永明，等 . 超声波和关节镜对软骨退变诊断价值的比较 [J]. 中国医学计算机成像杂志，2010，16（4）：340-344.

[15] 陈百成，张静 . 骨关节炎 [M]. 北京：人民卫生出版社 .2014.

[16] 中华医学会 . 临床诊疗指南：骨科分册 [M]. 北京：人民卫生出版社，2009.

[17] 国家中医药管理局 . 中医病证诊断疗效标准 [M]. 北京：中国中医药出版社，2017.

[18] Hochberg MC，Altman RD，April KT，et al. American College of Rheumatology 2012 recommendations for the use of nonpharmacologic and pharmacologic therapies in osteoarthritis of the hand，hip，and knee [J]. Arthritis Care Res，2012，64（4）：465-474.

[19] 中华医学会风湿病学分会 . 骨关节炎诊断及治疗指南 [J]. 中华风湿病学杂志，2010，14（6）：416-419.

[20] 中华医学会 . 退行性骨关节炎的研究现况 [J]. 中华地方病学杂志，2015，34（7）：534-538.

[21] 张志聪 . 黄帝内经灵枢集注 [M]. 北京：中医古籍出版社，2012.

第四章

骨关节炎的中医治疗

第一节 辨证要点

一、辨病因

引起骨痹的病因多种多样，治疗时需辨清内因、外因致病。外感六淫之邪致病，以风、寒、湿、热等邪气为多。风邪致病可见颈项强痛，腰背麻痛，汗出恶风等，以关节疼痛游走不定为证候特点；寒邪致病，全身或局部有明显的寒象，且疼痛为寒证的重要特征之一，兼见筋脉拘挛作痛、屈伸不利或冷厥不仁；湿邪致病亦见疼痛，并常有沉重、缠绵等的特性，可见肌肤不仁，关节疼痛重着等；热邪致病，可见关节红肿疼痛、重着、功能障碍，甚至关节畸形，脏腑内伤。骨痹的发生与肝、肾及脾的关系密切。肝主筋，肝血虚无以养筋，筋不能束骨；肝肾同源，肝血不足，也可以引起肾精亏损，肾精亏损不能生髓养骨，肝肾亏损是发生本病的根本原因。脾为气血生化之源，为后天之本；肾藏先天之精，为五脏阴阳之根本，为先天之本。先天与后天互相影响，脾主四肢，合肌肉，脾气亏虚则易于劳损，筋骨失养，骨痹乃成。

二、辨病性及分期

骨痹的病理性质有寒、热、虚、实之别，病期有早、中、晚期之异。骨痹早期，病多实证，但有寒热之分，病情反复发作；至中晚期，又会导致气血耗损，瘀血凝滞，湿聚为痰，痰瘀互结，闭阻经络。肝主筋，肾主骨，进一步损伤又可以导致肝肾亏虚。

三、辨病位

骨痹可以发生在全身关节，临床以颈椎、腰椎和膝关节多见，所以临证时需辨清此病的具体病变部位，病变部位不同，临床表现也不同。在相应的病变部位出现相应症状，如腰痛、膝关节疼痛或肿胀等，不难辨别。

第二节　诊疗思路

一、据病因论治

引起骨痹的病因有内因和外因。外因以风、寒、湿、热等邪气为主，所以治疗时以祛风、散寒、祛湿及清热等祛邪为主要治法；内因则以脾虚、气血不足及肝肾亏虚为主，治疗则以健脾益气养血、补益肝肾为主要治法。

二、据病性及分期论治

骨痹的病理性质不外乎寒、热、虚、实，病期分早、中、晚三期。早期以实证为主，治疗以祛邪为基本原则，根据寒热的不同，可采用以散寒或清热为主的治法。中晚期或表现为正虚，或表现为虚实夹杂，正虚者以扶助正气为主；虚实夹杂或本虚标实者，以扶正祛邪为要。

三、据病位论治

在根据病因、病理性质及病期的不同进行辨证论治时，尚需结合病变部位的不同为治。骨痹最常影响的关节为负重的颈椎、腰椎及膝关节。腰为肾之府，当病变影响到腰椎时，常常加用补肾的药物；病变涉及颈椎时，当适量加用羌活、葛根等引经药以引药力上行；病变以膝关节为主时，可适量加入牛膝等药以引药力下行。

四、据不同人群论治

男性与女性及不同年龄段的人群，在治疗上也有偏重。中年人群所患骨痹以健脾为主；老年人以补益肝肾、气血为主；女性在围绝经期及绝经后的治疗亦不同，围绝经期以补益肝肾为主，绝经后以调补冲任为主。

第三节　辨证论治

一、按八纲辨证论治

骨痹的临床证候有寒、热、虚、实之不同，治疗要点在于辨别虚实寒热、病程长短和病位，确定治疗原则。骨痹早期，病多实证，但有寒热之分：寒证肢冷恶寒，得热痛减，舌淡苔白，脉弦紧；热证则关节红肿热痛，汗出心烦，舌红苔黄，脉滑数或细数。早期治疗以祛邪为主。反复发作，迁延不愈，日久气血耗损，瘀血凝滞，湿聚为痰，痰瘀互结，闭阻经络，脉络失去滋养，肌肉、关节受累，必然引起关节的损伤，久而久之，则出现退行性病变，治疗以扶正祛邪为主。病在腰背者，多见于年老体弱者，起病急，当以肝肾不足、气血亏虚为本，治以补益肝肾、益气活血通络为主；病在四肢者，多见于中壮年，其病机多以邪实为主，当辨别寒热论治。

骨痹的临床证候以寒湿痹阻证、湿热阻络证、痰瘀互结证、肝肾亏虚证及气血两虚证多见。各证候的具体辨证论治如下：

1.寒湿痹阻证

【证候】活动期多见。肢体、关节酸痛，局部畏寒，皮色不红，触之不热，得热痛减，遇寒痛增，关节屈伸不利，活动时疼痛加重；舌苔薄白或白滑，脉弦紧。

【证候分析】营卫失调，卫阳不固，寒湿合邪为患，乘虚而入。寒性凝滞收引，湿性重浊黏滞，致气机阻滞，不通则痛，故见肢体关节疼痛重着，屈伸不利；遇寒则气血凝滞加重，得热则气血流通，故遇寒痛增，得热痛减。舌脉为寒湿阻络之象。

【治法】温经散寒，除湿通络。

【方药】乌头汤或桂枝附子汤加减。

乌头汤加减用药：制川乌 10～15g（开水先煎 3 小时），麻黄 10g，白芍 15g，黄芪 30g，甘草 10g。

桂枝附子汤加减用药：制川乌 10～15g（开水先煎 3 小时），制附子

10 ～ 30g（开水先煎 3 小时），黄芪 30g，桂枝 15g，白芍 15g，细辛 6g，川芎 15g，防风 10g，秦艽 15g，海桐皮 10g，海风藤 10g，独活 15g，怀牛膝 15g，生姜 10g，大枣 10g，甘草 10g。

【加减】痛在上肢者，加羌活、秦艽、桑枝、姜黄；痛在下肢者，加独活、怀牛膝、木瓜。

【注意事项】制川乌、制附子应开水先煎 3 小时，或高压锅煮 1 小时，舌尝不麻为度，或用免煎颗粒。

2. 湿热阻络证

【证候】活动期多见。关节红肿热痛，局部触之发热，活动不利，发热，口渴不欲饮，烦闷不安；舌质红，苔黄腻，脉濡数或滑数。

【证候分析】多因素体阳气偏盛，内有蕴热，或感受风湿热邪，或风寒湿邪郁而化热，湿热交阻于经络、关节、肌肉等处，故关节肌肉红肿疼痛，局部触之灼热；湿热上犯，故见发热，口渴。舌脉为湿热之象。

【治法】清热利湿，宣痹通络。

【方药】四妙丸或竹叶石膏汤加减。

四妙丸加减用药：黄柏 15g，苍术 10g，薏苡仁 30g，牛膝 15g，知母 10g，忍冬藤 30g，络石藤 10g。

竹叶石膏汤加减用药：淡竹叶 10g，生石膏 30g，知母 10g，沙参 15g，麦冬 15g，法半夏 10g，海桐皮 10g，海风藤 10g，透骨草 10g，淫羊藿 10g，薏苡仁 30g，独活 10g，甘草 10g。

【加减】痛在上肢者，加秦艽、桑枝；痛在下肢者，加骨碎补、独活、怀牛膝；湿胜者，加苍术、萆薢；热甚者，加黄柏、防己、连翘、忍冬藤；表证甚者，加桂枝、白芍，或改用白虎桂枝汤加减。

3. 痰瘀互结证

【证候】慢性期多见。痹痛日久，患处刺痛、掣痛；或疼痛较剧，入夜尤甚，痛有定处或痛而麻木，不可屈伸，反复发作，骨关节僵硬变形，关节及周围可见瘀色；舌质紫暗或有瘀点、瘀斑，苔白腻或黄腻，脉细涩。

【证候分析】痹证日久，耗伤气血，气虚无力行血，久病必瘀；加之气虚无力行津，津聚成痰，痰瘀互结，凝聚关节，故见关节肿大，不可屈伸；痰瘀互结，经脉痹阻失养，故见骨关节僵硬变形，关节及周围可见瘀色。

【治法】益气活血，化痰通络。

【方药】身痛逐瘀汤合二陈汤加减。偏气虚血瘀者，补阳还五汤加减。

身痛逐瘀汤合二陈汤加减用药：桃仁 10g，红花 10g，川芎 15g，秦艽 10g，羌活 10g，没药 10g，当归 15g，五灵脂 10g，地龙 10g，怀牛膝 15g，陈皮 10g，法半夏 10g，茯苓 15g，甘草 10g。

补阳还五汤加减用药：黄芪 30g，桃仁 10g，红花 10g，当归尾 20g，地龙 10g，川芎 15g，赤芍 15g，桂枝 15g，细辛 6g，怀牛膝 15g。

【加减】腰腿痛甚者，加乌梢蛇、独活；腰以上痛甚者，去牛膝加姜黄。

4. 气血两虚证

【证候】慢性期多见。关节酸沉，隐隐作痛，屈伸不利，肢体麻木，四肢乏力；或形体虚弱，面色无华，汗出畏寒，时感心悸，纳呆，尿多便溏；舌淡，苔薄白，脉沉细或沉缓。

【证候分析】素体虚弱，或患病日久不愈，耗伤气血，脏腑亏虚，风寒湿邪乘虚而入，痹阻经络关节，故见关节酸沉，隐隐作痛，屈伸不利，肢体麻木，四肢乏力，形体虚弱，面色无华；卫表不固，则汗出恶寒；心神失养则时感心悸；气虚则纳呆，尿多便溏。舌脉为气血两虚之象。

【治法】益气养血，舒筋和络。

【方药】补中桂枝汤或黄芪桂枝五物汤加减。

补中桂枝汤加减用药：黄芪 30g，党参 30g，白术 15g，陈皮 10g，炙升麻 10g，柴胡 15g，当归 20g，桂枝 20g，白芍 15g，细辛 6g，川芎 10g，独活 15g，透骨草 10g，淫羊藿 15g，怀牛膝 15g，巴戟天 10g，大枣 5g，甘草 10g。

黄芪桂枝五物汤加减用药：黄芪 30g，桂枝 20g，白芍 15g，生姜 10g，大枣 5g，甘草 10g。

【加减】头晕目眩者，加刺蒺藜、天麻、旋覆花；关节痛甚者，加鸡血藤、乳香、没药、络石藤；关节肌肉萎缩者，倍用生黄芪、蜂房、蕲蛇。

5.肝肾亏虚证

【证候】多见于慢性期。关节疼痛、肿胀，时轻时重，屈伸不利，或伴关节弹响，腰膝酸软，腰腿不利，屈伸运动时疼痛加剧；或关节变形，肌肉萎缩，形寒肢冷；或五心烦热，午后潮热；舌淡，或有瘀点、瘀斑，苔白或白腻，脉沉细或沉细涩。

【证候分析】肾主骨生髓，肝藏血主筋，肝肾亏虚，精血不足，髓不能充，筋骨失养，致关节疼痛，屈伸不利。肝肾阴虚生内热，则五心烦热，午后潮热；肾阳虚则见形寒肢冷等阳虚证。

【治法】补益肝肾，强筋健骨。

【方药】独活寄生汤加减。

独活15g，桑寄生15g，骨碎补15g，淫羊藿10g，怀牛膝15g，杜仲15g，狗脊15g，鸡血藤15g，党参30g，秦艽10g，川芎10g，桂枝15g，细辛6g，大枣5g，甘草10g。

【加减】阳虚寒甚者，加附片、桂枝；阴虚热甚者，加知母、黄柏。

二、按六经辨证论治

骨痹的基本病机为肝、肾之阴阳气血不足，以肾之阳气不足为主，外感阴邪致经脉痰瘀凝滞，筋骨失养。六经辨证，骨痹的基本病位当属少阴表里相兼，临床兼见其他症状，则可"辨证归经""审证求机"。

1.病在少阴（肾阳亏虚，寒湿凝滞）

【证候】肢节、腰膝冷痛，畏寒喜暖，行动僵硬、困难，脉沉弱，尺部尤甚。

【证候分析】《伤寒论》云："少阴之为病，脉微细，但欲寐也。"少阴肾阳不足，易为寒湿阴邪所犯。肾阳亏虚，寒湿凝滞，气血痹阻不通，不通则痛，故见肢节、腰膝冷痛；阳虚不能温煦则畏寒喜暖；寒主收引，筋脉拘急，则行动僵硬、困难；尺脉候肾，肾阳虚则脉沉弱，尺部尤甚。

【治法】温补肾阳，散寒除湿。

【方药】附子汤加减。

附子 30g（先煎 3 小时），茯苓 15g，党参 30g，白术 15g，白芍 30g。

【加减】下肢酸软无力，不能久站，腰酸痛（正虚为主，阴邪不甚）者，加金毛狗脊、杜仲、续断、川牛膝、木瓜、豨莶草等；下肢水肿，按之凹陷不起（风寒湿，湿重为主，渗于下肢）者，加胡芦巴、独活、海桐皮、防己、牛膝、薏苡仁等；肢节冷痛、僵硬、难以屈伸（风湿偏重）者，可加松节、豨莶草、桂枝；伴足跟刺痛，劳累加剧（痰湿流注，瘀痹日久）者，加牛膝、松节、苍术、地龙、大活血、独活、杜仲等；腰部晨起酸、硬、凉，活动则缓解（少阴经脉风寒湿血痹）者，可加千斤拔、细辛、桂枝、白芍、生黄芪、红花等；潮热自汗，心烦，月经周期紊乱（肾阴、阳不足为主）者，加仙茅、仙灵脾、百合、熟地黄、酸枣仁、女贞子、银柴胡、知母、浮小麦；若热象明显，可加桑叶、秦艽透热。

2.病兼厥阴（肝血不足、厥阴经脉气血瘀滞）

【证候】心烦、心悸，四肢逆冷，肢体麻木，肢体内侧放射痛，腰腿乏力等。

【证候分析】病程日久，致正气亏虚，肝血不足，心神失养则心烦心悸；厥阴经脉气血瘀滞则四肢逆冷，肢体麻木，肢体内侧放射痛，腰腿乏力。

【治法】补益肝血，疏通经脉。

【方药】当归四逆汤加减。

当归 20g，桂枝 15g，白芍 15g，细辛 6g，通草 10g，大枣 10g，炙甘草 6g。

【加减】心烦，夜寐易醒（多醒于凌晨 1～5 点之间，厥阴欲解时）者，可加通补肝血之酸枣仁、炙何首乌、熟地黄、川芎、当归，配合欢皮等疏肝解郁，活血宁心；心悸，抑郁，反应迟缓（厥阴气分湿郁）者，可加柴胡、郁金、远志、合欢皮、石菖蒲等；双下肢内侧放射性冷痛（厥阴经脉湿痹）者，可加牛膝、薏苡仁、伸筋草、独活等；心烦，抑郁，头及肢体麻木，脉弦涩（厥阴表里湿痹）者，可加柴胡、郁金、菖蒲、羌活等；晨僵但握力正常，肢节屈伸不利，下肢酸软乏力，腰酸痛不能久站，坐卧位不痛，站立和行走时疼痛（厥阴里虚兼表痹）者，可加金毛狗脊、杜仲、牛膝、制何首乌、桂枝、细辛、秦艽等；腰椎间盘突出，单侧下肢向足跟放射疼痛伴脚发麻（痰湿瘀痹筋脉）者，可加牛膝、狗脊、苍术、薏苡仁、徐长卿、地龙、大活血等；颈椎退行性病变伴手麻木（痰湿瘀痹主干筋脉）者，可加葛根、苍术、伸筋草、鸡血藤等；小关节变形，屈伸不利（寒湿凝滞筋脉而挛缩）者，可加松节、伸筋草等；关节疼痛、发麻、无力，脉沉涩（肢节筋脉痹阻，正虚邪实）者，可加千年健、徐长卿、赤芍、白芍等，再酌情加桃仁、红花等活血之品。

3. 病兼太阴（脾肺气虚、寒湿郁滞）

【证候】肢体疲乏无力，气短，易患感冒，食欲差，食后腹胀、腹痛，大便稀溏，小便不利等。

【证候分析】病久，邪盛正虚，致太阴脾肺气虚。肺主气，肺气虚则肢体疲乏无力、气短；肺主卫表，肺气虚，卫表不固则易患感冒；不能通调水道则小便不利。《伤寒论》云："太阴之为病，腹满而吐，食不下，自利益甚，时腹自痛。"太阴脾阳不足虚，脾失健运，不能运化水谷精微则食欲差，食后腹胀，大便稀溏。

【治法】补益脾肺，散寒除湿。

【方药】香砂六君子汤加减。

党参 30g，白术 15g，茯苓 15g，木香 10g，砂仁 10g，炙甘草 10g，陈皮 10g，半夏 15g。

【加减】纳呆食少，舌淡苔白腻，舌边齿印，大便稀者（脾虚湿盛），可加炒谷芽、炒麦芽、山药、炒扁豆、炒薏苡仁、茯苓等；腹冷痛，肠鸣，腹泻者（脾阳不足，寒湿化饮），可加桂枝、茯苓、白术等；腹胀，痞满气滞为主者，可加炒谷芽、炒麦芽、陈皮、焦山楂、枳壳等；稍饿则心慌、发抖，口唇色红（脾营不足）者，可加白芍、山药、白扁豆等；晨起眼睑、面略肿，汗出（质地稀冷）恶风，脉微浮者（肺气不足，风湿留恋肌表），可加黄芪、防风、防己、白术等；如鼻塞、咳嗽，兼见右寸脉浮（太阴风湿表证）者，可加麻黄、杏仁、薏苡仁、秦艽等。

4.病兼少阳（少阳风寒湿郁火）

【证候】口苦，咽干，目眩，耳鸣，恶心，易怒，抑郁，失眠，两胁痛，肢体两侧发麻。

【证候分析】《伤寒论》："少阳之为病，口苦，咽干，目眩也。"少阳枢机不利则口苦、咽干、目眩；风寒湿邪外袭，治疗不及时，郁而化火，则耳鸣、恶心、易怒、抑郁、失眠、两胁痛及肢体两侧发麻。

【治法】开郁解枢。

【方药】小柴胡汤加减。

柴胡 15g，黄芩 10g，党参 15g，半夏 15g，炙甘草 10g，大枣 10g。

【加减】耳鸣或单侧耳鸣，头晕，眼胀，易上火，平素易发咽炎者（少阳风火上炎），可用龙胆草、黄芩、薄荷、菊花等；肩周外展、外旋困难，冷痛者（少阳经脉湿痹），可加川芎、忍冬藤、赤芍、白芍；两侧头痛，单侧耳闭，颈项疲劳感，夜寐手臂有震颤感者（表寒湿阻，内有瘀滞），可加柴胡、桂枝（表寒风），苦丁茶、川芎（湿阻），丹参、鸡血藤（瘀阻）；肩部酸楚不适、恶风寒，CT 示颈椎未见明显病变者（少阳经风湿郁阻），可加川芎、柴胡、薏苡仁、防风等；头晕、肩颈不适，CT 示左乳突炎（少阳经脉风湿热）者，可加忍冬藤、葛根、苦丁茶、薄荷、川芎；眼睛灼热、酸胀，肋骨疼痛，经前口苦、口疮者（少阳郁火并牵涉厥阴），可加柴胡、黄芩、郁金、野菊花、川楝子等；咽痛、咽红、咽后壁滤泡者（少阳湿热郁阻营分），可加金银花、连翘、马勃、牛蒡子、射干；乳房小叶增生，胸闷伴单侧手臂麻木者（少阳气郁痰结），可加夏枯草、猫爪草、柴胡、郁金；兼见指端发胀（风重）则加白蒺藜；外踝前侧肿、紧胀、微红，按压疼痛，舌质暗者（少阳湿热郁阻，涉及血分），可加忍冬藤、海桐皮、防己、牛膝、薏苡仁、泽兰、益母草；胸闷，叹气则舒，神疲乏力者（少阳焦膜气郁），可加郁金、瓜蒌壳等。

5.病兼阳明

【证候】关节急痛（甚则痛不欲生），红肿热痛，口渴喜凉饮；舌红，苔黄。

【证候分析】疾病初期，外感风寒，郁而化热，或外感风热之邪，内传阳明，阳明热盛，痹阻经络则见关节急痛，红肿热痛；热为阳邪，热盛伤津则口渴喜凉饮。舌脉为热盛之象。

【治法】解表散邪，兼清里热。

【方药】白虎桂枝汤加减。

知母15g，生石膏30g，炙甘草、粳米各10g，桂枝10g。

【加减】关节急痛，或红肿胀痛（晚上疼痛加剧），伴灼热感，口渴喜凉饮，舌红、苔黄，脉数（正气抗邪于表，气、血分热盛）者，可合用桂枝白虎汤、牡丹皮、栀子、白鲜皮等；游走性疼痛（风邪偏重）者，可加露蜂房、乌梢蛇等；如痛剧（正邪交争剧烈，急则止痛治标）者，可加徐长卿、赤芍、雷公藤（必须先煎1小时以上）、延胡索等；伴随肢节屈伸不利（阳明经脉湿热痹阻）者，可加忍冬藤、丝瓜络、路路通等；发热而渴，咽喉红肿，面赤，便秘，舌淡苔薄黄，脉浮数或洪数（阳明气、营分风湿热）者，可加葛根、蔓荆子、牛蒡子、连翘、浙贝母、射干等；胃脘闷痛灼热（阳明湿热内蕴）者，可加紫苏梗、陈皮、蒲公英、黄连等。

6. 病兼太阳

【证候】恶寒，头痛连项，关节明显冷痛，晨僵等。

【证候分析】《伤寒论》曰："太阳之为病，脉浮，头项强痛而恶寒。"风寒外袭，太阳经气不利则恶寒，头痛连项，关节明显冷痛，晨僵。

【治法】调和营卫，攻补兼施。

【方药】桂枝汤加减。

桂枝15g，白芍15g，炙甘草10g，大枣15g，生姜15g。

【加减】恶寒，头部痛及后脑连项，项颈僵硬、疼痛，转侧不利，舌淡苔白腻，脉弦缓者（太阳风寒表证），可加威灵仙、桂枝、麻黄、防风、羌活、鸡血藤；恶风寒，头项痛，关节冷痛，遇寒加剧者（太阳兼少阴风寒表证），可加桂枝、麻黄、细辛、松节；手关节晨僵者（寒湿痹阻筋脉），可加桂枝、羌活、豨莶草、威灵仙。表寒之象兼见脉沉弱，腰膝冷痛等症突出，则为少阴阳气不足明显，在此基础上以独活寄生汤进一步固护少阴；甚者兼见腹部冷痛、泄泻清稀等里寒症状，则为太少同病，治疗当以治里为先，先宜四逆汤温里为要，里和再治表寒。

三、按病变部位辨证论治

1. 膝骨关节炎

（1）风寒湿痹证

【证候】初期或发作期，部分患者会出现膝痛难忍，四肢不温，受风遇凉疼痛加重，或伴膝腿酸软无力；舌质紫黯或淡，苔白滑，脉沉紧或沉迟。

【证候分析】风寒湿邪痹阻，不通则痛，故见膝痛难忍；四肢不温，受风遇凉疼痛加重为寒邪所致。舌脉为风寒湿阻之象。

【治法】温阳祛邪。

【方药】温经蠲痹汤加减。

制川乌（先煎）10g，附子（先煎）30g，熟地黄15g，桂枝15g，淫羊藿15g，鹿衔草30g，黄芪30g，干姜20g，苍术10g，白术10g，薏苡仁30g，当归12g，徐长卿15g，甘草5g。

【加减】如若寒邪较轻，患者畏冷不甚，酌情去附子、干姜，或减其用量；瘀血较重，可加鸡血藤、穿山甲活血破血；气机郁滞者，可加香附、合欢皮。

（2）湿热蕴阻证

【证候】膝痹日久，湿邪化热，或患者素体湿热较重，症见膝关节疼痛，行走困难，屈伸不利，局部漫肿，皮肤颜色正常或微红；舌质红或淡红，苔薄黄或黄腻，脉濡数。

【证候分析】湿郁化热，湿热蕴阻，气血运行不畅，不通则痛，故膝关节疼痛，行走困难，屈伸不利；湿盛则肿，故见局部漫肿；湿邪偏盛则皮肤颜色正常，热盛则皮肤微红。舌脉为湿热蕴阻之象。

【治法】清利湿热。

【方药】四妙丸加减。

苍术 20g，生白术 20g，炒薏苡仁 30g，黄柏 12g，川牛膝 15g，木瓜 15g，泽兰 15g，泽泻 15g，茯苓 15g，猪苓 15g，忍冬藤 30g，土茯苓 30g，萆薢 15g，车前子（包煎）10g，防己 12g，姜半夏 10g，白芥子 10g，陈皮 10g，甘草 6g。

【加减】湿热之邪，常碍运化，影响气机，致腹满嘈杂，饮食不化，常用香附、厚朴、陈皮、砂仁等加以调理。

（3）痰瘀痹阻证

【证候】膝痹中期，患者出现膝痛如刺，痛有定处，痛处拒按，活动受限，或膝关节皮肤紫暗、局部肿胀，肌肤顽麻或重着，伴有胸闷；舌质紫黯或有瘀斑，苔白滑或白腻，脉涩或涩滑。

【证候分析】痹证中期入络，瘀血内停，故膝痛如刺，痛有定处，痛处拒按，活动受限，局部皮肤可见青紫或紫黯斑。舌脉为瘀血痰阻之象。

【治法】祛痰通痹，活血化瘀。

【方药】桃红四物汤加减。

桃仁 10g，红花 10g，当归 15g，赤芍 15g，熟地黄 15g，陈皮 10g，法夏 10g，茯苓 15g，川牛膝 15g，木瓜 15g，威灵仙 15g，独活 15g，桑寄生 15g，香附 15g，鸡血藤 30g，甘草 6g。

【加减】此型患者常失眠多梦，加酸枣仁、夜交藤等养心安神。

（4）肝肾亏虚证

【证候】痹证日久，久治不愈，患者可见行走不便，膝部隐隐作痛，动则加重，或兼头晕耳鸣，腰膝酸软，目昏易干。

【证候分析】本病病程日久，累及肝肾，阴阳俱损，故精亏髓减、络虚骨弱而见行走不便，膝部隐隐作痛，动则加重，或兼头晕耳鸣，腰膝酸软，目昏易干。

【治法】补肝益肾，通络止痛。

【方药】独活寄生汤加减。

独活 12g，桑寄生 30g，盐杜仲 15g，补骨脂 10g，当归 10g，白芍 15g，生地黄 15g，川牛膝 12g，川续断 15g，巴戟天 12g，淫羊藿 10g，狗脊 12g，乌梢蛇 15g，蜈蚣 6g。

【加减】偏阴虚，加熟地黄、山茱萸；偏阳虚，加附子、干姜。

2. 腰椎骨关节炎

（1）肾阳亏虚证

【证候】腰部疼痛日久不愈，畏寒肢冷，面色㿠白，伴筋脉拘急，屈伸不利，甚则出现强直，或背偻弯曲，形体消瘦，腰膝酸软，步履艰难，畏寒怕冷，夜尿多；舌淡或有齿痕，苔薄白或白，脉沉细无力或沉涩。

【证候分析】肾阳虚，不能温煦形体，则见腰膝冷痛，畏寒肢冷，面色㿠白，手足不温；肾虚不固则夜尿多。舌脉为肾阳亏虚之象。

【治法】温补肾阳，通络止痛。

【方药】右归丸加减。

鹿角胶（烊化）10g，龟甲胶（烊化）10g，补骨脂 15g，杜仲 15g，巴戟天 10g，制附子 30g（先煎 3 小时），桂枝 15g，山茱萸 10g，熟地黄 15g，当归 15g，赤芍 10g，怀牛膝 15g。

【加减】兼气虚者，重用黄芪以补气通阳；气滞不行者，加香附、青皮理气解郁；阴虚内热较重者，加炒黄柏、炒知母。

（2）肝肾阴虚证

【证候】腰部酸软疼痛，痛处恶热、喜按，遇劳加剧，伴双下肢酸痛、拘急、屈伸不利，心烦失眠，夜梦纷纭，手足心热，形消体瘦，或见男子遗精、女子月经量少；舌质红、体瘦或有裂纹，苔少，脉沉细或细数。

【证候分析】腰为肾之府，肝主筋，肝肾阴不足，故腰酸膝软；肾主骨生髓，肾虚髓海不足则头晕；肾开窍于耳，则耳鸣；肾阴虚不能上济心火，故见心烦等阴虚之症。舌脉为肝肾阴虚之象。

【治法】滋补肝肾。

【方药】左归丸加减。

熟地黄 15g，枸杞子 15g，山茱萸 10g，龟甲胶（烊化）10g，鹿角胶（烊化）10g，菟丝子 12g，怀牛膝 15g，狗脊 15g，桑寄生 15g，当归 10g。

【加减】若病程较长，反复治疗仍腰痛不止者，多夹瘀阻络，可酌加乌梢蛇、丹参、地龙；出现关节疼痛、重着者，多夹风湿之邪，可加防己、秦艽、威灵仙；夹湿热者，加炒薏苡仁、土茯苓、木瓜清利湿热，通络止痛；阴虚内热甚者，加生地黄、女贞子、旱莲草。

（3）寒湿痹阻证

【证候】腰背部冷痛、重着，转侧不利，阴雨天遇寒触湿则剧，静卧无明显缓解，或伴周围关节肿胀；舌体胖质淡，苔白腻，脉沉而迟缓或沉紧。

【证候分析】寒湿内侵，腰部气血阻滞，故腰部冷痛重着；阴雨天湿邪重，故加剧。舌淡胖，舌苔白腻为寒湿内停之象。

【治法】温散寒邪，通络止痛。

【方药】甘姜苓术汤加味。

干姜 10g，茯苓 30g，白术 15g，甘草 10g，防己 10g，薏苡仁 30g，炮附子 30g（先煎 3 小时），烫狗脊 15g。

【加减】兼有肾虚者，可加杜仲 15g，生川续断 30g 补肾壮腰；若疼痛向下肢放射窜痛者，可加独活、青风藤以祛风散寒，除湿止痛。

（4）湿热痹阻

【证候】腰部灼热胀痛、重着，口干渴不欲饮，夏季或阴雨天加重，活动后稍减轻，小便短赤；舌质红苔黄腻，脉濡数或滑数。

【证候分析】由于湿邪入里化热，或素体阳盛，内有蕴热，湿热交蒸于腰部而致。湿热阻滞气机故灼热胀痛；气化失常，津不上承，故渴不欲饮。舌脉为湿热之征象。

【治法】清热利湿，通络止痛。

【方药】四妙丸加味。

炒苍术 10g，炒黄柏 10g，川牛膝 20g，炒薏苡仁 30g，木瓜 10g，川草薢 10g，苦参 10g，防己 10g。

【加减】上肢痛甚者，可加秦艽、桑枝；下肢痛者，可加独活、怀牛膝；湿胜者，可加苍术、草薢；热甚者，可加知母、防己、连翘、忍冬藤；兼表证者，可加桂枝、白芍，或改用白虎桂枝汤加减。

（5）气滞血瘀证

【证候】腰部刺痛，痛有定处，或向下肢窜痛，时轻时重；痛重时腰不能转侧，痛处拒按；舌质暗或有瘀斑，苔薄白或薄黄，脉沉涩或沉弦。

【证候分析】瘀血内停，气为血之帅，血为气之母，瘀血阻络则气机郁滞，不通则痛，故腰痛剧烈痛有定处，拒按。舌脉为瘀血之象。

【治法】理气活血，通络止痛。

【方药】身痛逐瘀汤加减。

桃仁 10g，红花 10g，当归 10g，川芎 15g，没药 10g，五灵脂 10g，怀牛膝 15g，地龙 10g，羌活 10g，秦艽 10g，生川续断 15g，香附 10g，甘草 6g。

【加减】兼肝肾亏虚者，可加杜仲、狗脊、熟地黄以补益肝肾；久病气血亏损者，加生黄芪、党参、白术益气；寒甚者，加桂枝、炮附子以散寒温经；痛甚不解者，多为瘀血作祟，久病入络，可加穿山甲、制川乌、土鳖虫以增加化瘀止痛之力；若局部有硬结者，多为痰瘀互结，可加天南星、炒白芥子、制半夏以祛痰散结。

3. 颈椎骨关节炎

（1）经输不利

【证候】头、颈、肩、背部疼痛，颈项僵硬，颈肌拘急，颈部活动不利，伴有上肢疼痛或肌肤麻木、怕冷、头痛、出汗或无汗、周身不适等症状；舌质淡红，苔薄白或白腻，脉浮或浮紧或弦紧。

【证候分析】外邪侵袭机体，太阳经输被束，营卫失和，故怕冷、头痛、出汗或无汗、周身不适等；邪气郁滞太阳经输，经络不畅，气血运行涩滞，故导致颈肌拘急、颈部活动不利、肌肤麻木等症。

【治法】疏风散寒，调和营卫。

【方药】桂枝加葛根汤加减。

桂枝 15g，白芍 15g，葛根 30g，炙麻黄 15g，姜黄 15g，桑枝 15g，羌活 10g，生姜 15g，大枣 10g，炙甘草 10g。

【加减】颈项部拘急疼痛明显者，可重用葛根 30g 以增强解肌止痛之力；兼有阳虚寒重者，可加附子、细辛等温阳散寒止痛；兼有气虚者，加黄芪、党参、白术等药以益气。

（2）经络痹阻

【证候】头、颈、肩、背部及上肢疼痛，颈部僵硬且活动受限，伴有上肢麻木、无力或沉重，或手指麻胀，甚则肌肉萎缩，恶寒喜热，头身困重不适；舌质淡红或黯红，苔薄白或白腻，脉沉弦或迟。

【证候分析】风寒湿等邪气乘虚侵袭机体，留滞于太阳经脉、督脉等部位，导致经脉气血闭阻不通，不通则痛，正如《素问·痹论》所说："风寒湿三气杂至，合而为痹。"

【治法】温阳散寒，补血通络。

【方药】阳和汤加减。

熟地黄 20g，肉桂（去皮，研粉兑服）10g，麻黄 10g，鹿角胶 10g，白芥子 10g，姜炭 10g，生甘草 10g，细辛 6g，葛根 20g，白芍 15g，白芷 15g。

【加减】颈肩痛甚者，重用葛根 30～50g 以增强解肌止痛之力；疼痛甚者，可加细辛、全蝎、蜈蚣以温经通络止痛；寒甚者，可加制附子以温阳散寒；兼有湿邪者，加苍术、羌活以祛风胜湿；上肢痛甚者，加羌活、姜黄以祛湿化瘀，引药上行。

（3）气滞血瘀

【证候】头、颈、肩、背部及上肢疼痛、麻木，以刺痛为主，痛处固定，痛而拒按，日轻夜重，多伴有指端麻胀，或有肌肉萎缩，时有失眠、头晕、耳鸣、烦躁不安、胸痛、四肢周身拘急不利、面色无华等症；舌质黯红或有瘀斑，脉弦细涩或细涩。

【证候分析】血液的正常运行有赖于气的推动，若气行不畅，无法行血，则血停而瘀生矣。本证多由外伤或外邪久滞，颈部关节及四肢气滞血瘀，经络痹阻所致。"不通则痛"，故表现为疼痛，且以刺痛为主；气血凝滞，肌肉关节失于润养，故表现为面色无华等症，日久则肌肉萎缩、关节拘急不利。

【治法】活血祛瘀，通络止痛。

【方药】血府逐瘀汤加减。

桃仁 10g，红花 10g，当归 15g，熟地黄 15g，牛膝 15g，川芎 15g，桔梗 10g，赤芍 15g，枳壳 10g，柴胡 15g，全蝎 3g，地龙 6g，细辛 6g，甘草 6g。

【加减】气滞甚者，酌加乌药、木香以行气止痛；兼见气虚者，加黄芪、党参以益气；瘀血明显者，可加三七、乳香、没药以增加活血化瘀之力；寒甚者，可加桂枝、制附子以温阳散寒，通脉止痛；痛甚者，加延胡索理气活血止痛。

（4）痰瘀交阻

【证候】头、颈、肩、背部疼痛，疼痛以刺痛为主，痛处固定，伴见头重、眩晕、恶心或呕吐，转头加重；严重者可致猝倒，胃脘满闷，纳呆，或大便溏泄，肢体困重乏力或麻木；舌质紫黯或有瘀斑、瘀点，苔白或腻或黄腻，脉弦滑或弦细涩。

【证候分析】本证多为痹久不愈，酿痰生瘀血，痰瘀胶结阻滞于颈部，气血失于流通，故多在气滞血瘀的证型上兼夹痰湿之征象，如头重、眩晕、恶心、呕吐、胃脘满闷、纳呆等。

【治法】祛湿化痰通络。

【方药】身痛逐瘀汤合二陈汤加减。

陈皮 10g，半夏 15g，茯苓 15g，竹茹 10g，桃仁 10g，红花 10g，川芎 10g，秦艽 15g，羌活 15g，没药 10g，当归 15g，五灵脂 10g，怀牛膝 15g，地龙 10g，甘草 10g。

【加减】痰盛者，可加胆南星以祛痰；瘀血明显者，可加地龙、三七、全蝎、红花以活血通络止痛；兼见气虚者，可加黄芪、党参、白术以益气。

（5）肝肾亏虚

【证候】颈、肩、背部不适或疼痛，肢体麻木乏力，步履蹒跚，甚至瘫痪，头脑空胀，耳鸣耳聋，失眠多梦，颧红盗汗，烦躁易怒，腰膝酸软，形瘦无力，或畏寒喜暖，手足不温，或阳痿；舌瘦红绛或胖大淡白，少苔或白腻，脉弦细、细数或沉。

【证候分析】本证多由久病劳损，年高体弱，或肾精亏损导致肝血不足，或肝血不足引起肾精亏虚所致。肝主筋，肾主骨，肝肾两虚，筋骨失于濡养，故筋肉、关节疼痛，久则僵硬畸形，甚则瘫痪。偏阳虚者，则畏寒喜暖，手足不温；偏阴虚者，则骨蒸劳热，自汗盗汗。舌脉所见，亦为肝肾亏虚之象。

【治法】滋养肝肾，益气养血。

【方药】健步壮骨丸加减。

黄柏 10g，知母 15g，熟地黄 10g，龟甲 15g，白芍 20g，陈皮 15g，干姜 10g，杜仲 15g，山茱萸 15g，木瓜 20g。

【加减】血虚者，可加阿胶、鸡血藤、当归、桑寄生以养血；气虚者，加黄芪、党参、白术以益气；夜寐不安，加夜交藤、菖蒲、远志以安神；阴虚加女贞子、枸杞子以滋补肝肾之阴；偏于阳虚，加补骨脂、肉桂、杜仲以温阳。

（6）气血两虚

【证候】颈、肩、背部不适或隐痛，肢体麻木乏力，关节酸沉，四肢乏力、麻木，屈伸不利；或少气懒言，面色苍白，形寒肢冷，小便清长，大便稀溏；舌淡，苔薄白，脉沉细或弱。

【证候分析】本证多由痹病久治不愈，迁延日久所致。气血两虚则肌肤筋骨关节失于濡养，病邪留恋，闭阻经脉，深伏关节，故骨节隐痛不适、麻木；气虚则四肢乏力，少气懒言，便溏等。

【治法】益气养血，舒筋活络。

【方药】补中桂枝汤加减。

黄芪 30g，党参 30g，白术 15g，陈皮 10g，炙升麻 10g，柴胡 10g，桂枝 15g，白芍 15g，细辛 3g，淫羊藿 10g，巴戟天 10g，甘草 10g。

【加减】夹瘀阻者，可加丹参、苏木、赤芍等药活血化瘀；夹湿热者，加茯苓、泽泻、黄芩等药清热利湿；夹痰湿者则加菖蒲、法半夏等药化痰。

4.手骨关节炎

（1）肾阳不足

【证候】关节隐痛或酸痛，腰膝酸软乏力，面色苍白，形体畏寒喜温，口淡不渴，小便清长，或夜尿频多；舌淡或淡嫩胖大，苔白，脉细或细弱。

【证候分析】多因年老体弱，素体阳虚，或久病不愈所致。腰为肾之府，肾主骨，肾阳不足，不能温养腰府及骨骼，则腰膝酸软疼痛，关节隐痛或酸痛；不能温煦肌肤，故畏寒肢冷；下焦失于温煦，膀胱气化失司，则小便清长，夜尿频，即"若小便色白者，少阴病形悉具，小便白者，以下焦虚有寒，不能制水，故令色白"之谓。

【治法】温补肾阳，通络止痛。

【方药】济生肾气丸加减。

熟地黄 20g，山药 52g，山茱萸 15g，泽泻 10g，茯苓 15g，牡丹皮 10g，桂枝 10g，炮附子 30g（先煎 3 小时），牛膝 10g，车前子 12g，乌梢蛇 10g，土鳖虫 10g，威灵仙 10g，羌活 10g。

（2）肝肾阴虚

【证候】关节隐痛或酸痛，腰膝酸软，面色潮红，烦热失眠或潮热汗出，口干，头晕，目干涩，急躁易怒或烦躁焦虑，尿少而黄，大便干；舌红苔少，脉细数。

【证候分析】本证多由久病劳伤，或温热病邪耗伤肝阴及肾阴，或先天禀赋不足，肾阴亏虚而及肝阴不足，形成肝肾阴虚。肝肾阴亏，水不涵木，肝阳上扰，则头晕、目干涩；不能濡养腰膝，则腰膝酸软；虚火上扰，则急躁易怒或烦躁焦虑；阴虚失润，虚热内炽，则尿少而黄，大便干。舌红少苔，脉细数为阴虚内热之征。

【治法】补益肝肾，强筋健骨。

【方药】独活寄生汤加减。

独活 15g，桑寄生 15g，杜仲 15g，牛膝 10g，细辛 3g，秦艽 10g，茯苓 15g，肉桂心 6g，防风 10g，川芎 10g，人参 10g，当归 10g，白芍 10g，干地黄 15g，甘草 10g。

（3）瘀血阻络

【证候】关节刺痛，痛处固定，关节局部胀满，皮色暗红或有瘀斑，关节肿大畸形，面色黧黑，渴不多饮，尿少而黄；舌淡黯、有瘀点，脉弦、细或弦细。

【证候分析】因瘀血阻滞脉络，故刺痛而痛处固定，瘀血导致气行不畅，故自觉胀满；血运不畅，肌肤失养，故面色黧黑。舌黯有瘀斑，脉沉细涩，均为瘀血之征象。

【治法】活血化瘀，通络止痛。

【方药】身痛逐瘀汤加减。

秦艽 10g，川芎 10g，桃仁 10g，红花 10g，甘草 6g，羌活 10g，没药 10g，当归 10g，五灵脂 10g，（炒）香附 10g，牛膝 10g，地龙 10g。

（4）风寒湿阻

【证候】关节冷痛、重着，阴雨天加重，关节得热痛减，遇寒痛甚，面色苍白；舌淡或淡嫩，苔白腻或白滑，脉弦缓或濡细。

【证候分析】寒湿内侵，导致气血阻滞，故关节冷痛、重着；阴雨天湿邪重，故加剧。面色苍白，舌苔胖大，舌苔白腻皆寒湿内停之象。

【治法】散寒除湿，温经活络。

【方药】乌头汤合桂枝附子汤加减。

麻黄 10g，白芍 15g，黄芪 30g，炙甘草 10g，制附子 30g（先煎 3 小时）桂枝 15g，白芍 15g，细辛 6g，川芎 10g，羌活 10g，白术 15g，独活 15g，怀牛膝 15g，生姜 15g，大枣 10g。

（5）脾肾阳虚

【证候】关节冷痛或酸痛乏力，腰膝酸软无力，精神疲倦萎靡，畏寒肢冷，头面或形体浮肿，面色苍白，口淡不渴，食欲减退，便溏或五更泻，小便清长，夜尿频多或遗尿；舌淡胖或边有齿痕，苔白滑，脉细或细弱。

【证候分析】肾阳虚，不能温煦形体，则见腰痛、膝冷痛，喜温喜按，面色㿠白，手足不温；肾虚不固则夜尿多；脾阳虚则中焦虚寒；胃脾失于纳化，表现为食欲减退、便溏等。

【治法】温肾健脾，舒筋活络。

【方药】真武汤合附子理中汤。

茯苓 15g，白芍 15g，白术 15g，生姜 15g，附子 30g（先煎 3 小时）人参 10g，干姜 15g，炙甘草 10g，白术 15g，威灵仙 10g，羌活 10g。

（6）痰湿阻络

【证候】关节肿大畸形，形体肥胖，头身困重或头晕不适，身疲困倦嗜睡，食欲减退，脘腹痞闷，恶心或呕吐，渴喜热饮，便溏；苔白润滑或白腻，脉滑或弦滑。

【证候分析】本证多由外感六淫、饮食所伤，使肺、脾、肾及三焦等脏腑气化功能失常，津液代谢障碍，以致水液停滞而成痰湿；或患者素为痰湿体质，痰湿阻碍气血运行，导致疼痛或者气滞；痰湿阻滞中焦，则身疲困倦嗜睡，食欲减退，脘腹痞闷，恶心或呕吐。

【治法】化痰除湿，化瘀通络。

【方药】二陈汤加减。

半夏 15g，橘红 10g，茯苓 15g，炙甘草 10g，秦艽 10g，白术 10g，当归 15g，川芎 10g，乌梢蛇 10g，土鳖虫 10g，威灵仙 10g，羌活 10g。

（7）湿热痹阻

【证候】关节红肿灼痛，痛而拒按，局部皮温高，遇热痛甚，口干口苦，午后潮热汗出；舌红或黯红，苔黄腻，脉滑数或弦滑。

【证候分析】多因素体阳气偏盛，内有蕴热，或感受风湿热邪，或风寒湿邪郁而化热，湿热交阻于经络、关节、肌肉等处，故关节、肌肉红肿疼痛，局部触之灼热；湿热上犯，故见发热，口渴。舌脉为湿热之征象。

【治法】清热除湿，通络止痛。

【方药】四妙丸加减。

黄柏 15g，苍术 15g，薏苡仁 30g，牛膝 15g，知母 10g，忍冬藤 30g，络石藤 10g，豨莶草 10g，透骨草 15g，大枣 5g，甘草 10g。

四、分期论治

1. 早期（肝肾气血亏虚，邪气痹阻）

【证候】早期常表现为单个或多个关节疼痛，多发于承重关节，以腰、膝、踝、双手远端指间关节为主，上下楼梯、劳累、负重时加重。

【证候分析】骨痹的发生多在肝肾气血不足的基础上，气血为邪气痹阻，气血痹阻不通，不通则痛，故可见单个或多个关节疼痛；劳则耗气，故上下楼梯、劳累、负重时加重。

【治法】补气血，益肝肾，养血活血。

【方药】血府逐瘀汤、补阳还五汤、身痛逐瘀汤加味。

2. 中期（肝肾亏虚、瘀血内阻，兼气阴两伤）

【证候】骨关节损害程度加重，可出现关节肿胀、畸形，如继发性膝内翻、膝外翻，还可累及脊柱，表现为颈、腰部僵硬、疼痛；严重时压迫脊神经根，出现相应的神经压迫症状。

【治法】补益肝肾，活血消肿，养阴清热。

【方药】四神煎加味或缓急舒痹汤。

膝 OA，局部肿热疼痛：四神煎加味（生黄芪 30g，川牛膝 15g，石斛 30g，金银花 20g，远志 10g）。

颈、腰椎 OA，局部僵硬疼痛，伴有神经压迫或肢体麻木：缓急舒痹汤治疗（白芍 30g，生甘草 10g，生薏仁 30g，威灵仙 15g，羌活 10g，苏木 15g）。

【加减】上肢疼痛，加桑枝、姜黄；下肢疼痛，加独活、牛膝；颈部疼痛，加羌活、葛根、钩藤；腰痛，加制何首乌、狗脊、杜仲。

3. 晚期（肝肾气血虚损，阴阳俱虚，痰瘀互结）

【证候】关节活动显著受限，甚至不能行走，肌肉萎缩。

【治法】补益肝肾、气血，兼以活血化瘀。

【方药】地黄饮子、独活寄生汤、三痹汤等加减。

【使用注意】可加穿山甲、蜈蚣、全蝎、土鳖虫、地龙等。应注意过敏反应，如皮疹、瘙痒等。虫类药性多温燥，久用易耗伤阴血，宜配伍养阴、补血之品，如生地黄、白芍、石斛等。

五、按内外因辨证论治

（一）外因

1.湿胜痹证

【证候】关节重着，活动不利，伴胸闷脘痞，倦怠乏力，食欲不振，大便稀溏；舌淡红，苔白腻，脉濡。

【证候分析】湿邪偏胜，湿性重浊，痹阻关节，则见关节重着，活动不利；湿邪阻滞气机，则见胸闷脘痞；湿邪困脾，脾主四肢则四肢倦怠乏力，食欲不振，大便稀溏。舌脉为湿邪偏胜之象。

【治法】理气燥湿。

【方药】泽兰汤，专于上焦湿滞兼肿。药物组成：泽兰 10g，当归 15g，桃仁 10g，青皮 10g，陈皮 10g，香附 10g，桑寄生 15g，狗脊 10g，杜仲 10g，延胡索 10g，川楝子 10g。

关节肿胀可用滑膜炎方。药物组成：忍冬藤 15g，海风藤 15g，苍术 10g，海桐皮 10g，绿心豆 20g，威灵仙 10g，黄芩 10g，生地黄 10g，牛膝 10g，秦艽 10g，木瓜 10g，防己 10g，甘草 6g。

2.湿热痹证

【证候】关节红肿热痛，伴口干口渴，渴喜冷饮，小便短赤，大便不爽或干结不通；舌红苔黄腻，脉滑数。

【证候分析】湿热痹阻，经络气血不通，则见关节红肿热痛；热邪为阳邪，灼伤津液，则口干口渴，渴喜冷饮；湿热下注则小便短赤，大便不爽或干结不通。舌脉为湿热痹阻之象。

【治法】清热利湿止痛。

【方药】五藤方。

青风藤 15g，忍冬藤 15g，海风藤 15g，络石藤 15g，鸡血藤 15g，秦艽 10g，黄芩 10g，生地黄 15g，延胡索 10g，甘草 10g。

3. 热毒痹证

【证候】关节焮红，局部灼热，疼痛明显；舌红苔黄，脉数。

【证候分析】热毒内扰，痹阻经络气血，不通则痛，故关节焮红，局部灼热，疼痛明显。舌脉为热毒内盛之象。

【治法】清热解毒。

【方药】清热除痹汤。

黄芩10g，黄连10g，黄柏10g，知母10g，地骨皮10g，金银花10g，栀子10g，防风10g，秦艽10g，肿节风10g，甘草6g。

4. 风寒湿痹证兼气虚

【证候】关节游走性疼痛、重着、麻木，遇寒加重，得温则缓，劳累后关节疼痛加重，伴气短乏力，神疲倦怠，纳差，便溏；舌淡苔薄白，脉细弱。

【证候分析】风寒湿邪痹阻肢体关节，经络气血不通，则见关节游走性疼痛、重着、麻木，遇寒加重，得温痛缓；病久耗伤正气，导致气虚，故见气短乏力，神疲倦怠，纳差，便溏。舌脉为气虚之象。

【治法】祛风散寒除湿，补气除痹。

【方药】黄芪白芍木瓜汤加减，尤擅于项痹患者。药物组成：黄芪20g，白芍20g，木瓜10g，威灵仙10g，淫羊藿15g，续断15g，牛膝10g，葛根20g，延胡索10g。

蠲痹汤，尤擅于肩痹患者。药物组成：羌活10g，防风10g，当归10g，白芍15g，黄芪15g，延胡索10g，桑枝10g，桂枝10g，甘草6g。

若无气虚及风邪不盛者，可用舒筋汤，尤擅于脾胃虚弱，兼筋痹、软组织损伤患者，用蠲痹汤去防风、黄芪，加白术15g，海桐皮15g。

（二）内因

1. 肾阳虚痹证

【证候】腰膝疼痛，足跟痛，畏寒肢冷，四末不温，男子阳痿早泄，女子月经早闭；舌淡胖，边有齿印，脉沉迟无力，尺脉甚。

【证候分析】腰为肾之府，肾阳不足，腰失所养，则见腰膝疼痛，足跟

103

痛，形体失于温煦则畏寒肢冷，四末不温；肾阳虚，宗筋失养，则男子阳痿；精室不固，则早泄；肾阳虚天癸绝则月经早闭。舌脉为肾阳虚之象。

【治法】补肾壮阳，祛风通络。

【方药】骨刺汤或抗增生汤。骨刺汤药物组成：鹿衔草 15g，淫羊藿 15g，肉苁蓉 15g，骨碎补 15g，鸡血藤 15g，刺五加 15g，穿山甲 10g，白花蛇 1 条。方中白花蛇通络止痉之效强，年老体弱者慎用。

抗增生汤，尤擅于骨质增生，或合并骨质疏松症年老患者。药物组成：巴戟天 10g，肉苁蓉 10g，补骨脂 15g，怀牛膝 10g，鸡血藤 10g，淫羊藿 15g，延胡索 10g，莱菔子 10g。

2. 肾阴虚痹证

【证候】腰膝疼痛，酸软无力，足跟痛，口燥咽干，五心烦热，潮热盗汗；舌红少苔，脉细数。

【证候分析】肾阴亏虚，腰膝失养，则腰膝疼痛，酸软无力，足跟痛；阴虚失于濡养则口燥咽干；虚热内生则五心烦热，潮热盗汗。舌脉为肾阴亏虚之象。

【治法】补肾养阴，舒筋活络。

【方药】增生汤。

龟甲胶 10g，鹿角胶 10g，熟地黄 15g，山茱萸 10g，怀山药 15g，枸杞子 15g，菟丝子 10g，女贞子 10g，白芍 15g，延胡索 10g。

3. 肝肾两虚，气血不足痹证

【证候】腰膝疼痛，酸软无力，两目干涩，头晕耳鸣，气短乏力，纳差，便溏，面色无华，心悸失眠，唇甲色淡；舌淡，苔薄白，脉沉细无力。

【证候分析】肝肾亏虚，筋骨失养，则腰膝疼痛，酸软无力；肝开窍于目，肾开窍于耳，肝肾亏虚，诸窍失养，故两目干涩，头晕耳鸣；气虚则气短乏力，纳差，便溏；血虚失养则面色无华；心失所养则心悸失眠；唇甲色淡亦为血虚所致。舌脉为肝肾两虚，气血不足之征。

【治法】补益肝肾，健脾益气养血。

【处方】独活寄生汤加减。

独活 10g，桑寄生 10g，秦艽 10g，防风 10g，肿节风 10g，川芎 10g，当归 15g，熟地黄 15g，白芍 15g，茯苓 15g，杜仲 15g，怀牛膝 10g。

4. 筋脉瘀滞痹证

【证候】久病或外伤后，腰腿疼痛，行走时明显，或双髋疼痛，以刺痛为主，疼痛部位固定，关节周围皮肤色暗；舌紫黯，有瘀点、瘀斑，苔薄白，脉涩。

【证候分析】病久或外伤后瘀血留着不去，不通则痛，则腰腿疼痛，行走时明显，或双髋疼痛，以刺痛为主，疼痛部位固定，关节周围皮肤色暗。舌脉为瘀血内停之象。

【治法】活血化瘀，通络止痛。

【方药】复方巴戟天汤或地龙汤加减。复方巴戟天汤，尤擅于缺血性股骨头坏死患者。药物组成：巴戟天 10g，丹参 10g，淫羊藿 15g，黄芪 15g，骨碎补 10g，补骨脂 10g，鹿角胶 10g，川续断 10g，三七粉 6g，郁金 10g，甘草 10g。

地龙汤，尤擅于腰椎间盘突出症见腰腿痛患者。药物组成：地龙 10g，当归 15g，桃仁 10g，川芎 10g，杜仲 10g，续断 15g，独活 10g，香附 10g，延胡索 10g。

六、女性绝经前后辨证论治

（一）围绝经期

【证候】月经紊乱或停闭，关节疼痛、肿大、僵硬，烘热汗出，潮热面红，烦躁易怒，头晕耳鸣，失眠多梦，腰膝酸软、乏力，皮肤蚁走感，情志不宁。

【证候分析】肾精亏虚，天癸将绝，则月经紊乱或停闭；肾精不足，肝郁血滞，风寒湿邪痹阻经络，则关节疼痛、肿大、僵硬；肾精亏虚，阴阳失调则烘热汗出，潮热面红，烦躁易怒，情绪不宁；头窍失养，腰府失养则头晕耳鸣，腰膝酸软乏力；心肾不交则失眠多梦；肌肤失养，则皮肤蚁走感。

【治法】补肾壮骨，兼以疏肝、活血化瘀、祛风除湿。

【方药】补肾祛邪汤。

熟地黄 20g，麸炒山药 30g，酒山茱萸 15g，桑寄生 20g，枸杞子 10g，陈皮 10g，柴胡 10g，土鳖虫 10g，川牛膝 10g，牡丹皮 10g，黄芪 30g，泽泻 15g，茯苓 15g，羌活 120g，秦艽 10g，独活 30g，丹参 10g，酸枣仁 20g。

（二）绝经后

患者可见广泛关节疼痛，包括手、膝、髋、脊柱等，早期见双手远端指间关节疼痛，伴晨僵，时间小于 30 分钟，可见骨样肿大结节，伴骨质疏松症、关节怕风、情绪波动大，甚至易怒善哭、疼痛不固定、汗出烘热、血压不稳定等。

1. 痰瘀痹阻型

【证候】女性绝经后见关节刺痛，痛有定处，局部皮肤瘀暗，关节周围可见戈登结节或赫伯登结节，可伴晨僵，易怒善哭，烘热汗出；舌质紫黯，有瘀点、瘀斑，苔白腻，脉涩。

【证候分析】病程日久，导致痰瘀内生，痹阻关节，经络气血运行不畅，不通则痛，故见关节刺痛，痛有定处，晨僵；瘀血内停，肌肤失养则局部皮肤瘀暗；痰浊停滞关节处，则关节周围可见戈登结节或赫伯登结节；冲任失调，则易怒善哭，烘热汗出。舌脉为痰瘀痹阻之象。

【治法】化痰祛瘀，调补冲任。

【方药】二仙汤合血府逐瘀汤加减。

仙茅 15g，淫羊藿 15g，巴戟天 15g，当归 15g，黄柏 10g，知母 10g，熟地黄 15g，川芎 10g，白芍 10g，柴胡 10g，白芍 15g，枳实 10g，甘草 10g，桔梗 10g，牛膝 10g。

2. 寒湿痹阻型

【证候】女性绝经后见关节肿痛，遇寒加重，得温痛缓，恶风，伴喜怒善哭，烘热汗出，胸脘满闷，肢体倦怠，食欲不振，恶心欲吐，大便不成形；舌质淡，苔白腻，脉濡缓。

【证候分析】女性绝经后，正气不足，感受寒湿之邪。寒湿痹阻肢体关节，经络气血运行不畅，则关节肿痛，遇寒加重，得温则缓，恶风；冲任不调，则烘热汗出，喜怒善哭；湿邪困脾，脾之运化失职则食欲不振，恶心欲吐，大便不成形；湿困四肢则肢体倦怠；湿阻气机则胸闷脘痞。舌脉为寒湿痹阻之象。

【治法】散寒祛湿，调补冲任。

【方药】二仙汤合鸡鸣散加减。

仙茅 15g，淫羊藿 15g，巴戟天 15g，当归 10g，知母 10g，黄柏 10g，槟榔 10g，陈皮 10g，木瓜 10g，吴茱萸 10g，紫苏 10g，桔梗 10g，生姜10g。

3.热毒痹阻型

【证候】女性绝经后见关节肿痛，皮肤焮红，局部皮温升高，伴喜怒善哭，烘热汗出，口渴喜冷饮，大便干结，小便短赤；舌红苔黄，脉数。

【证候分析】外感热邪，或外感风寒，入里化热，热毒痹阻肢体经络，则见关节肿痛，皮肤焮红，局部皮温升高；冲任不调，则喜怒善哭，烘热汗出；热为阳邪，易伤津液，故见口渴喜冷饮，小便短赤；肠道失于濡润则大便干结。舌脉为热毒痹阻之征。

【治法】清热解毒，调补冲任。

【方药】二仙汤合四神煎加减。

仙茅 10g，淫羊藿 15g，巴戟天 15g，当归 15g，黄柏 15g，知母 15g，生黄芪 30g，金银花 20g，石斛 30g，川牛膝 15g，远志 10g。

4.肝肾亏虚型

【证候】女性绝经后见关节疼痛，关节僵直变形，腰膝酸软无力，头晕耳鸣，两目干涩，易怒善哭，烘热汗出；舌红，苔少，脉细或细数。

【证候分析】病程日久，肝肾亏虚，肢体关节失养，不荣则痛，故见关节疼痛；肝主筋，肾主骨，筋骨失养则关节僵直变形；腰为肾之府，肾虚则腰膝酸软无力；肝肾亏虚，头窍失养则头晕耳鸣，两目干涩；冲任失调则喜怒善哭，烘热汗出。舌脉为肝肾亏虚之象。

【治法】补益肝肾，调补冲任。

【方药】二仙汤合地黄饮子加减。

仙茅 15g，仙灵脾 15g，当归 15g，黄柏 10g，知母 10g，生地黄 15g，山茱萸 15g，石斛 20g，麦冬 10g，五味子 10g，远志 10g，茯苓 15g，肉苁蓉 10g，肉桂 10g，附子 30g（先煎），巴戟天 15g，薄荷 10g（后下），生姜 10g，大枣 6g。

在上述辨证论治的基础上，可根据患者实际情况进行化裁。汗出心烦，可加百合、五味子；伴失眠，可加百合半夏汤、百合地黄汤、生龙牡、夜交藤、酸枣仁；情绪低落，可加郁金、香附、合欢花、玫瑰花；眩晕合半夏白术天麻汤；易怒善哭合甘麦大枣汤；颈项僵痛，加葛根、白芍、威灵仙；病久乏力困倦，加生黄芪、紫河车；出现赫伯登结节疼痛，局部红热，加用龟甲、鳖甲、牡蛎。

（毛海琴　肖勇洪）

参考文献

[1] 吴生元，彭江云. 中医风湿病学 [M]. 昆明：云南科技出版社，2014.

[2] 李兆福，狄朋桃，刘维超，等. 吴生元教授辨治骨关节炎的经验 [J]. 风湿病与关节炎，2012，1（2）：76-78.

[3] 王蒙蒙，卢雪莲，蒋小敏. 蒋小敏从六经辨治骨痹的思路及用药 [J]. 江西中医药，2015，46（395）：26-28.

[4] 王云飞，李明，郭会卿. 郭会卿教授治疗膝骨关节炎的经验 [J]. 风湿病与关节炎，2017，6（1）：42-43.

[5] 李斌，唐今扬，周彩云，等. 房定亚三期论治骨关节炎经验 [J]. 辽宁中医杂志，2013，40（1）：31-33.

[6] 黄胜杰，王和鸣. 王和鸣治疗骨关节炎经验 [J]. 中国中医骨伤科杂志，2012，20（9）：75-76.

[7] 王承德，沈丕安，胡荫奇. 实用中医风湿病学 [M]. 2 版. 北京：人民卫生出版社，2012.

[8] 袁祥生，李现林.李现林教授治疗女性围绝经期骨关节炎经验总结
[J].风湿病与关节炎，2016，5（8）：49-50.

[9] 杨怡坤，衷敬柏，曹玉璋，等.房定亚教授从冲任论治绝经后骨关
节炎经验[J].中国实验方剂学，2011，17（18）：300-301.

第四节　症状治疗

骨痹主要症状为关节疼痛，常发生于晨间，经活动后疼痛可减轻，但
如活动过度，又会导致疼痛加重，或伴有关节僵冷，常出现在晨起时或关
节长时间静止不动后。关节疼痛主要好发于手指关节、颈部、肩臂、腰椎、
髋部、膝关节、足跟，可伴有四肢麻木、腰酸、腰重、转筋等症状，本节
予以分述。

一、手足不温

手足不温，或称"手足清"，为手足厥冷之轻症。骨痹所致手足不温
多为冷不过腕、踝，仅手指、足趾不温，而无猝然昏倒、不省人事之厥证
表现。《伤寒论·辨厥阴病脉证并治》："厥者，阴阳气不相顺接，便为厥。
厥者，手足逆冷是也。"骨痹所致手足不温，以寒证、虚证多见：手足不
温，形寒蜷卧，腰膝冷痛为阳虚肾寒；手足不温，伴胸胁苦满，嗳气不舒，
多为阳气郁阻；面色萎黄，口舌色淡，手足不温伴脉沉细为血虚寒凝；形
体肥胖伴手足厥冷，胸脘满闷，口黏或呕痰沫，舌苔白腻为痰浊内阻。

1. 阳虚肾寒

【证候】手足不温，形寒蜷卧，腰膝冷痛或下利清谷，骨节疼痛；舌质
淡，苔薄白，脉迟缓。

【治法】回阳救逆。

【方药】四逆汤（《伤寒论》）加减。

制附子30g（先煎3小时），干姜10g，甘草10g。

【加减】汗出，脉沉微，加人参益气复脉，即四逆加人参汤。上肢症状

重者加桂枝、姜黄；下肢症状重者加牛膝、威灵仙。

2．阳气郁阻

【证候】手足不温，胸胁苦满，嗳气不舒，呕吐下利，或小便不利；苔薄白，脉弦。

【治法】理气解郁通阳。

【方药】四逆散（《伤寒论》）加减。

柴胡 15g，枳实 15g，白芍 15g，生甘草 15g。

【加减】咳加五味子、干姜；心悸加桂枝；小便不利加茯苓；泄利后重加薤白。

3．血虚寒凝

【证候】手足厥冷，面色萎黄，口舌色淡，四肢不温，形寒身痛，得热痛减；舌质淡，苔薄白，脉沉细。

【治法】温经散寒，养血通脉。

【方药】当归四逆汤（《伤寒论》）加减。

当归 20g，桂枝 15g，白芍 15g，细辛 6g，通草 10g，大枣 10g，炙甘草 10g。

【加减】如寒盛兼少腹冷痛，或干呕、吐涎液，可加吴茱萸、生姜暖肝温胃，散寒降逆。

4．痰浊内阻

【证候】形体肥胖，手足不温，胸脘满闷，喉间时有痰鸣，或呕吐痰涎，饥不欲食；舌苔白腻，脉滑。

【治法】豁痰解郁。

【方药】导痰汤（《济生方》）加减。

法半夏 15g，陈皮 15g，炒枳实 10g，茯苓 30g，胆南星 10g，生姜 15g，甘草 6g。

【加减】胸脘满闷甚者加柴胡、香附；痰涎多加石菖蒲、竹茹。

二、四肢麻木

四肢麻木是指四肢肌肤感觉消失，不知痒痛。《素问病机气宜保命集》始见麻木症名，《内经》及《金匮要略》中称之谓"不仁"，《诸病源候论》谓："其状搔之皮肤，如隔衣是也。"《丹溪心法》云："麻是气虚，木是湿痰死血。然则曰麻曰木者，以不仁中而分为二也。"故麻木与不仁同义。骨痹出现四肢麻木症状多因骨赘压迫神经、血管所致，临床应注意与中风先兆、半身不遂等相鉴别。骨痹所致四肢麻木，一般以双上肢或双下肢或单侧肢体麻木者多见：四肢麻木伴有疼痛，遇寒加重，或恶风寒，手足不温，舌质淡黯为风中经络；四肢麻木，抬举无力，面色萎黄无华，或伴气短心悸，唇甲色淡为气血两虚；四肢麻木伴胀满刺痛，面色晦暗，口唇发紫者多为气滞血瘀；四肢麻木伴瘙痒不适，或不时震颤，头晕，肩背沉重，或呕恶，痰多为风痰阻络；四肢麻木伴有肢体困重疼痛，双足欲踏凉地，口不渴为湿热郁阻。虚证患肢多萎软无力，实证患肢多疼痛郁胀。

1. 风中经络

【证候】四肢麻木伴疼痛，遇阴雨寒冷天气加重，或伴有恶风寒，手足不温，腰膝酸冷；舌质淡黯，苔白润，脉浮紧或弦。

【治法】益气温经通络。

【方药】黄芪桂枝五物汤（《金匮要略》）加减。

黄芪 30g，桂枝 10g，白芍 10g，生姜 15g，大枣 10g。

【加减】上肢症状甚者加防风、羌活、秦艽；下肢症状甚者加牛膝、独活、木瓜；舌质紫黯，脉沉细涩者，可加当归、川芎、红花、鸡血藤。

2. 气血两虚

【证候】四肢麻木伴抬举无力，面色萎黄无华，或伴气短心悸，唇甲色淡，或头晕目眩；舌质淡，苔薄白，脉细弱。

【治法】补益气血。

【方药】八珍散（《瑞竹堂经验方》）加减。

当归 15g，川芎 10g，熟地黄 10g，白芍 10g，人参 15g，白术 10g，茯

苓 15g，生姜 10g，大枣 10g，炙甘草 6g。

【加减】头晕目眩，血虚为主者可加天麻，重用地黄、白芍；乏力，气短，气虚为主者可加黄芪，重用人参、白术。

3. 气滞血瘀

【证候】四肢麻木伴肢体胀满刺痛，按之则舒，面色晦暗，或口唇青紫；舌质黯淡或伴瘀斑、瘀点，舌苔薄偏干，脉细涩。

【治法】行气活血通络。

【方药】身痛逐瘀汤（《医林改错》）加减。

秦艽 10g，川芎 10g，桃仁 10g，红花 10g，羌活 10g，没药 10g，当归 15g，五灵脂 10g，香附 15g，牛膝 10g，地龙 10g，甘草 10g。

【加减】乏力气短者加黄芪；胁痛满闷者加柴胡、郁金。

4. 风痰阻络

【证候】四肢麻木伴皮肤瘙痒不适，或不时震颤，头晕，肩背沉重，或呕恶，痰多；舌质黯，苔白腻，脉弦滑或濡。

【治法】祛风化痰。

【方药】导痰汤（《严氏济生方》）合玉屏风散（《究原方》）加减。

法半夏 10g，陈皮 15g，炒枳实 10g，茯苓 10g，胆南星 10g，生姜 15g，甘草 6g，防风 15g，黄芪 30g，白术 30g。

【加减】自汗加浮小麦、炙麻黄根；痰多加石菖蒲。

5. 湿热郁阻

【证候】四肢麻木伴有肢体困重疼痛，双足发热，欲踏凉地，口不渴；舌苔黄腻，脉弦滑或濡数。

【治法】清热利湿通络。

【方药】加味二妙散（《医略六书》）加减。

炒苍术 15g，炒黄柏 15g，制龟甲 30g，萆薢 30g，知母 15g。

【加减】痛甚者加蜂房、骨碎补；热甚者加石膏、淡竹叶；湿盛者加滑石、赤小豆。

三、关节疼痛

关节疼痛是指周身一个或多个关节发生疼痛，《黄帝内经》称之为"肢节痛""骨痛"。《素问·痹论》中所论述的"行痹""痛痹""着痹"等痹证均为以关节疼痛为表现的病证。骨关节炎中医称为"骨痹"，关节疼痛部位以手指、肩关节、颈椎、腰椎、髋关节、膝关节、踝关节及足趾关节多见，病程较长者多伴有骨赘形成，严重者可出现关节畸形。骨痹所致关节疼痛辨证应注意辨别新久虚实、病邪性质：新病初期多为实证；痹证日久反复发作多为虚证。风邪偏胜者，四肢关节疼痛，游走不定，以上肢肩背为主；寒邪偏胜者，关节痛势剧烈，痛处固定不移，遇寒加重，得温则缓；湿邪偏胜者，关节疼痛重着伴酸麻，患处肿胀，或肢体困重；热邪偏胜，关节肿胀灼热，痛不可近，得冷则舒，或伴发热、口渴心烦；湿热蕴结者，关节肌肉疼痛，其痛不休，局部红肿，时有潮热；痰瘀痹阻者，反复发作，经久不愈，关节漫肿疼痛，痛如针刺，肢体困重；气血亏虚者，关节冷痛麻胀，神疲乏力，气短自汗；肝肾不足者，关节疼痛，腰膝酸软，喜揉喜按。

1. 风邪偏胜

【证候】四肢关节疼痛，游走不定，以上肢肩背为主，或伴恶寒发热，恶风汗出；舌质淡，苔薄白，脉浮。

【治法】祛风散寒通络。

【方药】防风汤（《宣明论方》）加减。

防风 10g，当归 15g，茯苓 15g，黄芩 10g，秦艽 10g，葛根 15g，麻黄 10g，甘草 6g。

【加减】关节痛甚者，加桂枝、白芍；颈项痛甚，重用葛根；上肢痛甚，加桑枝、伸筋草；下肢痛甚，加独活、牛膝。

2. 寒邪偏胜

【证候】关节痛势剧烈，痛处固定不移，遇寒加重，得温则缓，痛处不红不热，常有冷感；舌淡苔白，脉弦紧。

【治法】温经散寒通络。

【方药】乌头汤（《伤寒论》）加减。

制川乌（先煎）3g，麻黄10g，白芍15g，黄芪30g，甘草10g，蜂蜜适量（以上药物煎好后冲入）。

【加减】疼痛剧烈者，加桂枝、桑枝；上肢痛者，加威灵仙；下肢痛者，加独活、牛膝；颈肩痛者，加姜黄、葛根。

3. 湿邪偏胜

【证候】关节疼痛重着伴酸麻，痛处固定，患处肿胀，或肢体困重；舌润而苔腻，脉濡缓。

【治法】祛湿通络。

【方药】薏苡仁汤（《类证治裁》）加减。

薏苡仁30g，川芎10g，当归15g，麻黄10g，桂枝15g，羌活10g，独活15g，防风10g，制川乌（先煎）3g，苍术15g，生姜15g，甘草10g。

【加减】肢体肿胀较甚者，加五加皮、茯苓皮、汉防己；脘腹痞闷伴苔腻者，加砂仁、厚朴；肌肤麻木，加豨莶草、木瓜。

4. 热邪偏胜

【证候】关节疼痛，红肿灼热，痛不可触，得冷稍舒，或伴发热、口渴心烦；舌质红，苔黄或燥，脉滑数。

【治法】清热利湿，通络止痛。

【方药】白虎加桂枝汤（《金匮要略》）加减。

石膏30g，知母15g，桂枝15g，粳米15g，苍术15g，甘草10g。

【加减】关节红肿灼热甚者，加忍冬藤、虎杖；上肢痛甚加桑枝；下肢痛甚加独活、牛膝；热甚者加生地黄、牡丹皮、赤芍。

5. 湿热蕴结

【证候】关节肌肉疼痛，其痛不休，局部红肿，时有潮热，或伴口苦、溲黄，或恶寒发热；舌质红，苔黄腻，脉弦滑或濡。

【治法】燥湿清热，通络止痛。

【方药】当归拈痛汤（《医学启源》）加减。

当归 15g，羌活 10g，防风 10g，葛根 15g，升麻 10g，苍术 15g，白术 10g，党参 15g，苦参 10g，黄芩 10g，茵陈 10g，猪苓 10g，知母 10g，甘草 10g。

【加减】痛甚者加秦艽、萆薢、忍冬藤；上肢甚者加桑枝、威灵仙；下肢甚者加土茯苓、牛膝。

6. 痰瘀痹阻

【证候】关节疼痛，反复发作，经久不愈，关节漫肿，痛如针刺，肢体困重，或关节变形，屈伸不利，或伴下肢浮肿，小便短少；舌质紫黯夹瘀，苔白腻，脉沉或涩。

【治法】祛痰化瘀，活血通络。

【方药】身痛逐瘀汤（《医林改错》）合二陈汤（《太平惠民和剂局方》）加减。

秦艽 10g，香附 10g，羌活 10g，川芎 15g，没药 10g，地龙 10g，五灵脂 10g，桃仁 10g，红花 10g，当归 10g，牛膝 15g，法半夏 10g，陈皮 15g，茯苓 15g，甘草 10g。

【加减】关节痛甚加桂枝、白芍；关节僵硬变形加乌梢蛇、土鳖虫。

7. 气血亏虚

【证候】关节冷痛麻胀，神疲乏力，气短自汗，时轻时重，面色无华；舌质淡胖，脉细弱。

【治法】益气养血，调和营卫

【方药】补中益气汤（《内外伤辨惑》）合桂枝汤（《伤寒论》）加减。

黄芪 30g，白术 15g，陈皮 10g，升麻 5g，柴胡 5g，党参 15g，当归 15g，桂枝 10g，白芍 10g，生姜 15g，大枣 10g，甘草 10g。

【加减】血虚者加何首乌、鸡血藤；夹湿者加苍术、厚朴；寒甚者加附子、细辛。

8. 肝肾不足

【证候】关节疼痛，腰膝酸软，屈伸不利，喜揉喜按，或伴畏寒喜暖，头晕目眩，心悸气短，形体衰惫；舌质淡苔白，脉沉细。

【治法】补益肝肾。

【方药】独活寄生汤（《备急千金要方》）加减。

独活 15g，桑寄生 15g，牛膝 15g，杜仲 10g，秦艽 10g，细辛 3g，茯苓 15g，防风 10g，党参 15g，川芎 10g，地黄 15g，桂枝 15g，当归 10g，白芍 10g，甘草 6g。

【加减】上肢痛者加桑枝、伸筋草；颈项痛者加葛根、藁本；腰痛者加狗脊；湿甚者去地黄，加薏苡仁、苍术。

四、颈项痛

颈项痛是指颈项部发生疼痛的自觉症状。古人将颈项分为前、后两部分，前者为颈，后者为项。颈项痛可见于内、外科多种疾病，骨痹引起的颈项疼痛多因颈椎骨质增生刺激或压迫神经血管，一般无外伤病史，不伴有皮肤破溃。骨痹所致颈项疼痛新起多为实证，久病则虚证多见：颈项疼痛伴颈部强硬拘挛，肩背麻木为风寒袭表或寒湿痹阻；久则固定不移，疼痛拒按，昼轻夜重者多为瘀血阻络；颈项疼痛伴头重若裹，肢体沉重困乏，或伴眩晕欲呕者多为痰瘀互结。

1. 风寒袭表

【证候】颈项疼痛，头重闷痛，项强；舌质淡，苔薄白，脉浮紧。

【治法】解肌祛风，调和营卫。

【方药】桂枝加葛根汤（《金匮要略》）加减。

桂枝 10g，白芍 10g，葛根 15g，生姜 15g，大枣 10g，炙甘草 6g。

【加减】项背痛甚者加藁本、羌活；上肢麻木者加姜黄、威灵仙。

2. 寒湿痹阻

【证候】颈项疼痛，上肢重着麻木，喜热畏寒，项不强硬，活动不利；舌质淡，苔白腻，脉濡缓。

【治法】散寒除湿，通络止痛。

【方药】桂枝附子汤（《金匮要略》）加减。

桂枝 30g，附子 30g（先煎 3 小时），生姜 30g，大枣 10g，炙甘草

10g。

【加减】痛甚加羌活、藁本；上肢麻胀加威灵仙、姜黄。

3. 瘀血阻络

【证候】颈项疼痛，痛如针刺，固定不移，昼轻夜重，或伴头晕眼花，肌肤甲错；舌质紫黯或有瘀点、瘀斑，脉细涩。

【治法】活血化瘀。

【方药】身痛逐瘀汤（《医林改错》）加减。

秦艽 10g，香附 10g，羌活 10g，川芎 15g，没药 10g，地龙 10g，五灵脂 10g，桃仁 10g，红花 10g，当归 10g，牛膝 15g。

【加减】头晕目眩者可加天麻、蔓荆子；气虚血瘀者可用补阳还五汤。

4. 痰瘀互结

【证候】颈项疼痛，指端麻木，伴肢体沉重困乏，或头痛若裹，眩晕欲呕；舌苔厚腻，脉弦滑。

【方药】导痰汤（《严氏济生方》）合桃红四物汤（《医宗金鉴》）加减。

法半夏 10g，陈皮 15g，炒枳实 10g，茯苓 10g，胆南星 10g，生姜 15g，甘草 6g，桃仁 10g，红花 10g，当归 15g，川芎 10g，生地黄 10g，赤芍 15g。

【加减】项背痛甚者加葛根、藁本；上肢麻胀甚者加桑枝、姜黄；痰多者加石菖蒲、竹沥。

五、肩臂痛

肩臂痛是指肩关节及周围肌肉筋骨疼痛且影响上臂甚至肘手部位的病证。骨痹所致肩臂痛多因年过五旬，正气不足，感受风寒，或因骨质增生，筋脉受到长期压迫，血脉不畅，气血阻滞引发症状。外感风寒所致肩臂疼痛症状较轻，病程短，疼痛以钝痛或隐痛为主，多半项背及上臂有拘急感；寒湿痹阻所致肩臂疼痛症状较重，病程较长，动则更甚；气滞血瘀所致肩臂疼痛多为刺痛，肩痛剧烈，可伴有经筋僵硬，肌肉萎缩。

1. 外感风寒

【证候】起病前多有冒触风寒之病史，肩臂疼痛症状较轻，病程短，疼痛以钝痛或隐痛为主，多半项背及上臂有拘急感，肩臂部发凉，得温或揉按后症状减轻；舌质淡，苔白，脉浮或正常。

【治法】祛风散寒，通络止痛。

【方药】蠲痹汤（《医学心悟》）加减。

羌活 15g，独活 15g，桂枝 15g，秦艽 10g，海风藤 10g，桑枝 15g，当归 10g，川芎 10g，乳香 6g，木香 6g，甘草 10g。

【加减】风邪胜者，加防风、黄芪；寒气胜者，加附子、细辛；湿气胜者，加防己、萆薢、薏苡仁。

2. 寒湿阻滞

【证候】肩臂疼痛剧烈，病程较长，动则痛甚，可伴肩关节活动障碍，时感肩臂发凉，畏寒，或伴自汗、短气；舌质淡，苔白，脉弦滑。

【治法】温经散寒，通络止痛。

【方药】乌头汤（《伤寒论》）加减。

制川乌（先煎）10g，麻黄 10g，白芍 15g，黄芪 30g，甘草 10g，苍术 15g，白术 15g，茯苓 15g，防己 10g。

【加减】痛甚者，加姜黄、桂枝；伴肢体麻木者，加细辛、土鳖虫；气虚者，重用黄芪。

3. 气滞血瘀

【证候】肩臂部痛如针刺，压痛点明显，抬举困难，活动或静止时均感疼痛，可伴有经筋僵硬，肌肉萎缩；舌质黯，舌边可见瘀斑、瘀点，舌苔白腻，脉涩。

【治法】行气活血，舒经通络。

【方药】活络效灵丹（《医学衷中参西录》）合桃红四物汤（《医宗金鉴》）加减。

当归 15g，丹参 10g，乳香 10g，没药 10g，熟地黄 15g，川芎 15g，白芍 15g，桃仁 10g，红花 10g，姜黄 10g。

【加减】痛甚者加蜂房、骨碎补；肩臂麻木加土鳖虫、细辛。

六、腰痛

腰痛是指腰部的一侧或双侧发生疼痛。骨痹多因腰椎骨质增生刺激或压迫软组织引起局部肌肉、筋膜挛缩而导致腰部疼痛；外因多为风寒湿热邪气侵袭机体，内因为年老或久病，肾气耗损所致，故多为虚证。《景岳全书·腰痛》云："腰痛虚证十居八九。"寒湿腰部疼痛左右不定，牵引两足，或痛点固定，遇寒加重，得暖则舒；湿热痹阻腰痛症状较重，痛点多伴灼热感，热天或雨天加重，活动后可减轻；肾虚腰痛以酸软为主，痛势绵绵，遇劳更甚；瘀血阻络腰痛，痛如针刺，昼轻夜重，痛点拒按。

1. 寒湿腰痛

【证候】腰痛时轻时重，左右不定，牵引两足，或痛点固定，遇寒加重，得暖则舒；舌淡苔白腻，脉缓。

【治法】散寒除湿，通络止痛。

【方药】甘姜苓术汤（《金匮要略》）加减。

甘草 10g，干姜 10g，茯苓 30g，白术 30g。

【加减】风邪偏胜者加羌活、独活、防风；肾虚者加桑寄生、杜仲、牛膝。

2. 湿热腰痛

【证候】腰部疼痛伴重着，痛点多伴灼热感，热天或雨天加重，活动后可减轻，小便黄赤；舌苔黄腻，脉濡数。

【治法】清热化湿，舒经通络。

【方药】宣痹汤（《温病条辨》）加减。

防己 15g，姜黄 10g，海桐皮 10g，连翘 15g，蚕沙 15g，薏苡仁 20g，木瓜 15g，杏仁 10g，滑石 15g。

【加减】湿盛者加苍术、黄柏、牛膝；热甚者加忍冬藤、虎杖、知母。

3. 肾虚腰痛

【证候】腰痛以酸软为主，痛势绵绵，遇劳更甚，不耐远行久立，或伴口干咽燥，手足心热；舌质红，脉细数。

【治法】滋阴补肾。

【方药】左归饮（《景岳全书》）加减。

熟地黄 15g，山茱萸 10g，山药 15g，菟丝子 10g，枸杞子 15g，牛膝 15g，龟甲 10g，续断 10g，桑寄生 15g。

【加减】肾虚小便余沥者，加巴戟天、补骨脂；大便溏泄者，去枸杞子，加肉豆蔻、干姜。

4. 瘀血腰痛

【证候】腰部疼痛，痛有定处，痛如针刺，昼轻夜重，痛点拒按；舌质紫黯，或伴瘀斑，脉涩。

【治法】活血化瘀。

【方药】身痛逐瘀汤（《医林改错》）加减。

秦艽 10g，香附 10g，羌活 10g，川芎 15g，没药 10g，地龙 10g，五灵脂 10g，桃仁 10g，红花 10g，当归 10g，怀牛膝 15g。

【加减】肾虚者加杜仲、续断；大便秘结加大黄。

七、腰重

腰重指腰部沉重，如有物缠腰的自觉症状，甚者感腰部空虚伴下坠感，不能久立。《金匮要略·五脏风寒积聚病脉证治》有云："腰中冷，如坐水中。""腹重如带五千钱。"骨痹所致腰重以寒湿、肾虚症状多见：腰重发凉，甚者腰冷若冰，如坐水中者为寒湿腰重；腰部沉重空虚，如有冷风吹入，腰膝酸软乏力者为肾虚腰重。

1. 寒湿腰重

【证候】腰重发凉，甚者腰冷若冰，如坐水中，或伴腰痛，下腹部沉重发胀；舌质淡胖或边有齿痕，苔白，脉沉缓。

【治法】散寒燥湿。

【方药】渗湿汤（《奇效良方》）加减。

白术 30g，炮干姜 10g，白芍 10g，附子 30g（先煎 3 小时），茯苓 15g，党参 15g，桂枝 6g，生姜 10g，大枣 10g，炙甘草 6g。

【加减】久病舌有瘀斑者可加红花、当归、土鳖虫以活血通络。

2.肾虚腰重

【证候】腰部沉重空虚，如有冷风吹入，腰膝酸软乏力，或伴脱发，牙齿松动，头晕耳鸣；舌质淡，脉沉细。

【治法】温肾助阳，益精填髓。

【方药】无比山药丸（《太平惠民和剂局方》）加减。

山药 10g，杜仲 15，菟丝子 15，五味子 10g，肉苁蓉 15g，茯苓 10g，巴戟天 10g，牛膝 10g，山茱萸 10g，熟地黄 10g，泽泻 10g，赤石脂 10g。

【加减】偏阴虚者可用左归丸；阳虚甚者可用右归丸。

八、腰酸

腰酸是指腰部酸楚不适，绵绵不已，伴有腰部轻度疼痛。《张氏医通·腰痛》曰："腰痛尚有寒湿伤损之异，腰酸悉属房劳肾虚。"

骨痹所致腰酸多因年老久病肾气不足所致，都兼有肾虚表现：腰部酸楚不适，绵绵不已，或腰膝无力，酸困冷痛；偏阴虚者，兼见头晕目眩，耳鸣耳聋，五心烦热；偏阳虚者，腰酸腿软，畏寒肢冷，或伴下肢浮肿，神疲倦怠。

1.肾精亏虚

【证候】腰部酸楚不适，绵绵不已，劳则更甚，或腰膝无力，酸困冷痛，足跟疼痛；舌质淡，苔薄白，脉沉细。

【治法】补肾壮腰。

【方药】七宝美髯丹（《积善堂方》）加减。

炙何首乌 15g，茯苓 15g，牛膝 15g，当归 10g，枸杞子 15g，菟丝子 15g，补骨脂 15g，萆薢 15g。

【加减】脾胃虚寒者加白术、苍术；寒甚者加附子、干姜。

2. 肾阴不足

【证候】腰部酸痛不适，兼见头晕目眩，耳鸣耳聋，或伴五心烦热，盗汗遗精；舌质红，少苔，脉细数。

【治法】滋阴补肾。

【方药】左归丸（《景岳全书》）加减。

熟地黄 10g，山药 15g，山茱萸 15g，枸杞子 15g，菟丝子 10g，鹿角胶 15g，龟甲 15g，川牛膝 15g。

【加减】虚火甚者，去枸杞子、鹿角胶，加女贞子、麦冬；血虚者加当归；气虚者加党参、黄芪。

3. 肾阳亏虚

【证候】腰酸腿软，畏寒肢冷，伴下肢浮肿，神疲倦怠；舌质淡，脉沉细。

【治法】温补肾阳。

【方药】右归丸（《景岳全书》）加减。

熟地黄 15g，山药 10g，枸杞子 10g，鹿角胶 15g，菟丝子 15g，杜仲 15g，山茱萸 10g，当归 10g，肉桂 10g，制附子 30g（先煎 3 小时），炙甘草 6g。

【加减】气短者加人参、白术；腹痛泄泻加肉豆蔻；小腹冷痛者加吴茱萸。

九、腰腿痛

腰腿痛是指腰痛连及下肢之症。《素问·气交变大论》及《普济本事方·肾脏风及膝腰腿气》认为该症因肾经虚损或寒湿外邪侵袭所致。骨痹所致腰腿痛多因肾虚，风寒湿邪侵袭，或久病气滞血瘀所致：腰腿疼痛剧烈，时伴下肢拘急，遇寒加重者多为寒湿凝滞；病程迁延，痛有定处，痛如针刺，或伴下肢麻木者多为气滞血瘀。

1. 寒湿凝滞

【证候】腰腿疼痛剧烈，腰膝酸软，患侧下肢屈伸不利，时伴下肢拘急，遇寒加重；舌质淡，苔白，脉浮紧。

【治法】补肾温阳散寒。

【方药】萆薢散（《奇效良方》）加减。

萆薢 15g，狗脊 15g，杜仲 15g，白茯苓 15g，何首乌 10g，附子 30g（先煎 3 小时），泽泻 10g。

【加减】寒湿甚者加麻黄、细辛；下肢麻木加红花、土鳖虫；湿甚者加苍术、薏苡仁。

2. 气滞血瘀

【证候】腰腿疼痛，痛如针刺，痛点不移，昼轻夜重，或伴下肢麻木，痿弱无力；舌质紫黯夹瘀，脉细涩。

【治法】益气活血，化瘀通络。

【方药】补阳还五汤（《医林改错》）加减。

黄芪 30g，当归 15g，白芍 15g，赤芍 15g，川芎 10g，桃仁 10g，红花 10g，牛膝 10g。

【加减】麻木甚者加木瓜、土鳖虫；瘀血甚者加乳香、没药；痛甚者加细辛、制川乌。

十、膝肿痛

膝肿痛是指膝部肿大疼痛。《内经》即有"膝肿痛"记载，此后医学著作提到的鹤膝风、鹤节、鼓槌风、历节风等均与之描述类似。膝肿痛是骨痹临床最常见症状，《素问·脉要精微论》曰："膝者筋之府，屈伸不能，行则偻俯，筋将惫矣。"肝肾不足为骨痹所致膝肿痛的主要内因，劳损加之外邪侵袭，或从热化，或从寒化进而形成病情较为复杂的症状。骨痹所致膝肿痛：膝部肿大疼痛，伴腰酸，步履艰难，遇劳更甚者多为肝肾亏虚；膝部肿痛，四肢痿弱无力，面色萎黄，或头晕心悸，气短者为气血两虚；双膝肿大，疼痛剧烈，行走困难，形寒肢冷多为寒湿痹阻；膝部肿大疼痛，拒按，局部触之灼热多为湿热蕴结；膝部漫肿疼痛，痛如针刺，昼轻夜重，伴肢体困重，活动不利多为痰瘀互结。

1.肝肾亏虚

【证候】膝部肿大疼痛，伴腰酸，步履艰难，遇劳更甚，或伴关节弹响，腰腿不利，屈伸运动时疼痛加剧；舌质淡，苔薄白，脉沉细。

【治法】补益肝肾。

【方药】独活寄生汤（《备急千金药方》）加减。

独活15g，桑寄生15g，杜仲15g，牛膝15g，细辛5g，秦艽10g，茯苓15g，桂枝15g，防风10g，川芎15g，党参15g，当归15g，白芍15g，干地黄15g，甘草10g。

【加减】疼痛较剧者，可酌加乌梢蛇、蜈蚣；寒邪偏盛者，酌加附子、干姜；湿邪偏盛者，去地黄，加防己、薏苡仁、苍术；若偏肾阴虚者可选用左归丸，肾阳虚者可用右归丸。

2.气血两虚

【证候】关节肿痛酸沉，绵绵不休，关节屈伸不利，肢体麻木，四肢乏力，或伴形体虚弱，面色无华，汗出畏寒，时感心悸；舌淡，苔薄白，脉沉细。

【治法】补益气血，通络止痛。

【方药】补中益气汤（《内外伤辨惑论》）合桂枝汤（《伤寒论》）加减。

黄芪30g，党参15g，白术15g，陈皮10g，炙升麻10g，柴胡15g，当归15g，桂枝15g，白芍15g，细辛3g，川芎10g，独活15g，淫羊藿15g，牛膝15g，大枣10g，甘草10g。

【加减】寒甚者加附子、肉桂；夹湿者加薏苡仁、苍术。

3.寒湿痹阻

【证候】双膝肿大，疼痛剧烈，皮色不红，触之不热，得热痛减，遇寒痛增，行走困难，形寒肢冷，活动时疼痛加重；舌苔薄白或白滑，脉弦紧或弦缓。

【治法】温阳通络，散寒除湿。

【方药】桂枝附子汤（《伤寒论》）合蠲痹汤（《医学心悟》）加减。

制附子30g（先煎3小时），桂枝15g，白芍15g，细辛5g，羌活10g，独活10g，秦艽10g，海风藤10g，牛膝15g，当归15g，川芎10g，海桐皮

10g，木香 10g，生姜 15g，大枣 10g，甘草 10g。

【加减】风邪甚者加威灵仙、防风；夹湿者加苍术、薏苡仁。

4. 湿热蕴结

【证候】膝部肿大疼痛，拒按，局部触之灼热，活动不利，或伴发热，口渴，烦闷不安；舌质红，苔黄腻，脉濡数或滑数。

【治法】清热化湿。

【方药】四妙散（《成方便读》）合宣痹汤（《温病条辨》）加减。

苍术 15g，黄柏 15g，牛膝 15g，防己 15g，姜黄 10g，海桐皮 10g，连翘 15g，蚕沙 15g，薏苡仁 20g，木瓜 15g，杏仁 10g，滑石 15g。

【加减】肿痛甚者加忍冬藤、透骨草；热甚者加石膏、知母。

5. 痰瘀互结

【证候】膝部漫肿疼痛，痛如针刺，昼轻夜重，伴肢体困重，活动不利，不能久立，或伴头晕目眩，喉中痰鸣；舌质淡胖，苔白腻，脉滑。

【治法】活血化瘀，祛痰通络。

【方药】身痛逐瘀汤（《医林改错》）合二陈汤（《太平惠民和剂局方》）加减。

秦艽 10g，香附 10g，羌活 10g，川芎 15g，没药 10g，地龙 10g，五灵脂 10g，桃仁 10g，红花 10g，当归 10g，牛膝 15g，法半夏 10g，陈皮 15g，茯苓 15g，甘草 10g。

【加减】关节痛甚加桂枝、白芍；关节僵硬变形加乌梢蛇、土鳖虫。

十一、足跟痛

足跟痛是指足跟一侧或双侧疼痛，不红不肿，行走不便，多因肾虚、血热、痰湿所致。《丹溪心法·足跟痛》有云："足跟痛，有痰，有血热。"骨痹所致足跟痛多因跟骨退变诱发症状。足跟疼痛，不能久立多行，劳则更甚，腰膝酸软，时感小腿灼痛者多为肾阴虚；足跟疼痛，形寒肢冷者多为肾阳虚；足跟疼痛，痛势绵绵，气短乏力，动则汗出者多为气血亏虚；足跟疼痛，下肢漫肿，或伴肢体困重者多为痰湿阻络。

1. 肾阴虚

【证候】足跟疼痛，不红不肿，劳则更甚，耳鸣耳聋，或伴五心烦热，盗汗遗精；舌质红，少苔，脉细数。

【治法】滋阴补肾。

【方药】左归丸（《景岳全书》）加减。

熟地黄 10g，山药 15g，山茱萸 15g，枸杞子 15g，菟丝子 10g，鹿角胶 15g，龟甲 15g，川牛膝 15g。

【加减】虚火甚者，去枸杞子、鹿角胶，加女贞子、麦冬；血虚者加当归；气虚者加党参、黄芪。

2. 肾阳虚

【证候】足跟疼痛，畏寒肢冷，或伴下肢浮肿，神疲倦怠；舌质淡，脉沉细。

【治法】温补肾阳。

【方药】右归丸（《景岳全书》）加减。

熟地黄 15g，山药 10g，枸杞子 10g，鹿角胶 15g，菟丝子 15g，杜仲 15g，山茱萸 10g，当归 10g，肉桂 10g，制附子 30g（先煎 3 小时），炙甘草 6g。

【加减】倦怠乏力者，加人参、白术；腹痛泄泻者，加肉豆蔻；小腹冷痛者，加吴茱萸。

3. 气血亏虚

【证候】足跟疼痛，痛势绵绵，日间活动减轻，夜间痛甚，伴面色无华，神疲倦怠，恶风自汗；舌质淡，苔薄白，脉细弱。

【治法】益气养血。

【方药】十全大补汤（《太平惠民和剂局方》）加减。

党参 30g，肉桂 10g，川芎 10g，熟地黄 15g，白术 15g，茯苓 15g，黄芪 30g，当归 15g，白芍 10g，炙甘草 6g。

【加减】气虚者可重用黄芪；痛甚加续断、补骨脂。

4.痰湿阻络

【证候】足跟疼痛，下肢漫肿，或伴肢体困重，头晕目眩；舌质淡，苔腻，脉滑或濡。

【治法】化痰祛湿，通络止痛。

【方药】五积散（《仙授理伤续断秘方》）加减。

白芷 10g，枳壳 10g，麻黄 10g，苍术 15g，干姜 10g，桔梗 15g，厚朴 10g，茯苓 20g，当归 10g，肉桂 10g，川芎 10g，白芍 15g，半夏 10g，陈皮 10g，甘草 10g。

【加减】湿甚者加薏苡仁、木瓜；痰多者加石菖蒲。

十二、转筋

转筋是指以小腿肌肉（腓肠肌）的抽搐拘挛为表现的症状。《灵枢经·阴阳二十五人》云："血气皆少则喜转筋。"《金匮要略》曰："转筋之为病，其人臂脚直。"骨痹患者常因气血不足、肝肾亏虚或风寒外袭而发生转筋：小腿或手指、足趾转筋，劳后易发，或伴面色无华，气短懒言者为气血不足；转筋伴腰膝酸软，头晕耳鸣者多为肝肾亏虚；受寒后转筋时作，伴肢体冷痛者多为风寒外袭。

1.气血不足

【证候】小腿或手指、足趾转筋，劳后易发，或伴面色无华，气短懒言，乏力心悸；舌质淡，苔薄白，脉细弱。

【治法】益气养血。

【方药】八珍汤（《瑞竹堂经验方》）加减。

党参 30g，白术 15g，茯苓 15g，熟地黄 15g，川芎 10g，当归 15g，白芍 15g，甘草 10g，伸筋草 10g。

【加减】气虚甚者加黄芪；血虚甚者加何首乌、鸡血藤；夹湿者加苍术、厚朴。

2.肝肾亏虚

【证候】转筋时作，伴腰膝酸软，头晕耳鸣，健忘体痛；舌质淡，苔薄白，脉细。

【治法】补益肝肾。

【方药】无比山药丸（《太平惠民和剂局方》）加减。

山药 10g，杜仲 15g，菟丝子 15g，五味子 10g，肉苁蓉 15g，茯苓 10g，巴戟天 10g，牛膝 10g，山茱萸 10g，熟地黄 10g，泽泻 10g，赤石脂 10g。

【加减】转筋疼痛较剧者，可酌加乌梢蛇、蜈蚣；寒邪偏盛者，酌加附子、干姜；湿邪偏盛者，去地黄，加防己、薏苡仁、苍术；若偏肾阴虚者可选用左归丸，肾阳虚者可用右归丸。

3. 风寒外袭

【证候】受寒后转筋时作，伴肢体冷痛；舌质淡，苔薄白，脉弦紧。

【治法】祛风散寒。

【方药】乌头汤（《伤寒论》）加减。

制川乌（先煎）3g，麻黄 10g，白芍 15g，黄芪 30g，甘草 10g，苍术 15g，白术 15g，茯苓 15g，防己 10g。

【加减】痛甚者加姜黄、桂枝；伴肢体麻木者加细辛、土鳖虫；表卫气虚者重用黄芪。

（周唯践）

第五节　中成药用药方案

一、基本原则

本病属于中医学痹证（骨痹）范畴，多因肝肾亏虚、气血不足，外邪、外伤、劳损等侵犯于外，内外合邪，经络阻滞，导致气血运行不畅，而发为本病。临床可根据病情轻重、辨证类型，辨证使用中成药。

二、分证论治

表 4-1　分证论治

证型	治法	中成药
寒湿痹阻证	散寒除湿，温经活络	附桂骨痛胶囊、三乌胶丸、草乌甲素片、祖师麻片、祖师麻膏药、腰痛宁胶囊、黑骨藤追风活络胶囊、风湿骨痛胶囊、通痹胶囊、寒湿痹片、正清风痛宁缓释片、祛风止痛胶囊、罗浮山风湿膏
湿热阻络证	清热除湿，通络止痛	湿热痹颗粒（片）、新癀片、四妙丸、当归拈痛丸、滑膜炎颗粒
痰瘀互结证	活血祛瘀，化痰通络	小活络丸、大活络丸、云南白药膏、肿痛气雾剂、痛舒胶囊、瘀血痹胶囊、盘龙七片、雪山金罗汉止痛涂膜剂、云南白药气雾剂、消痛贴膏、麝香活血化瘀膏、麝香壮骨膏
气血两虚证	益气养血，舒筋活络	八珍丸、补中益气丸
肝肾亏虚证	补益肝肾，强筋健骨	金乌骨通胶囊、金天格胶囊、壮腰健肾丸、七味通痹口服液、壮骨关节胶囊、仙灵骨葆胶囊、风湿液

以下内容为上表内容的详解，重点强调同病同证情况下不同中成药选用区别。

1. 寒湿痹阻

【辨证要点】肢体、关节酸痛重着，局部畏寒，皮色不红，触之不热，得热痛减，纳食欠佳，大便溏薄；舌苔薄滑，脉弦紧。

【治法】散寒除湿，温经活络。

【中成药】附桂骨痛胶囊、三乌胶丸、草乌甲素片、祖师麻片、腰痛宁胶囊、黑骨藤追风活络胶囊、风湿骨痛胶囊、通痹胶囊、寒湿痹片、正清风痛宁缓释片、祛风止痛胶囊、辣椒碱软膏、罗浮山风湿膏。

表 4-2　寒湿痹阻分证论治

药品名称	药物组成	功能主治	用法用量	注意事项
附桂骨痛胶囊	附子（制）、制川乌、肉桂、党参、当归、白芍（炒）、淫羊藿、乳香（制）	温阳散寒，益气活血，消肿止痛。用于阳虚寒湿型颈椎及膝关节增生性关节炎。症见局部骨节疼痛、屈伸不利、麻木或肿胀，遇热则减，畏寒肢冷等	口服，1次4～6粒，1日3次，饭后服，疗程3个月	禁忌：孕妇及有出血倾向者、阴虚内热者禁用 注意事项：①服药后少数可见胃脘不舒，停药后可自行消除。②服用期间注意血压变化。③高血压、严重消化道疾病患者慎用
三乌胶丸	生草乌、生川乌、何首乌、附子（附片）、生白附子、乳香、冰糖、鲜猪蹄	祛寒除湿，祛风通络，活血止痛，强筋健骨。用于风寒湿邪、风痰、瘀血引起的风湿麻木、骨节肿痛、腰腿疼痛、四肢瘫痪、陈伤劳损、中风偏瘫、口眼㖞斜、失语及风湿性关节炎、类风湿关节炎、风湿性肌炎、骨质增生、坐骨神经痛、肩周炎、创伤性关节炎等	口服，1次5g，1日2次，饭后服。老人、少年酌减；重症、顽症酌加	感冒发热患者及孕妇、儿童禁服
草乌甲素片	草乌甲素	用于风湿性关节炎及类风湿关节炎、腰肌劳损、肩周炎、四肢扭伤、挫伤等	口服，1次1片，1日2～3次	不良反应：极少数患者用药后可出现短暂性轻度心慌、恶心、唇舌发麻及心悸等 禁忌：①心脏病患者。②孕妇及哺乳期妇女。③对本品过敏者
祖师麻片	祖师麻	用于风寒湿闭阻，瘀血阻络所致的痹，症见肢体关节肿痛、畏寒肢冷；类风湿关节炎	口服，1次3片，1日3次	不良反应：个别患者出现胃部反应及头晕 注意事项：孕妇及风湿热痹者慎用；有胃病者可饭后服用，并配合健胃药使用

续表

药品名称	药物组成	功能主治	用法用量	注意事项
祖师麻膏药	祖师麻	祛风除湿，活血止痛。用于风寒湿痹，瘀血痹阻经络。症见肢体关节疼痛、畏寒、局部肿胀有硬结或瘀斑	温热软化后贴于患处	忌贴于创伤处。孕妇慎用
腰痛宁胶囊	马钱子粉、土鳖虫、川牛膝、甘草、麻黄、乳香（醋制）、没药（醋制）、全蝎、僵蚕（麸炒）、苍术	消肿止痛，疏散寒邪，温经通络。用于寒湿瘀阻经络所致的腰间盘突出症、坐骨神经痛、腰肌劳损、腰肌纤维炎、风湿性关节炎，症见腰腿疼痛、关节痛及肢体活动受限者	黄酒兑少量温开水送服，1次4～6粒，1日1次。睡前半小时服或遵医嘱	禁忌：①孕妇、小儿及心脏病患者。②风湿热体温37.5℃以上者应慎服或采用其他抗风湿治疗，合并高血压者不宜应用。③脑溢血后遗症及脑血栓形成的后遗症偏瘫患者试服时遵医嘱。④癫痫患者忌服注意事项：①运动员慎用。②心脏病、高血压及脾胃虚寒者慎用。③不可过量久服
黑骨藤追风活络胶囊	青风藤、黑骨藤、追风伞	祛风除湿，通络止痛。用于风寒湿痹，肩臂腰腿疼痛	口服，1次3粒，1日3次；2周为1疗程	禁忌：孕妇禁用；消化道溃疡患者禁服注意事项：①忌生凉及油腻食物。②本品宜饭后服用。③不宜在服药期间同时服用其他泻火及滋补性中药。④热痹者不适用，主要表现为关节肿痛如灼，痛处发热，疼痛窜痛无定处，口干唇燥。⑤有高血压、心脏病、肝病、糖尿病、肾病等慢性病患者慎用。⑥服药7天症状无缓解，应去医院就诊。⑦严格按照用法、用量服用，年老体弱者应在医师指导下服用。⑧对本品过敏者禁用，过敏体质者慎用。⑨本品性状发生改变时禁止使用。⑩请将本品放在儿童不能接触的地方。⑪如正在使用其他药品，使用本品前请咨询医师或药师

药品名称	药物组成	功能主治	用法用量	注意事项
风湿骨痛胶囊	制川乌、制草乌、红花、木瓜、乌梅、麻黄、甘草	温经散寒，通络止痛。用于寒湿闭阻经络所致的痹病。症见腰脊疼痛，四肢关节冷痛；风湿性关节炎见上述证候者	口服，1次2～4粒，1日2次	①本品含毒性药，不可多服；孕妇忌服。②运动员慎用
通痹胶囊	青风藤、黑骨藤、追风伞；辅料为淀粉	祛风除湿，通络止痛。用于风寒湿痹，肩臂腰腿疼痛	口服，1次3粒，1日3次；2周为1疗程	禁忌：孕妇禁用；消化道溃疡患者禁服 注意事项：①忌寒凉及油腻食物。②本品宜饭后服用。③不宜在服药期间同时服用其他泻火及滋补性中药。④热痹者不适用，主要表现为关节肿痛如灼，痛处发热，疼痛窜痛无定处，口干唇燥。⑤有高血压、心脏病、肝病、糖尿病、肾病等慢性病患者慎用。⑥服药7天症状无缓解，应去医院就诊。⑦严格按照用法用量服用，年老体弱者应在医师指导下服用。⑧对本品过敏者禁用，过敏体质者慎用。⑨本品性状发生改变时禁止使用。⑩请将本品放在儿童不能接触的地方。⑪如正在使用其他药品，使用本品前请咨询医师或药师
寒湿痹片	附子、制川乌、黄芪、桂枝、麻黄、白术、当归、白芍、威灵仙、木瓜、细辛、甘草	祛寒除湿，温通经络。用于肢体关节疼痛，疲困或肿胀，局部畏寒，风湿性关节炎	口服，1次4片，1日3次	注意事项：孕妇忌服，身热高烧者禁用

药品名称	药物组成	功能主治	用法用量	注意事项
正清风痛宁缓释片	盐酸青藤碱	祛风除湿，活血通络，利水消肿。用于风湿性关节炎与类风湿关节炎属风寒湿痹证者。症见肌肉酸痛，关节肿胀、疼痛、屈伸不利、麻木僵硬等	口服，用于风湿与类风湿关节炎属风寒湿痹证者：1次1片，1日2次，2个月为1疗程。用于慢性肾炎（普通型为主）患者：1次2片，1日2次，3个月为1疗程	不良反应：皮肤潮红、灼热、瘙痒、皮疹；偶见胃肠不适、恶心、食欲减退、头昏、头痛、多汗；少数患者发生白细胞减少和血小板减少；罕见嗜睡 禁忌：孕妇或哺乳期妇女忌用；有哮喘病史及对青藤碱过敏者禁用
祛风止痛胶囊	老鹳草、槲寄生、续断、威灵仙、独活、制草乌、红花	祛风止痛，舒筋活血，强壮筋骨。用于四肢麻木、腰膝疼痛、风寒湿痹等	口服，1次6粒，1日2次	注意事项：孕妇忌服

2.湿热阻络证

【辨证要点】肢体、关节红肿热痛，得热痛剧，发热，口苦，纳食欠佳，小便短赤，大便秘结；舌红，苔黄腻，脉滑数。

【治法】清热除湿，通络止痛。

【中成药】湿热痹颗粒（片）、新癀片、四妙丸、当归拈痛丸、滑膜炎颗粒。

表4-3　湿热痹阻分证论治

药品名称	药物组成	功能主治	用法用量	注意事项
湿热痹颗粒（片）	黄柏、苍术、粉萆薢、薏苡仁、汉防己、连翘、川牛膝、地龙、防风、威灵仙、忍冬藤、桑枝	清热除湿，消肿通络，祛风止痛。用于湿热痹证。症见肌肉或关节红肿热痛，有沉重感，步履艰难，发热，口渴不欲饮，小便黄淡	口服，1次6g或4～6片，1次2～3次	尚不明确
新癀片	肿节风、三七、人工牛黄、肖梵天花、珍珠层粉等	清热解毒，活血化瘀，消肿止痛。用于热毒瘀血所致的咽喉肿痛、牙痛、痹痛、胁痛、黄疸、无名肿毒等	口服，1次2～4片，1日3次，小儿酌减。外用，用冷开水调化，敷患处	胃及十二指肠溃疡者、肾功能不全者及孕妇慎用
四妙丸	苍术、黄柏、牛膝、薏苡仁等	清热利湿。用于湿热下注所致的痹病。症见足膝红肿，筋骨疼痛	口服，1次1片，1日2～3次	孕妇慎用
当归拈痛丸	当归、苦参、泽泻、茵陈、葛根、升麻、猪苓、白术、黄芩、葛根、人参、羌活、防风、知母	益气健脾，清热利湿，通络止痛。用于湿热闭阻所致的痹病。症见关节红肿热痛，或足胫红肿热痛。亦可用于疮疡	口服，1次6g，1日2～3次	孕妇及风寒湿闭阻痹病者慎用，忌食辛辣、油腻食物
滑膜炎颗粒	夏枯草、土茯苓、汉防己、薏苡仁、丹参、当归、泽兰、川牛膝、丝瓜络、豨莶草、黄芪、女贞子、功劳叶	清热利湿，活血通络。用于急性、慢性滑膜炎及膝关术后患者。适用于各种关节炎、各型炎症性积液，尤其以外伤性滑膜炎疗效显著	每日3次，每次1袋；开水冲服，一般2～3盒为1疗程	①孕妇慎用。②本品清热燥湿，故寒湿痹阻、脾胃虚寒者慎用。③服药期间宜食用清淡易消化之品，忌食辛辣、油腻之品，以免助热生湿。④小儿、年老体虚者应在医师指导下服用。⑤长期服用应向医师咨询。⑥药品性状发生改变时禁止服用

3. 痰瘀互结证

【辨证要点】肢体、关节刺痛，痛处固定，入夜尤甚，关节及周围可见瘀色；舌质紫黯或有瘀点，苔白腻或黄腻，脉细涩。

【治法】活血祛瘀，化痰通络。

【中成药】小活络丸、大活络丸、云南白药膏、肿痛气雾剂、痛舒胶囊、瘀血痹胶囊、盘龙七片、雪山金罗汉止痛涂膜剂、云南白药气雾剂、消痛贴膏、麝香活血化瘀膏、麝香壮骨膏。

表 4-4　痰瘀互结分证论治

药品名称	药物组成	功能主治	用法用量	注意事项
小活络丸	胆南星、制川乌、制草乌、地龙、乳香、没药	祛风散寒，化痰除湿，活血止痛。用于风寒湿邪闭阻、痰瘀阻络所致的痹病。症见肢体关节疼痛，或冷痛，或刺痛，或疼痛夜甚、关节屈伸不利、麻木拘挛	黄酒或温开水送服，1次1丸，1日2次	孕妇禁用
大活络丸	蕲蛇、乌梢蛇、威灵仙、两头尖、麻黄、贯众、甘草、羌活、肉桂、广藿香、乌药、黄连、熟地黄、大黄、木香、沉香、细辛、赤芍、没药（制）、丁香、乳香（制）、僵蚕（炒）、天南星（制）、青皮、骨碎补（烫去毛）、豆蔻、安息香、黄芩、香附（醋制）、玄参、白术（麸炒）、防风、龟甲（醋淬）、葛根、豹骨（油酥）、当归、血竭、地龙、水牛角浓缩粉、人工麝香、松香、体外培育牛黄、冰片、红参、制草乌、天麻、全蝎、何首乌	祛风止痛，除湿豁痰，舒筋活络。用于缺血性中风引起的偏瘫，风湿痹证（风湿性关节炎）引起的疼痛、筋脉拘急腰腿疼痛及跌打损伤引起的行走不便和胸痹心痛证	温黄酒或温开水送服，1次1丸，1日1～2次	禁忌：肾脏病患者、孕妇、新生儿禁用注意事项：本品含有马兜铃科植物细辛，须在医生指导下使用，定期复查肾功能

药品名称	药物组成	功能主治	用法用量	注意事项
云南白药膏	国家保密方	活血散瘀，消肿止痛，祛风除湿。用于跌打损伤，瘀血肿痛，风湿疼痛	贴患处	禁忌证：孕妇禁用 注意事项：①皮肤破伤处不宜使用。②皮肤过敏者停用。③每次贴于皮肤的时间少于12小时，使用中发生皮肤发红、瘙痒等轻微反应时可适当减少黏贴时间。④小儿、年老患者应在医师指导下使用。⑤对本品过敏者禁用，过敏体质者慎用。⑥本品性状发生改变时禁止使用。⑦儿童必须在成人的监护下使用。⑧请将本品放在儿童不能接触的地方。⑨如正在使用其他药品，使用本品前请咨询医师或药师
肿痛气雾剂	七叶莲、三七、雪上一枝蒿、滇草乌、金铁锁、玉葡萄根、灯盏细辛、金叶子、重楼、火把花根、八角莲、披麻草、白及等19味	彝医瓜他使他齐，诺齐喽，补知扎诺。中医消肿镇痛，活血化瘀，舒筋活络，化痞散结。用于跌打损伤，风湿关节痛，肩周炎，痛风关节炎，乳腺小叶增生	外用，摇匀后喷于伤患处，1日2～3次	不良反应：个别病例出现头昏，偶有药疹，停药后即恢复正常

续表

药品名称	药物组成	功能主治	用法用量	注意事项
痛舒胶囊	七叶莲、灯盏细辛、玉葡萄根、三七	活血化瘀，舒筋活络，消肿止痛。用于跌打损伤，风湿关节痛	口服，1次3～4粒，1日3次	禁忌：孕妇禁用 注意事项：①忌食生冷、油腻食物。②不宜在服药期间同时服用温补性中药。③经期及哺乳期妇女慎用，儿童、年老体弱者应在医师指导下服用。④高血压、心脏病、肝病、糖尿病、肾病等慢性病严重者应在医师指导下服用。⑤服药3天症状无缓解，应去医院就诊。⑥对本品过敏者禁用，过敏体质者慎用。⑦本品性状发生改变时禁止使用。⑧儿童必须在成人监护下使用。⑨请将本品放在儿童不能接触的地方。⑩如正在使用其他药品，使用本品前请咨询医师或药师
瘀血痹胶囊	乳香（制）、没药（制）、红花、威灵仙、川牛膝、香附（制）、姜黄、当归、丹参、川芎、炙黄芪	活血化瘀，通络止痛。用于瘀血阻络所致的痹证。症见肌肉关节剧痛，痛处拒按，固定不移，可有硬节或瘀斑	口服，1次6粒，1日3次或遵医嘱	注意事项：孕妇禁用，脾胃虚弱者慎用

左侧竖排：风湿病中医临床诊疗丛书·骨关节炎分册

药品名称	药物组成	功能主治	用法用量	注意事项
盘龙七片	盘龙七、川乌、草乌、当归、杜仲、秦艽、铁棒锤、红花、五加皮、牛膝、过山龙、丹参等29味	活血化瘀，祛风除湿，消肿止痛。用于风湿性关节炎，腰肌劳损，骨折及软组织损伤	口服，1次3～4片，1日3次	注意事项：孕妇及高血压患者慎用
雪山金罗汉止痛涂膜剂	铁棒锤、延胡索、五灵脂、雪莲花、川芎、红景天、秦艽、桃仁、西红花、冰片、人工。辅料：乙醇、丙酮、氮酮、乙基纤维素	活血，消肿，止痛。用于急慢性扭挫伤，风湿性关节炎，类风湿关节炎，痛风，肩周炎，骨质增生所致的肢体关节疼痛肿胀，以及神经性头痛	涂在患处，1日3次	禁忌：皮肤破损处禁用，孕妇禁用 注意事项：①本品为外用药，禁止内服。②切勿接触眼睛、口腔等黏膜处。不宜长期或大面积使用。③儿童、年老体弱者应在医师指导下使用。④用药3天症状无缓解，应去医院就诊。⑤对本品过敏者禁用，过敏体质者慎用。⑥本品性状发生改变时禁止使用。⑦儿童必须在成人监护下使用。⑧请将本品放在儿童不能接触的地方。⑨如正在使用其他药品，使用本品前请咨询医师或药师

续表

药品名称	药物组成	功能主治	用法用量	注意事项
云南白药气雾剂	国家保密处方。云南白药气雾剂为淡黄色至黄棕色的液体；喷射时有特异香气。云南白药气雾剂保险液为黄色至黄棕色的液体；喷射时有特异香气	活血散瘀，消肿止痛。用于跌打损伤，瘀血肿痛，肌肉酸痛及风湿疼痛	外用，喷于伤患处。使用云南白药气雾剂，1日3～5次。凡遇较重闭合性跌打损伤者，先喷云南白药气雾剂保险液，若剧烈疼痛仍不缓解，可间隔1～2分钟重复给药，1天使用不得超过3次。喷云南白药气雾剂保险液间隔3分钟后，再喷云南白药气雾剂	孕妇禁用；酒精过敏者禁用；对云南白药过敏者忌用
消痛贴膏	独一味、棘豆、姜黄、花椒、水牛角（炙）、水柏枝	活血化瘀，消肿止痛。用于急慢性扭挫伤，跌打瘀痛，骨质增生，风湿及类风湿疼痛，落枕，肩周炎，腰肌劳损和陈旧性伤痛	外用。清洁患部皮肤，将药贴的塑料薄膜揭除，将小袋内润湿剂均匀涂在药垫表面，敷于患处或穴位，轻压周边使胶布贴实，每贴敷24小时。急性期1贴为1个疗程，慢性期5贴为1个疗程	不良反应：过敏性体质患者可能有胶布过敏或药物接触性瘙痒反应，甚至出现红肿、水疱等。如出现过敏请立即停止使用并咨询医师

药品名称	药物组成	功能主治	用法用量	注意事项
麝香活血化瘀膏	人工麝香、三七、红花、丹参、硼酸、樟脑、血竭、尿素、颠茄流浸膏、盐酸苯海拉明、盐酸普鲁卡因	活血化瘀，消炎止痛。用于关节扭伤，软组织挫伤，急性腰扭伤，腰肌劳损，肩周炎，未溃冻疮，结节性红斑	贴患处。2日更换1次	禁忌：对橡胶膏过敏者、皮损患者及孕妇忌用注意事项：尚不明确
麝香壮骨膏	麝香、三七、红花、丹参、硼酸、樟脑、血蝎、尿素、颠茄流浸膏、盐酸苯海拉明、盐酸普鲁卡因	活血化瘀，消炎止痛。用于关节扭伤，软组织挫伤，急性腰扭伤，腰肌劳损，肩周炎，未溃冻疮，结节性红斑	贴患处。2日更换1次	注意事项：对橡胶膏过敏者，皮损患者及孕妇忌用

4.气血两虚证

【辨证要点】肢体、关节酸痛、麻木，四肢乏力，纳食欠佳，大便溏薄；舌苔薄滑，脉弦紧。

【治法】益气养血，舒筋活络。

【中成药】八珍丸、补中益气丸。

表4-5 气血亏虚分证论治

药品名称	药物组成	功能主治	用法用量	注意事项
八珍丸	党参、白术（炒）、茯苓、熟地黄、当归、白芍、川芎、甘草	补气益血。用于气血两虚，面色萎黄，食欲不振，四肢乏力，月经过多	口服。1次6g，1日2次。分次温水送服	①过敏体质者慎用。②孕妇慎用。③感冒者慎用，以免表邪不解。④按照用法、用量服用，高血压患者及年老体虚者应在医师指导下服用。⑤服药期间出现食欲不振、恶心呕吐、腹胀便溏者应去医院就诊。⑥儿童、年老体弱者应在医师指导下服用。⑦儿童必须在成人监护下使用。⑧服药期间要改变不良饮食习惯，忌饮烈酒、浓茶、咖啡，忌食油腻、辛辣刺激食物，并戒烟。⑨服药期间要舒畅情志，忌忧思恼怒，防忧郁，以免加重病情

续表

药品名称	药物组成	功能主治	用法用量	注意事项
补中益气丸	黄芪（蜜炙）、党参、甘草（蜜炙）、白术（炒）、当归、升麻、柴胡、陈皮、生姜、大枣	补中益气。用于体倦乏力，内脏下垂	口服，1次8～10丸，1日3次	①本品不适用于恶寒发热表证者、暴饮暴食脘腹胀满实证者。②不宜和感冒类药同时服用。③高血压患者慎服。④服本药时不宜同时服用藜芦或其制剂。⑤本品宜空腹或饭前服为佳，亦可在进食同时服。⑥按照用法、用量服用，小儿应在医师指导下服用。⑦服药期间出现头痛、头晕、复视等症，或皮疹、面红者，以及血压有上升趋势者，应立即停药。⑧对本品过敏者禁用，过敏体质者慎用。⑨本品性状发生改变时禁止使用。⑩儿童必须在成人监护下使用。⑪请将本品放在儿童不能接触的地方。⑫如正在使用其他药品，使用本品前请咨询医师或药师

5. 肝肾亏虚

【辨证要点】关节疼痛、屈伸不利，伴腰膝酸软，筋肉萎缩，形寒肢冷或五心烦热；舌淡，苔白或白腻，脉沉细。

【治法】补益肝肾，强筋健骨。

【中成药】金乌骨通胶囊、金天格胶囊、壮腰健肾丸、七味通痹口服液、壮骨关节胶囊、仙灵骨葆胶囊、风湿液。

表 4-6　肝肾亏虚分证论治

药品名称	药物组成	功能主治	用法用量	注意事项
金乌骨通胶囊	金毛狗脊、淫羊藿、威灵仙、乌梢蛇、土牛膝、木瓜、葛根、姜黄、补骨脂、土党参	滋补肝肾，祛风除湿，活血通络。用于肝肾不足，风寒湿痹引起的腰腿酸痛，肢体麻木	口服，1次3粒，1日3次	尚不明确
金天格胶囊	人工虎骨粉	健骨。用于腰背疼痛、腰膝酸软、下肢痿弱、步履艰难等症状的改善	口服，1次3粒，1日3次。3个月为1疗程	未发现明显不良反应。偶见个别患者服药后出现口干

药品名称	药物组成	功能主治	用法用量	注意事项
壮腰健肾丸	狗脊、黑老虎、千斤拔、桑寄生（蒸）、女贞子（蒸）、鸡血藤、金樱子、牛大力、菟丝子（盐水制）。辅料为炼蜜	壮腰健肾，祛风活络。主治肾亏腰痛、膝软无力、小便频数、遗精梦泄、风湿骨痛、神经衰弱等	蜜丸剂，每丸量5.6g，口服，1次1丸，1日2～3次。水蜜丸，每瓶60g，1次服3.5g，1日2～3次，温开水送服	①忌生冷食物。②本品宜饭前服用。③按照用法、用量服用，年老体弱者及高血压、糖尿病患者应在医师指导下服用。④服药2周或服药期间症状无改善，或症状加重，或出现新的严重症状，应立即停药并去医院就诊。⑤对本品过敏者禁用，过敏体质者慎用。⑥本品性状发生改变时禁止使用。⑦请将本品放在儿童不能接触的地方。⑧如正在使用其他药品，使用本品前请咨询医师或药师
七味通痹口服液	蚂蚁、青风藤、鸡血藤、鹿衔草、石楠藤、千年健、威灵仙	补肾壮骨，祛风蠲痹。主治类风湿关节炎证属肝肾不足，风湿阻络者。症见关节疼痛、肿胀、屈伸不利，腰膝酸软，硬结，晨僵，步履艰难，遇寒痛增，舌质淡或暗，苔薄白等	口服，宜饭后服。1次1支，1日3次	不良反应：临床反应中少数病例出现胃脘部不适、恶心、呕吐禁忌：孕妇忌用注意事项：尚不明确

药品名称	药物组成	功能主治	用法用量	注意事项
壮骨关节胶囊	熟地黄、淫羊藿、补骨脂、骨碎补、续断、桑寄生、枸杞子、乳香、没药、鸡血藤、独活、木香	补益肝肾，养血活血，舒经活络，理气止痛。用于肝肾不足、气滞血瘀、经络痹阻所致的退行性骨关节病、腰肌劳损	口服，1次2粒，1日2次，早晚饭后服用。30天为1疗程	①肝功能异常者慎用，定期检查肝功能。②孕妇或哺乳期妇女尚无研究资料。③30天为1疗程，目前尚无长期服用的临床资料
仙灵骨葆胶囊	淫羊藿、续断、丹参、知母、补骨脂、地黄	滋补肝肾，活血通络，强筋壮骨。用于骨质疏松和骨质疏松症、骨折、骨关节炎、骨无菌性坏死等	口服，1次3粒，1日2次；4～6周为1疗程；或遵医嘱	重症感冒期间不宜服用
风湿液	独活、桑寄生、秦艽、防风、细辛、当归、白芍、川芎、熟地黄、盐杜仲、川牛膝、党参、茯苓、甘草、桂枝	养血舒筋，祛风除湿，补益肝肾。用于风寒湿闭阻、肝肾两亏、气血不足所致的痹证。症见腰膝冷痛、屈伸不利	口服，1次15～20mL，1日3次；用时摇匀	禁忌：孕妇慎用注意事项：①忌生冷、油腻食物。②小儿、年老患者应在医师指导下使用。③高血压、心脏病、肝病、糖尿病、肾病等慢性病严重者应在医师指导下服用。④发热患者暂停使用。⑤药品性状发生改变时禁止服用。⑥儿童必须在成人监护下使用。⑦请将本品放在儿童不能接触的地方。⑧如正在服用其他药物，使用本品前请咨询医师或药师

（彭江云　肖勇洪　张　玲）

第六节 外治及其他治疗

中医外治方法多样，针对骨关节炎患者，往往根据不同证候特点、个体差异、发病关节的不同临证合理选用。外治法治疗骨关节炎可以起到舒筋活血、消肿止痛、活血散瘀、祛风散寒的作用，效果颇佳。尤其对于尚有关节间隙的骨关节炎患者，采用中医微创小针刀疗法及局部药物外治，可使患者重新获得良好的功能，免于手术治疗。

一、中医外治法种类与特点

（一）中药外用

中药外用主要有贴敷及熏洗两种。根据"通则不痛"的原则，一般选用辛窜温热，具有温通经络、补肝肾、强筋骨、祛风除湿功效的药物，煎水熏洗患部或加工后热熨、敷贴于患处，使药力直达病所，以改善局部循环，促进病理渗出物吸收，消炎止痛。外治法所使用的药物与内治方药一致，针对所患病证辨证用药，多选气味俱厚之品，有时甚至选用力猛有毒的药物，如川乌、草乌、马钱子、川芎、防风、伸筋草、透骨草、鸡血藤、羌活、独活等。补法可用血肉有情之品，在此基础上适当伍用通经走窜、芳香开窍、活血通络之品，以促进药物吸收，如冰片、麝香、沉香、丁香、檀香、菖蒲、川椒、白芥子、姜、肉桂等。制备时选择适当溶剂，如姜汁、酒、米醋等调和贴敷药物或熬膏，以达药力专、吸收快、收效速的目的，避免药物对人体产生不必要的反应，外用而不伤肠胃。

1.贴敷疗法

贴敷疗法是应用中草药制剂施于皮肤、孔窍、俞穴及病变局部等部位的治病方法，穴位贴敷疗法、中药封包、中药热奄包等均属于此类。在中医理论的指导下，选取一定的穴位贴敷某些药物，通过腧穴刺激疗法和药物外治法的共同作用，起到扶正祛邪、防治疾病的目的。药物组方多采用具有刺激性及芳香走窜的药物。天灸（发泡灸）也属此类，一般取三伏及三九时节，阳气最强和最弱的时候进行贴敷治疗。贴敷疗法属于中医外治法的典型代表，具有方便、效佳、价廉、不良反应小等特点。

2.中药涂擦治疗

中药涂擦治疗是根据中医辨证，结合临床经验，将中药制成各种药酒、药液，涂擦于患处，起到祛风除湿、活血通络消肿的功效。

3.熏洗疗法

熏洗是利用药物煎汤趁热在皮肤或患处进行熏蒸、淋洗的治疗方法（一般先用药汤蒸气熏，待药液降温时再洗）。此疗法借助药力和热力，通过皮肤、黏膜作用于肌体，促使腠理疏通、脉络调和、气血流畅，从而达到预防和治疗疾病的目的。熏洗分为全身熏洗和局部熏洗两种，其中足浴也是局部熏洗的特色疗法之一。中药足浴是通过水的理化作用及药物的治疗作用，配合足底相应穴位的手法刺激，而达到治疗多种疾病的目的。利用热水促进药物渗透人体，扩张足部的毛细血管，使中药的有效成分充分地通过毛细血管循环至全身经络，从而疏通经络，改善血液循环，促进新陈代谢，调节神经系统，达到内病外治、上病下治的作用，既可保证药物能通过脚部透达周身经络，又不会出现口服药物过量导致不良反应的情况。

4.药物离子（导入）透入法

药物离子（导入）透入法是用直流或感应电配合离子液机械地把分子驱入皮肤，促进对机体有利的离子进入机体，从而调整机体内环境，达到活血通络、消炎止痛的目的。通过扩张关节局部血管，温通肝肾之经络，改善血液循环，增强人体新陈代谢，促进病理产物的吸收，从而达到利湿消肿、温经散寒、舒筋活络、通痹止痛之效。直流电药物离子导入疗法从体外给药，避免了口服或注射药物带来的副作用或毒副反应；同时直流电药物离子导入疗法不损伤皮肤，不引起疼痛，操作简单，患者易于接受。直流电场和药物除了作用于组织局部外，还通过神经反射等原理作用于全身组织，具有局部治疗和全身治疗相结合的特点。

（二）针灸治疗

中医学中的针灸疗法，近几年临床报道越来越多，各家方法不同，博采众长，具有疗效显著、维持时间长、副作用少、不易复发等特点。

针灸疗法通过刺激人体经络穴位，改善脏腑气血运行，调节人体机能平衡，其操作简便、疗效显著，尤其适用于骨关节炎。针灸种类多样，有温针、电针、火针、水针、放血疗法等，根据不同证型及选穴的不同可采用不同的针灸方案治疗。选穴原则主要是以病变部位周围的穴位为主，尤其是阿是穴，并与循经远道取穴相配合，按照补其不足、泻其有余的治则，诸穴配合，气至病所，以达到行气活血、疏筋通络、蠲痹止痛之效，从而使功能得到恢复。

（三）拔罐疗法

拔罐疗法古代又称"角法"，是以罐为工具，借助热力排除罐内空气，造成负压，使之吸附于腧穴或相应部位的肌肤上，使局部皮肤充血、瘀血，以达到防治疾病的目的。现代认为，拔罐局部的温热负压作用不仅使血管扩张、血流量增加，而且可增强血管壁的通透性和细胞的吞噬能力。拔罐处血管紧张度及黏膜渗透性改变，淋巴循环加速，吞噬作用加强，对感染性病灶形成一个抗生物性病因的良好环境。

（四）推拿治疗

中医学认为推拿治疗可达到疏通经络、行气活血、调整脏腑、理筋散结的效果；现代研究发现，在患病关节局部推拿具有松解粘连、缓解肌肉痉挛、改变局部病变微环境等作用。结合骨关节炎病变部位及患者个体特点，推拿手法多样，主要以患病关节的松解类手法为主，适当使用整复类手法，切勿暴力按压、拔伸。

（五）针刀疗法

针刀疗法是遵循《素问》关于"刺骨者无伤筋，刺筋者无伤肉，刺肉者无伤脉，刺脉者无伤皮，刺皮者无伤肉，刺肉者无伤筋，刺筋者无伤骨"的古训，结合现代局部解剖和层次解剖知识，采用各种带刃针具进行刺激、切割、分离等的临床操作。本疗法可达到活血化瘀、舒筋通络、止痛除痹的治疗目的。小针刀治疗骨痹能取到剥离粘连，促进血液循环，解除疼痛、肿胀和功能障碍的功效。

（六）牵引治疗

牵引治疗是应用外力对身体某一部位或关节施加牵拉力，使其发生一定的分离，周围软组织得到适当的牵伸，从而达到治疗目的的一种方法。主要作用：①解除肌肉痉挛，使肌肉放松，缓解疼痛；②改善局部血液循环，促进水肿的吸收和炎症消退，有利于损伤的软组织修复；③松解软组织粘连，牵伸挛缩的关节囊和韧带；④调整脊柱后关节的微细异常改变，使脊柱后关节嵌顿的滑膜或关节突关节的错位得到复位；⑤改善或恢复脊柱的正常生理弯曲；⑥使椎间孔增大，解除神经根的刺激和压迫；⑦拉大椎间隙，减轻椎间盘内压力，有利于膨出的间盘回缩及外突的间盘回纳。脊柱的退行性改变常引起椎间盘突出 / 膨出，压迫神经、血管，因此脊椎牵引疗法使用外力牵拉颈椎或腰椎 – 骨盆以达到治疗目的，前者称为颈椎牵引，后者称为腰椎牵引。

（七）蜡疗

蜡疗技术是将石蜡涂在病变部位，利用温热及石蜡的作用，可以促进血液循环和炎症消散，缓解肌肉痉挛，降低纤维组织张力，增强其弹性。具有祛寒除湿、活血通络、消肿止痛的功效。蜡疗方法有蘸蜡法、刷蜡法、蜡块覆盖法等。蜡疗温和，患者治疗无痛苦，无副作用，同时还有增白润肤的作用，对于关节疼痛性疾病、肿胀、怕风、怕冷性疾病有较好的疗效，对于四肢的骨痹尤为适宜。

二、中医外治法临床运用

（一）贴敷疗法

1.常用剂型

（1）散剂　散剂是穴位敷贴中最基本的剂型。根据辨证选药配方，将药物碾成极细的粉末，过 80～100 目细筛，药末可直接敷在穴位上或用水等溶剂调和成团贴敷，外用纱布、胶布固定，或将药末撒布在普通黑膏药中间敷贴穴位。散剂制法简便，剂量可以随意变换，药物可以对证加减，且稳定性较高，储存方便。由于药物粉碎后接触面较大，刺激性增强，故易于发挥作用，疗效迅速。

（2）糊剂　是指将散剂加入赋形剂，如酒、醋、姜汁、鸡蛋清等调成糊状敷涂在穴位上，外盖消毒纱布，胶布固定。糊剂可使药物缓慢释放，延长药效，缓和药物的毒性；再加上赋形剂本身所具有的作用，可提高疗效。

（3）膏剂　分硬膏和软膏两种，其制法不同。硬膏是将药物放入植物油内浸泡1～2日后，加热过滤，药油再加热煎熬至滴水成珠，加入铃粉或广丹收膏，摊贴穴位。硬膏易于保存且作用持久，用法简便。软膏是将药物粉碎为末过筛后，加入醋或酒，入锅加热，熬成膏状，用时摊贴穴位，定时换药；也可将适量药末加入葱汁、姜汁、蜜、凡士林等调成软膏，摊贴穴位。软膏渗透性较强，药物作用迅速，具有黏着性和扩展性。

（4）饼剂　是将药物粉碎过筛后，加入适量的面粉拌成糊，压成饼状，放笼上蒸30分钟，待稍凉后摊贴穴位。有些药物具有黏腻性，可直接捣融成饼，大小、重量应根据疾病轻重和贴敷部位而定。

2.操作方法

（1）贴法　将已制备好的药物直接贴压于穴位上，然后外覆医用胶布固定；或先将药物置于医用胶布黏面正中，再对准穴位黏贴。硬膏剂可直接或温化后将其中心对准穴位贴牢。

（2）敷法　将已制备好的药物直接涂搽于穴位上，外覆医用防渗水敷料贴，再以医用胶布固定。使用膜剂者可将膜剂固定于穴位上或直接涂于穴位上成膜。使用水（酒）浸渍剂时，可用棉垫或纱布浸蘸，然后敷于穴位上，外覆医用防渗水敷料贴，再以医用胶布固定。

（3）贴敷部位　贴敷的部位一般以经穴或疼痛部位为主，常用肺俞、定喘、膏肓、大椎、中府、膻中等。可以根据患者的病情不同辨证取穴，临床常用穴位有风门、膈俞、心俞、脾俞、肾俞、足三里等。

（4）换药　贴敷部位无水疱、破溃者，可用消毒干棉球或棉签蘸温水、植物油或石蜡油清洁皮肤上的药物，擦干并消毒后再贴敷。贴敷部位起水疱或破溃者，应待皮肤愈后再贴敷。

（5）水疱处理 小的水疱一般不必特殊处理，让其自然吸收。大的水疱应以消毒针具挑破其底部，排尽液体，消毒以防感染。破溃的水疱应做消毒处理后，外用无菌纱布包扎，以防感染。

根据疾病种类、药物特性及身体状况确定贴敷时间。一般情况下老年人、儿童及病轻、体质偏虚者贴敷时间宜短，出现皮肤过敏如瘙痒、疼痛者应即刻取下；刺激性小的药物每次贴敷 4～8 小时，可每隔 1～3 天贴治 1 次；刺激性大的药物，如蒜泥、白芥子等，应视患者的反应及发疱程度确定贴敷时间，数分钟至数小时不等（多控制在 1～3 小时）；如需再贴敷，应待局部皮肤基本恢复正常后再敷药，或改用其他有效腧穴交替贴敷。

3. 临床运用

此法尤其适用于体质虚弱、关节怕冷的骨痹患者，证属肝肾、气血亏虚及寒湿、痰瘀痹阻者。可根据疼痛关节的不同，局部选取穴位治疗，如膝骨关节炎可选血海、鹤顶、内外膝眼等穴位。

（1）骨痛宁膏 川续断、骨碎补、淫羊藿、熟地黄、白芥子、生草乌、乳香、没药、三七、威灵仙、血竭、樟脑、麝香。

（2）骨伤熥药 独活、桑寄生、木瓜、牛膝、伸筋草、透骨草。

（3）复元活血膏 柴胡、白芍、当归、川芎、桃仁、红花、丹参、乳香、没药、葛根、天花粉、大黄、薏苡仁、蜂蜡。

（4）骨痹外敷散 大黄、马钱子、威灵仙、伸筋草、透骨草、忍冬藤、桂枝、白芥子、红花、独活、牛膝、当归、川乌、生草乌、白花蛇舌草、五加皮、刘寄奴、含羞草、骨碎补。

（5）金黄膏 三百棒、肉桂、马钱子。

（6）雷公藤涂膜 雷公藤、乳香、没药、生南星等。

（7）奇正青鹏膏 棘豆、亚大黄、铁棒锤、诃子、毛诃子、余甘子、安息香、宽筋藤、麝香等。

（8）祛瘀止痛膏　刘寄奴、独活、秦艽、制川乌、制草乌、白附子、黄丹、花椒、艾叶、干姜、红花、伸筋草。

4. 禁忌证与注意事项

（1）禁忌证　①感染性、过敏性皮肤病患者。②合并严重心脑血管、肝肾及造血系统等严重并发症者。③精神病及老年痴呆症的患者。

（2）注意事项　①所选穴位应少而精，一般每次不超过8个。②严格掌握敷贴时间，如果药物刺激性弱，敷贴时间可以长些；如果药物刺激性很强，则应适当缩短敷贴时间。③敷贴时尽量远离黏膜，以免刺激黏膜引起疼痛或水肿。④固定牢靠，防止药物脱落影响疗效。⑤久病、体弱、消瘦及有严重心肝肾功能障碍者慎用，颜面部慎用，糖尿病患者慎用。⑥凡用溶剂调敷药物时，需随调配随敷用，以防挥发。⑦对胶布过敏者，可选用低过敏胶布或用绷带固定贴敷药物。⑧对于残留在皮肤上的药膏，不宜用刺激性物质擦洗。⑨贴敷药物后注意局部防水。⑩贴敷后若出现范围较大、程度较重的皮肤红斑、水疱、瘙痒现象，应立即停药，进行对症处理。出现全身性皮肤过敏症状者，应及时到医院就诊。

（二）中药涂擦

1. 操作方法

取合适体位，暴露患处，将配置的药物用棉签或棉球均匀地涂擦在患病关节，涂药厚薄均匀，必要时用纱布包裹，胶布固定，1日2～3次。

2. 临床运用

根据制剂的不同性质，可用于不同证型的骨痹患者。一般来说，酒剂常常起到温经通络活血的作用，常用于关节怕冷、寒湿重的骨痹患者。

3. 禁忌证

（1）有皮疹、开放性伤口及感染性病灶者。

（2）年龄过大或体质虚弱不能耐受者。

（3）对酒精及中药液中任一药物过敏者。

（三）中药熏洗

1. 药物选择

可结合临床需要酌情选药，但常用的药物多具有祛风、止痛活血、温经通络作用。一般外洗方用量较大、药味多，且要对症选药，如桑枝、桂枝、红花、艾叶、伸筋草、透骨草、防风、荆芥、川椒、川芎、海风藤、鸡血藤、海桐皮、刘寄奴、羌活、威灵仙、三七、当归、苏木等。临床上独活寄生汤加减最为常用，药物组成为三七、当归、川芎、独活、羌活、威灵仙、桑寄生、秦艽、防风、桂枝、麻黄、川乌、草乌、寻骨风、伸筋草、透骨草各30g，细辛、乳香、没药、木瓜、五加皮各20g；主治肝肾两亏，气血不足，风寒湿邪外侵，腰膝冷痛，酸重无力，屈伸不利，或麻木偏枯，冷痹日久不愈。

2. 操作方法

取合适体位，暴露施术部位，根据病症先选定用药处方，将煎好的药物趁热倾入脸盆或适当的容器内，将患处搁于容器上，上覆布单不使热气外泄。待药液不烫手时，把患处浸于药液中洗浴，熏洗完毕后用干毛巾轻轻擦干，避风。一般每天熏洗1～2次，每次20～30分钟。

3. 临床运用

辨证用药，适用于各种证型的骨痹患者。中药泡洗或熏蒸的疗效受温度影响较大，治疗温度的推荐意见为40～42℃之间，可降低皮肤感觉神经的兴奋性，提高痛阈，增加药物透入比例，提高疗效。

（1）海桐皮汤　海桐皮、铁线透骨草、明净乳香、没药、当归、川椒、红花、川芎、防风、白芷、威灵仙、甘草。

（2）金桂外洗方　桂枝、半枫荷、入地金牛、生川乌、生草乌、宽筋藤、海桐皮、大黄。

（3）三藤海桐皮汤　青风藤、宽筋藤、鸡血藤、海桐皮、伸筋草、透骨草、川椒、姜黄、木瓜、当归、乳香、没药、威灵仙、川乌、草乌、红花、苏木、白芷、防风。

（4）骨伤洗剂　续断、黄柏等。

（5）骨痛消煎剂　海桐皮、伸筋草、透骨草、桑枝、桂枝、姜黄、虎杖、丝瓜络、松节、路路通。

（6）温经通络方　大黄、桂枝、两面针、生川乌、生草乌、当归尾、鸡骨草、苏叶。

（7）宣痹洗剂　威灵仙、铁线透骨草、海桐皮、伸筋草、花椒、红花、川牛膝、苍术、路路通、乳香、没药、细辛。

（8）补肾活血汤　骨碎补、杜仲、桑寄生、葛根、白芍、当归、川芎、牛膝、丹参、鸡血藤、全蝎、甘草。

4. 禁忌证与注意事项

（1）禁忌证　①熏洗疗法无绝对的禁忌证，药物过敏者禁用；②高血压、心脏病重症患者禁用。

（2）注意事项　①煎药器具以砂锅为好，也可选用搪瓷锅、不锈钢锅和玻璃煎器，其具有抗酸耐碱的性能，可以避免与中药成分发生反应；不能使用铜、铁、铝、锡等器具。②感冒、饥饿、虚弱、精神欠佳者及大量出汗后不宜熏洗。③熏洗时室温、水温均应适宜，防止烫伤或受凉，以患者自觉舒适为度。④熏洗过程中，如患者感觉不适，应立即停止并给予相应处理。⑤皮肤大面积溃烂、感染者及严重的心脑血管系统疾病、神经精神系统疾患不宜熏洗。⑥炎夏季节，熏洗药液不可搁置过久，以防变质，注意更换。⑦治疗期间要注意适当休息，避劳累；熏洗后立即擦干患部，并注意避风。

附：足浴

（1）操作方法　具体操作方法同中药熏洗。根据病症先选定用药处方，将煎好的药物趁热倾入适当的容器内（一般使用泡脚木桶），将双足浸入温度适宜的药液内，一般为 40 ～ 45℃。泡浴完毕后用干毛巾轻轻擦干，避风。一般每天熏洗 1 ～ 2 次，每次 20 ～ 30 分钟。

（2）适应证　适用于各种骨痹患者，尤其是以下肢关节疼痛明显者为宜。

（3）**注意事项**　①对温度感应迟钝者应控制好温度，避免烫伤。②饭前、饭后30分钟内不宜进行足浴。③对某种中药过敏的患者应慎用。④足浴所用外治药物剂量较大，有些药物尚有毒性，故一般不宜入口；足疗完毕后应洗净患处，拭干。⑤在进行足浴时，由于足部及下肢血管扩张，血容量增加，可引起头部急性贫血，出现头晕、目眩，注意时间不宜过长。⑥足浴结束后可适当饮温开水，以利于血液循环。

（四）药物离子透入

1. 操作方法

选适宜体位，充分暴露治疗部位，保暖；取中药药液倒入药杯后摇匀，取纱布/绵纸两块，折叠四层如电极板大小，放入药杯中充分浸湿；打开电源总开关；将药液棉布压敷在电极板上，将电极板固定在治疗部位；选择治疗时间，再选择治疗部位，然后选择治疗处方，调节治疗强度和温度，以患者能承受为止；治疗过程中，询问患者感受，观察患者局部及全身情况；治疗结束，取下电极，关闭电源，将配件清洗晾干，备用。

2. 临床运用

各类骨痹辨证选药均可使用。适用于各种骨质增生及其他关节边缘形成的骨刺、滑膜肥厚等，临床使用证实对于其他肿痛及肌肉软组织损伤（肩周炎、腰肌劳损、扭挫伤）也有较好的效果。可根据证型辨证选择方药。

（1）风寒湿痹证　中药超声电导方（红花、川牛膝、紫草、猫爪草等）。

（2）湿瘀痹阻证　舒筋止痛液（当归、红花、紫花地丁、川牛膝等）。

（3）阳虚寒凝证　温经除痹汤（丹参、川乌、当归、川牛膝等）。

3. 禁忌证与注意事项

（1）**禁忌证**　①高热、心力衰竭、湿疹、妊娠及对直流电不能耐受者。②体内有金属等患者。③恶性肿瘤患者。④恶性血液系统疾病患者。⑤皮肤存在急性湿疹患者。⑥重要脏器病变患者。⑦肢体神经损伤导致感觉不灵敏或感觉缺失患者，以及预置金属电极板部位有严重皮肤疾病或皮肤损害的患者。⑧感觉缺失患者，以及预置金属电极板部位有严重皮肤疾病或皮肤损害的患者。

（2）注意事项　①使用前，检查直流电治疗机有无故障。②衬垫面积应大于电极，以免直流电直接刺激皮肤，使患者产生不适。③治疗中不可改变正负极；变换极性时，电流强度必须调回零位。④应用过程中的药物必须新鲜，日久或变质者均不宜使用。⑤某些有过敏性反应的药物，在导入前应做皮肤过敏试验。⑥避开皮肤溃疡、出血、疤痕部位。

（五）针灸疗法

1. 毫针针刺

利用毫针针具，通过一定的手法刺激机体的穴位以疏通经络、调节脏腑，从而达到扶正祛邪、治疗疾病的目的。

（1）适应证　毫针刺法的适应证非常广泛，尤其适用于骨痹的各种痛症、慢性病。根据选穴加减不同，适用于各种证型的骨痹。

（2）常用选穴处方　局部取穴并根据部位循经选穴。

肩部：肩髃、肩髎、臑俞。

肘部：曲池、天井、尺泽、少海、小海。

腕部：阳池、外关、阳溪、腕骨。

脊背：大椎、身柱、腰阳关、夹脊。

髀部：环跳、居髎、秩边。

股部：伏兔、殷门、承扶、风市、阳陵泉。

膝部：膝眼、梁丘、阳陵泉、膝阳关。

踝部：申脉、照海、昆仑、丘墟、太溪。

证型加减：行痹加膈俞、血海活血调血；痛痹加肾俞、关元温补阳气、驱寒外出；着痹加阴陵泉、足三里健脾除湿；热痹加大椎、曲池清泻热毒；各部位均可加阿是穴。

（3）操作方法　取合适体位，暴露施术部位，局部穴位碘伏消毒，各部穴位常规针刺，平补平泻，得气后留针。大椎、曲池可点刺出血；肾俞、关元用灸法或温针灸法；痛痹、着痹可加灸法；痛痹、着痹可与灸法同治；

局部穴位可加拔罐法。得气留针 15 ～ 30 分钟，每日 1 次，10 次为 1 疗程。

（4）禁忌证　①严重心脏病、严重出血性疾病、过敏感的患者及有晕针病史的患者。②常有自发性出血或损伤后出血不止的患者。③皮肤有感染、溃疡、瘢痕、血管瘤或肿瘤的部位，不宜针刺。

（5）注意事项　①患者在过于饥饿、疲劳，精神过度紧张时，不宜立即进行针刺。对身体瘦弱、气虚血亏的患者，进行针刺时手法不宜过强，并应尽量选用卧位。②选择适当的针刺体位，有利于正确取穴和施术，还可防止晕针、滞针和弯针。精神紧张、年老体弱的患者宜采取卧位，不宜采用坐位。③掌握正确的针刺角度、方向和深度，可增强针感，提高疗效，防止发生意外情况。头面部、胸背部及皮薄肉少的穴位，一定要浅刺；四肢、臀、腹及肌肉丰满处的穴位，可适当深刺。④对尿潴留等患者，在针刺小腹部腧穴时，也应掌握适当的针刺方向、角度、深度等，以免误伤膀胱等器官出现意外的事故。⑤严格消毒，穴位局部可用 75% 酒精棉球从里向外绕圈擦拭。施术者的手要用肥皂水洗刷干净，然后用 75% 酒精棉球擦拭。针具可用纱布包扎，放在高压蒸汽锅内灭菌。应做到一穴一针，若能使用一次性针具更佳。

2. 灸法

灸法是以艾绒为主要材料，点燃后直接或间接熏灼体表穴位的一种治疗方法。借助灸火的热力及药物的作用，激发经气，达到防治疾病的目的。灸法具有温经散寒、扶阳固脱、消瘀散结、防病保健的作用，对体质虚弱和风、寒、湿、瘀为重的骨痹患者尤为适宜。艾灸具有祛风除湿、温通经脉、温补气血的功效，局部灸疮对穴位产生持续刺激，继续发挥经穴调节作用，使人体阴阳平衡。艾灸疗法种类很多，常用的有隔物灸、悬灸两大类。现在临床上常用温灸盒。

（1）适应证　阴寒虚损、寒湿内盛、气血亏虚、寒凝血滞的骨痹患者均可使用。

（2）操作方法　取合适体位，暴露施术部位，温灸盒置于所选的施灸部位中央，点燃艾条后，放在施灸穴位上方的灸盒中铁纱上，盖好封盖以调节温度；每次每部位灸 20 ~ 30 分钟，一次可艾灸数穴。以灸后穴位局部皮肤潮红为度。每穴每次艾灸 5 ~ 7 壮，艾灸完后可适量饮用温水。每次选取 3 ~ 4 穴，每日 1 次，10 次为 1 疗程。

取穴：局部压痛点。以膝骨关节炎为例，可配血海、梁丘、犊鼻、膝眼等穴，寒湿重者加足三里、阴陵泉。

（3）禁忌证 ①皮薄、肌少、筋肉结聚处，妊娠期妇女的腰骶部、下腹部，男女的乳头、阴部、睾丸等不要施灸。另外，关节、颜面部位不要直接灸。大血管处、心脏部位、眼球禁灸。②凡暴露在外的部位，不要直接灸，以防形成瘢痕，影响美观。③无自制能力的人如精神病患者等忌灸。④某些传染病，外感或者阴虚内热证，凡脉象数、急者禁灸；抽搐、高热、极度衰竭、形瘦骨弱者不宜灸。⑤极度疲劳、过饱、过饥、酒醉、大汗淋漓、情绪不稳，或妇女经期忌灸。⑥高血压患者头部不宜灸，糖尿病患者艾灸时不可灸伤皮肤以免伤口难以愈合或感染，不可实施疤痕灸。

（4）注意事项 注意关节的防寒保暖，增强体质，肥胖者应适当减轻体重，避免久行、久立。

3. 温针

温针疗法是在毫针针刺后，在针尾加置艾柱，点燃后使其热力通过针身传至体内，以防治疾病的一种方法。主要可达到活血化瘀、加速血液循环、祛风除湿的效果。

（1）适应证 常用于虚寒、痰瘀明显的骨痹患者，一般不用于红肿热痛症状重的患者。

（2）操作方法 取合适体位，暴露施术部位，毫针常规针刺，针刺得气后在针尾装裹如枣核大或小枣子大的艾绒，点火使燃。或用艾卷剪成长约 2cm 的段，插入针尾，点火加温。一般温针燃艾可 1 ~ 3 壮，使针下有温热感即可。留针 15 ~ 20 分钟，然后缓慢起针。每日 1 次，10 次为 1 疗程。

（3）禁忌证 ①热性病（如发热和一切急性感染等）不宜用温针疗法；②高血压不宜用温针疗法；③凡不能留针的病证，如抽搐、痉挛、震颤等均不宜用温针疗法。

（4）注意事项　①针尾上装裹的艾绒一定要装好，以免燃烧时艾团和火星落下，造成烧伤。②如用银针治疗，装裹的艾团宜小，因银针导热作用强。③点燃艾绒时，应先从下端点燃，这样可使热力直接向下辐射和传导，增强治疗效果。④如有艾火落下，可随即将艾火吹向地下，或直接熄灭。同时嘱咐患者不要更动体位，以免针尾上装裹的艾绒一起落下，加重烧伤，同时也为了防止造成弯针事故。为了防止烧伤的发生，可在温针的周围皮肤上垫纸片或毛巾、衣物等。⑤其他注意事项可参考毫针疗法和艾灸疗法。

4. 电针

电针疗法是指在刺入人体穴位的毫针上连接电针机，通以微量电流波以刺激穴位、调整经气，具有调整人体功能，加强止痛、镇痛，促进气血循环，调整肌张力等作用。

（1）不同频率、波形电针分类　电针根据低频脉冲电流的波形、频率不同，其作用亦不同，具体波形及适应证如下。

密波：同频 50 ～ 100 次 / 秒。能降低神经应激功能，止痛，镇静，缓解痉挛；常用于针麻。

疏波：低频 2 ～ 5 次 / 秒。能引起肌肉收缩，提高肌肉韧带张力；适用于各种肌肉、关节、韧带损伤。

疏密波：疏、密波交替，持续时间各约 1.5 秒。能促进代谢、气血循环，改善组织营养，消除炎性水肿，止痛；适用于各种扭挫伤、关节炎、面瘫、肌无力、冻伤等。

断续波：断时，1.5 秒内无电流，续时，1.5 秒通电。密波能提高肌肉组织的兴奋性；适用于痿证、瘫痪。

锯齿波：频率 6 ～ 20 次 / 分。锯齿形波能提高神经肌肉兴奋性，改善气血循环，刺激膈神经；常用于做人工电呼吸，抢救呼吸衰弱患者。

（2）操作方法　取合适体位，暴露施术部位，毫针常规针刺，针刺得气后，在针柄上连接电针机，调节频率及强度，以患者舒适为度。一般治疗 20 分钟，每日或隔天 1 次，10 次为 1 疗程。

（3）适应证　临床上治疗骨痹常使用密波、疏波或疏密波，适用于各种证候的骨痹，如颈椎病、肩周炎、腰椎间盘突出、膝骨关节炎等。

（4）禁忌证　参照毫针针刺，对电流刺激敏感或不能耐受者应慎用或禁用；体内有金属者慎用。

（5）注意事项　①应按所取穴位的安全深度选取针根无剥蚀、针柄无氧化的毫针，针刺时可比一般体针的深度略浅一些，以免通电后由于肌肉收缩致针刺深度发生变化而致意外。②检查电针仪性能是否良好，电针治疗仪的电钮在使用前必须在零位。应根据患者病情需要、体质情况及通电后反应调节电流量，而不要仅根据患者要求盲目加大电量而造成不良后果。③通电时间一般以 20 分钟为宜，可用定时钟定时。④一般不要在胸背部留针，以防通电后针刺深度变化而伤及内脏；心脏附近也应避免使用电针，特别对患有严重心脏病者，更应注意避免电流回路经过心脏；不横跨脊髓通电，以防损伤脊髓甚至发生脊髓休克。⑤对老年人使用电针，因其反应迟钝和骨质疏松，应适当减小电流量以防灼伤和骨折；对于精神患者的治疗，因其不能自述针感、易躁动，使用电针时应固定其体位，并注意其表情和反应，以防意外发生。⑥电针治疗的刺激量大于一般的单纯针刺治疗，因此更应当注意防止晕针。接受电针治疗时，要求体位舒适。过度疲劳、饥饿、恐惧等情况下不宜接受电针治疗，如果必须治疗时最好选用卧位。⑦旧毫针必须常检查和调换，以免引起导电不良，或使用时须将输出电线夹持在针体上。定期检查、修理输出导线，以免发生意外。⑧电针扶突、人迎等某些穴位，注意不可进针太深或电刺激量过大，否则可引起迷走神经反应或颈动脉窦综合征，患者可出现脉率和血压下降，心脏出现期外收缩，面色苍白，出冷汗等一系列证候。如出现这种现象，须立即将针退出或减轻刺激量，一般情况下患者可很快恢复。⑨重视患者个体差异，注意调神，防止意外事故发生。

5.火针

火针是用火烧红的针尖迅速刺入穴内，以治疗疾病的一种方法。早在《灵枢·官针》中记载："焠刺者，刺燔针则取痹也。"火针具有温经通络、祛风散寒的作用。

（1）适应证　此疗法治疗骨痹所致项背、四肢冷痛，怕风怕冷疗效显著。也可用于红肿热痛明显的实热证，以驱邪外出；配合拔罐放血以减压、促进炎症吸收。

（2）操作方法

烧针：现多用乙醇灯烧针。先烧针身，后烧针尖。火针烧灼的程度有三种，根据治疗需要，可将针烧至白亮、通红或微红。若针刺较深，需烧至白亮，否则不易刺入，也不易拔出，而且剧痛；若针刺较浅，可烧至通红；若针刺表浅，烧至微红即可。

进针：取合适体位，暴露施术部位，选穴与消毒后，一般左手持灯，右手持针，靠近施术部位，把针烧红后对准穴位，迅速刺入选定的穴位内，即迅速进针。

针刺深度：火针针刺的深度要根据病情、体质、年龄和针刺部位的肌肉厚薄、血管深浅、神经分布而定。一般四肢、腰腹针刺稍深，可刺 2～5 分深；胸背部穴位针刺宜浅，可刺 1～2 分深；夹脊穴可刺 3～5 分深。火针刺后，用干棉球迅速按压针孔，以减轻疼痛。针孔的处理视针刺深浅而定，若针刺 1～3 分深，可不做特殊处理；若针刺 4～5 分深，可用消毒纱布敷贴，胶布固定 1～2 天，以防感染。1～2 周针刺 1 次为宜。

（3）禁忌证　①火针刺激强烈，孕妇及年老体弱者禁用。②火热证候和局部红肿者不宜用。③高血压、心脏病、恶性肿瘤、凝血功能障碍等患者禁用。

（4）注意事项　①施行火针后，针孔要用消毒纱布包敷，以防感染。②使用火针时，必须细心慎重，动作敏捷、准确，避开血管、肌腱、神经干及内脏器官，以防损伤。③火针必须把针烧红，速刺速起，不能停留，深浅适度。④用本法治疗前，要做好患者思想工作，解除思想顾虑，消除紧张心理，取得患者配合，然后方可进行治疗。

6.穴位注射

穴位注射又称"水针"，是选用中西药物注入有关穴位以治疗疾病的一种方法。穴位注射在骨痹中运用，多是取到止痛的作用。大量的临床数据和实验结果证实，穴位注射与针刺一样，可以兴奋多种感受器，产生针感信号，通过不同的途径到达脊髓和脑，产生诱发电位，这种诱发电位可以有明显的抑制作用。因局部刺激信号进入中枢后，可以激发许多神经元的活动，释放出多种神经介质，其中有 5-羟色胺、内源性吗啡物质，这些物质的释放起到了止痛作用。穴位注射还可以增强体质，预防疾病，主要与针刺可以激发体内的防御机理有关。

（1）适应证　各种类型的骨痹患者，如颈椎病、肩周炎、腰肌劳损、骨质增生、椎间盘突出等。根据患者证候加减选取穴位。

（2）常用药物　维生素制剂：维生素 B_{12}、维生素 D_2 果糖酸钙注射液；中草药制剂：丹参针、当归针、红花针等。

常用穴位：有研究表明，使用频率最高的 4 个主穴依次是足三里、曲池、肺俞和血海，使用频率最高的两个配穴是血海和大椎。

（3）操作方法　患者取正坐位，每次取 2～4 穴，皮肤常规消毒，取 5mL 注射器抽取药物 2mL 左右，刺入穴位，缓慢提插至有针感，抽吸针筒无回血后，注入药液（每穴注入药液 0.2～0.4mL）。

①一般可根据治疗需要，循经络分布走行寻找阳性反应明显的背俞穴、募穴为治疗点。

②根据所选穴位部位不同及用药剂量的差异，选择合适的注射器及针头。

③一般疾病用中等速度推药；慢性疾病、体弱者用轻刺激，推药要慢；急性病、体强者用强刺激，可快速推药。

④每个穴位一次注入药液量，头面和耳穴等处一般为 0.3～0.5mL；四肢及腰背肌肉丰厚处可 2～5mL，并可根据病情和药物以增减。一般采用隔日治疗 1 次，5～10 次为 1 疗程。两个疗程之间可休息 3～5 天。

（4）禁忌证　晕针及药物过敏患者禁用，余同毫针针刺。

（5）注意事项　①严格执行无菌操作，防止感染。注意药物性能，对存在过敏反应的药物需要经过皮试才可以使用。②使用穴位注射时，应该向患者说明本疗法的特点和注射后的正常反应。如注射局部出现酸胀感，4～8小时内局部有轻度不适，或不适感持续较长时间，但是一般不超过1天。③要注意药物的有效期，并检查药液有无沉淀变质等情况，防止过敏反应的发生。注意药物的性能、药理作用、剂量、配伍禁忌、副作用和过敏反应，按操作规程谨慎使用。④熟悉穴位的解剖位置。要避开大动脉、大静脉和神经干选穴。严格掌握针刺角度和深度，脊髓两侧腧穴注射时，针尖斜向脊髓为宜，避免直刺引起气胸。在神经干旁注射时，必须避开神经干，或浅刺以不达神经干所在的深度；如神经干较浅，可超过神经干之深度，以避开神经干；如针尖触到神经干，患者有触电感，立刻退针，改换角度，避开神经干后再注射，以免损伤神经，带来不良后果。⑤药物不宜注入脊髓腔。误入脊髓腔，有损伤脊髓的可能，严重者可导致瘫痪。一般情况下，药液不宜注入关节腔内，以免引起关节红肿、酸痛。高渗葡萄糖不可注入皮下，一定要注入肌肉深部。⑥年老体弱及初次接受治疗者，最好取卧位，注射部位不宜过多，用药量可酌情减少，以免晕针。⑦临床穴位注射操作时，还需因人制宜选择适宜针头，透皮后进针要慢，最好不要直刺，针与皮肤呈45°～75°为宜（按经络循行方向取"迎""随"）。力求穴位准确，但不要过分强求针感。如患者有触电感或针感太重时，应即退针少许，针感减弱后，回抽确认无血，再缓慢注入药液，出针宜缓不宜疾。

7. 放血疗法

中医的放血疗法是以针刺某些穴位或体表小静脉而放出少量血液的治疗方法。具有改善微循环和血管功能、镇痛、提高人体免疫功能的作用，可以阻止炎症过度反应和促进炎症的恢复。临床上常用的方法有三棱针点刺出血、梅花针叩刺出血、毫针散刺出血或刺络后配合拔罐、割治疗法等。此处介绍三棱针点刺出血的操作方法。

（1）常用刺法

腧穴点刺：先在腧穴部位上下推按，使血液聚集穴部，常规消毒皮肤、针尖后，右手持针对准穴位迅速刺入0.3cm，立即出针，轻轻按压针孔周围，使出血数滴，然后用消毒干棉球按压针孔止血。

刺络：用三棱针缓慢地刺入已消毒的较细的浅静脉，使少量出血，然后用消毒干棉球按压止血。

散刺：又叫豹纹刺，严密消毒后可在四周刺出血。

挑刺：左手按压施术部位的两侧，或夹起皮肤，使皮肤固定，右手持针，将经过严格消毒过的腧穴或反应点的表皮挑破，使之出血或流出黏液；也可再刺入0.5cm左右深，将针身倾斜并使针尖轻轻提高，挑断皮下部分纤维组织，然后局部消毒，覆盖敷料。

（2）适应证　此法主要适用于关节红肿热痛明显者。

（3）操作方法　取合适体位，暴露施术部位，常规消毒后，右手拇指、食指持住针柄，中指扶住针尖部，露出针尖1～2cm以控制针刺深浅度。针刺时左手捏住患处或夹持、舒张皮肤，右手持三棱针或梅花针针刺消毒部位，针刺深浅根据局部肌肉厚薄、血管深浅而定。一般每次出血量以数滴至3～5mL为宜。一般而言，新病、实证、热证、体质较强的患者，出血量较大，反之则较少。三棱针法刺激较强，治疗过程中须注意患者体位，以防晕针。每日或隔日治疗1次，1～3次为1疗程。

（4）禁忌证　①体质虚弱、贫血严重及低血压者，慎刺。对于饥饿、疲劳、精神高度紧张者，宜进食、休息、解除思想顾虑后施治。②外伤有大出血者，禁刺。③动脉禁刺。对于重度下肢静脉曲张者，慎刺。一般下肢静脉曲张者，应选取边缘较小的静脉，注意控制出血量。④皮肤有感染、溃疡、瘢痕，不要直接针刺局部患处，可在周围选穴针刺。⑤危重烈性传染病患者和严重心、肝、肾功能损害患者，禁刺；血友病、血小板减少性紫癜等凝血机制障碍患者，慎刺或禁刺。

（5）注意事项　①首先给患者做好解释工作，消除不必要的顾虑。②放血针具及腧穴必须严格消毒，防止感染。③针刺放血时应注意进针不宜过深，创口不宜过大，以免损伤其他组织。划割血管时，只宜划破即可，切不可割断血管。④一般放血量为5滴左右，宜1日或2日1次；放血量大者，1周放血不超过2次。1～3次为1疗程。如出血不易停止，要采取压迫止血。

（三）拔罐疗法

目前常用的罐具种类很多，如竹罐、陶罐、玻璃罐和抽气罐等。其中火罐法最为常用。

1. 适应证　适用于各种证型的骨痹患者，可以根据患者不同证候在适宜的穴位上拔罐以调整经气，具体选穴参照针刺穴位加减选穴。

2. 操作方法　选取合适的体位，暴露施术部位，检查拔罐部位皮肤及火罐罐口是否完好，局部皮肤可用热毛巾擦拭干净，用镊子夹住95%的酒精棉球，点燃后在罐内绕1～3圈再抽出，并迅速将罐子扣在应拔的部位上。可将火罐吸拔留置在施术部位5～10分钟，然后将罐起下。腰背、大腿等大面积部位，可采用走罐法，先在拔罐部位涂一些凡士林油膏等润滑剂，将罐拔住后，在患处上下往返推移，至所拔部位皮肤潮红、充血甚或瘀血时，将罐取下。对于肿胀疼痛明显的部位，可局部刺络拔罐放血，将应拔部位的皮肤消毒后，用三棱针点刺出血或用皮肤针叩刺，然后将火罐吸拔在点刺的部位上，使之出血，加强刺血治疗的作用。一般针后拔罐留置5～10分钟。

3. 禁忌证　①凝血机制不好、有自发性出血倾向或损伤后出血不止的患者，不宜使用拔罐疗法，如血友病、紫癜、白血病等。②皮肤破损、严重过敏或皮肤患有疖疮等传染性疾病者不宜拔罐。③恶性皮肤肿瘤患者或局部破损溃烂、外伤骨折、静脉曲张、体表大血管处、皮肤丧失弹性者，局部皮肤不宜拔罐。④肺结核活动期、重度心脏病、心力衰竭、呼吸衰竭及严重水肿的患者不宜拔罐。⑤重度神经质、全身抽搐痉挛、狂躁不安、不合作者，不宜拔罐。⑥醉酒、过饥、过饱、过渴、过劳者，慎用拔罐。

4. 注意事项　①拔罐时不宜留罐时间过长（一般拔罐时间应掌握在10分钟以内，具体视患者情况而定），以免造成起疱（尤其是患有糖尿病者，应尽量避免起疱所带来的感染几率）。②若在拔罐后不慎起疱，直径在1mm内散发者（每个罐内少于3个），一般不需处理，可自行吸收；但直径超过1mm，每个罐内多于3个或伴有糖尿病及免疫功能低下者，应及时到医院处理。③注意罐的清洁，以防止感染。④拔罐后的 8 小时内尽量不要洗澡，注意防风保暖。

（四）推拿治疗

1. 适应证　骨痹好发于负重关节及活动量较多的关节，推拿手法尤其适宜于累及颈椎、腰椎、膝关节、髋关节的骨痹等，一般来说小关节如手指、足趾关节不做推拿治疗。

2. 操作方法

（1）颈部

1）治疗部位及取穴：枕后部、颈项部、肩背部；风池、颈夹脊、天鼎、肩井、天宗、阿是穴。

2）常用手法：一指禅推法、按法、拔伸法、推法、拿法、按揉法、拨法、扳法。

3）基本操作：患者取坐位，用一指禅推法从风池沿颈项两侧推至颈肩交界处，往返 10～20 遍；用按揉法按揉两侧颈肩部，以椎旁及肩部的压痛点为重点，同时配合颈部的屈伸旋转等被动运动，运动幅度由小逐渐加大，时间 5～8 分钟；用拿法拿肩井，约 1 分钟；用指按法按天鼎、天宗及阿是穴，每穴约 1 分钟。

4）辨证治疗：

颈型颈椎病：有颈椎错缝者，可施颈椎旋转定位扳法整复。

神经根型颈椎病：以轻柔一指禅推法沿放射性神经痛路线循经操作 3～5 分钟，缓解疼痛；做颈椎掌托拔伸法或颈椎肘托拔伸法 1～2 分钟，再缓慢屈伸患者颈部 5～10 次。

脊髓型颈椎病：常规操作中除去颈椎被动运动手法；用按揉法在下肢前侧和后侧操作 6～8 分钟，以松解下肢肌张力。

椎动脉型颈椎病：用拇指按揉法或一指禅推法在两颞部及前额部操作约 2 分钟，用力要轻柔；用扫散法操作 1～2 分钟；用五指拿法拿头部五经 3～5 分钟。

交感神经型颈椎病：用轻巧的一指禅推法或拇指拨法在颈前气管两侧

循序施治 3 ～ 5 分钟，以刺激其深部的椎前肌群，并配合轻巧的颈部后伸运动，使痉挛的椎前肌群放松；若患者以慢性头痛为主要症状，则配合按压百会、太阳、率谷等穴各 1 分钟，并以一指禅偏峰推法或点按法刺激两眼眶内缘 1 分钟；若患者以视力降低为主要表现，则需在拔伸颈椎时适当加大颈部前屈的角度，并以一指禅偏峰推法或点按法刺激两眼眶内缘及双侧风池 1 分钟；若患者以胸闷、心悸为主要临床特点，则以轻柔的一指禅推法或拇指拨法沿前斜角肌、胸小肌推移到胸大肌及诸肋间隙 1 分钟；以掌擦法擦热左侧胸壁，配合点按内关、膻中等穴各 1 分钟。

（2）腰部

1）治疗部位及取穴：脊柱两旁、腰臀、双下肢后侧；环跳、承扶、殷门、委中、承山、阿是穴。

2）常用手法：一指禅、按法、拔伸法、推法、拿法、按揉法、拨法、扳法。

3）基本操作：患者取俯卧位，先用按摩法，术者用两手拇指或掌部自上而下按摩脊柱两侧膀胱经，至患者承扶改用揉捏，下抵殷门、委中、承山；推压法，术者两手交叉，右手在上，左手在下，手掌向下用力推压脊柱，从胸椎至骶椎；滚法，从背、腰至臀腿部，着重于腰部。缓解，调理腰臀部的肌肉痉挛。

然后用俯卧推髋扳肩法，术者一手掌于对侧推髋固定，另一手自对侧肩外上方缓缓扳起，使腰部后伸旋转到最大限度时，再适当推扳 1 ～ 3 次，对侧相同；俯卧推腰扳腿法，术者一手掌按住对侧患椎以上腰部，另一手自膝上方外侧将腿缓缓扳起，直到最大限度时，再适当推扳 1 ～ 3 次，对侧相同；侧卧推髋扳肩法，在上的下肢屈曲，贴床的下肢伸直，术者一手扶住患者肩部，另一手同时推髋部向前，两手同时向相反方向用力斜扳，使腰部扭转，可听到或感觉到"咔嗒"响声，换体位做另一侧；侧卧推腰扳腿法，术者一手掌按住患处，另一手自外侧握住膝部（或握踝上，使之屈膝），进行推腰牵腿，做腰髋过伸动作 1 ～ 3 次，换体位做另一侧。推扳手法要有步骤、有节奏地缓缓进行，绝对避免使用暴力。中央型椎间盘脱出症不适宜用推扳法。

最后用牵抖法，患者俯卧，两手抓床头，术者双手握住患者两踝，用力牵拉并上下抖动下肢，带动腰部，再行按摩腰部；滚摇法，患者仰卧，双髋膝屈曲，术者一手扶两踝，另一手扶双膝，将腰部旋转滚动，1～2分钟。以上手法可隔日1次，10次为1个疗程。

（3）髋部

1）治疗部位及取穴：臀部、髋区、大腿后侧；秩边、承扶、殷门、居髎、环跳、阿是穴。

2）常用手法：滚法、按法、推法、拿法、按揉法、拨法、扳法。

3）基本操作：患者取俯卧位，髋周滚法10～15分钟，柔和沉透；点按、指揉髋周痛点及穴位，视患者病情做髋关节的各方向被动活动，但忌暴力，以患者可忍受为度。

（4）膝部

1）治疗部位及取穴：膝部、大腿前侧、小腿后侧；委中、阿是穴。

2）常用手法：滚法、按法、推法、拿法、按揉法、拨法、扳法。

3）基本操作：根据部位不同，患者选取适宜的姿势。取仰卧位，膝关节伸直，以滚法在髌上方操作，以指揉或掌揉法在髌下、内侧、外侧操作15分钟。拔伸屈膝法：患者取仰卧位，膝关节曲屈90°左右，助手固定住大腿，医者双手握住踝关节先做对抗牵引半分钟左右，在保持牵引力的同时左右扭动2～3次，然后将膝关节尽量屈曲，再恢复至膝关节屈曲90°位，可行2～3遍，最后一遍在保持一定牵引的情况下，助手慢慢放松，使患膝完全伸直。用拿法拿股四头肌及小腿后侧肌肉3～5遍，搓揉膝。推拿的1个疗程以10～15次为宜，隔日或每日1次，疗程间宜休息3～5日。

3.禁忌证

（1）开放性的软组织损伤、某些感染性运动器官病症，如骨结核、丹毒、骨髓炎、化脓性关节炎等。

（2）某些急性传染病，如肝炎、肺结核等；各种出血病，如便血、尿血、外伤性出血等。

（3）皮肤病变的局部，如烫伤与溃疡性皮炎的局部。

（4）肿瘤、骨折早期、截瘫初期。

（5）孕妇的腰骶部、臀部、腹部；女性的经期不宜用或慎用推拿。

（6）年老体弱、久病体虚、过度疲劳、过饥过饱、醉酒之后、严重心脏病及病情危重者禁用或慎用推拿。

4.注意事项

（1）操作者的手保持清洁，经常修剪指甲，不戴饰品，以免操作时伤及受术者皮肤。

（2）治疗室要光线充足，通风保暖。

（3）选取适当的体位，注意手法持久、柔和、有力、均匀、深透、渗透的基本要求。

（4）治疗过程中应随时观察患者对手法治疗的反应，若有不适，应及时进行调整或停止，以防发生意外事故。

（五）针刀治疗

1.适应证

骨痹引起的各种软组织损伤，如颈椎病、腰椎间盘脱出症、骨性关节炎等肌肉、肌腱和韧带的慢性积累性损伤、肌紧张、损伤后遗症；某些脊柱相关性内脏疾病。

2.操作方法

（1）基本操作　①定位：由轻到重触诊病变部位，确定痛点的部位及层次，用指甲压痕或染色剂标记。②消毒：用碘伏做局部皮肤消毒，铺无菌孔巾。③麻醉：以皮肤标记的痛点为中心，0.25%利多卡因2mL局部逐层浸润麻醉。为加强患者术中对针刀操作的反应，目前临床已逐步省略此步骤，可避免过度治疗而避免损伤。④进针：术者带无菌橡皮手套，左手拇指指端垂直按压进针点，右手持针点刺进入皮肤，穿过皮肤时针下有种空虚感，是进入脂肪层的感觉，再缓慢刺入出现第二个抵抗感时，针尖达到筋膜表面，再用力点刺即突破筋膜进入肌肉。⑤松解：根据治疗需要，用针刀在不同的解剖层次进行点刺、切割、剥离。如在筋膜层减张可用针刀在筋膜表面散在点刺3～5针；做条索状粘连松解可沿纵轴方向连续进行线性切割。⑥出针：完成治疗操作后，拔出针刀的同时，用无菌敷料覆盖针孔，术者拇指端垂直按压1～2分钟，用创可贴或无菌纱布封闭针孔48小时。

（2）具体部位操作

1）项痹病（颈型颈椎病）：患者有急性损伤或慢性积累性劳损史，头多向一侧偏歪或反复落枕，颈部活动受限，颈背部疼痛、酸胀、发僵，头颈部活动时有弹响声或钙化组织摩擦音，晨起不适感较重，颈枕部肌肉筋膜韧带附着点处多有压痛及条索状物。X线显示：颈椎生理曲度变小、变直或反张，项韧带可有钙化，椎体呈增生性改变。

治以舒筋活络，通痹止痛。针刀松解增生、肥厚、变性、粘连的软组织。

操作步骤：患者取坐位或俯卧位，头前屈曲30°定点。治疗点选在病变椎体上、下棘突间及两侧旁开1～1.5cm处，刀口线与脊柱纵轴平行，先切开病变椎体棘突上下缘的棘间韧带，然后刺入达关节突、关节囊。刀口线与颈椎纵轴平行，针体垂直于皮肤，刺破深筋膜，刀口线调转90°角，纵切3～5刀出针。如横突结节有损伤点，针刀刀口线与颈椎纵轴平行，针体垂直于横突后结节外侧面，针刺到达骨面后将刀口线调转90°，在横突末端上、下边缘处松解3～5刀，松开部分横突表面的深筋膜。出针后用无菌敷料按压针孔1～2分钟，封闭针孔。

注意事项：针刀在颈部剥离松解治疗时，必须熟悉解剖位置，不可刺入过深，切忌损伤椎动脉和脊髓；摸索进针，小心剥离。

2）肩胛提肌劳损：患者长期低头，有急性损伤史或慢性劳损史；肩胛提肌在颈2至颈3横突的起点或肩胛骨止点处疼痛，肩胛提肌紧张，以上部位可有压痛点，尤以肩胛骨内上角压痛显著；上肢后伸，并将肩胛上提或内旋，引起疼痛加剧，或不能完成此动作。颈、肩胛骨X线片可排除骨性异常。

治以理筋减张，解痉止痛。对肩胛提肌起止点采取减少张力为主、分离粘连为辅的针刀微创松解术。

操作步骤：患者取俯卧位或坐位头部微前曲。如压痛点在肩胛骨内上角的边缘，将刀口线方向和肩胛提肌纵轴平行，针体和背平面成90°角刺入，达肩胛骨面。先纵行剥离，后将针体倾斜，使其和肩胛骨平面成130°角。刀刃在肩胛骨边缘骨面上做纵向切开剥离，1～2次即可出针。如压痛点在颈椎棘突旁，即在棘突旁压痛点处进针刀，刀口线方向和颈椎纵轴平行，达到深筋膜层，点刺3～5次后，出针，无菌敷料按压针孔1～2分钟。术毕，医生一手压住患侧肩部，一手压于患侧枕部，牵拉肩胛提肌1～2次。

注意事项：针刺范围不能过大；在肩胛骨内上角进针刀时，肩胛骨缘较表浅，应紧贴骨面延长，不能过深，防止超过肋间误入胸腔；操作要轻柔，同时注意患者感觉。

3）肩凝症（肩关节周围炎）：患者以40岁以上女性多见，多无外伤史（有外伤史者多为肩部肌肉陈旧性损伤）。肩部疼痛，一般时间较长，且为渐进性；肩部活动时，出现明显的肌肉痉挛，肩部外展、后伸时最为明显。梳头试验阳性。X线片示检查有时可见骨质疏松，冈上肌腱钙化或大结节处有高密度影。

治以舒筋活络，通痹止痛。对肩关节周围痛点进行减张止痛，对局部形成的条索、结节样结缔组织增生粘连进行松解。

操作步骤：患者取坐位或俯卧位。用针刀在喙突处喙肱肌和肱二头肌短头附着点、冈上肌抵止端、肩峰下滑囊、冈下肌和小圆肌的抵止端，分别做切开剥离或纵行疏通剥离，在肩峰下滑囊做通透剥离。如肩关节周围尚有其他明显压痛点，可以在该压痛点上做适当的针刀松解，出针后无菌敷料按压针孔1～2分钟。术后第2天热醋熏洗患肩，并服中药局方五积散加制乳香、制没药、炒苡米等。5天后，如未愈，再进行1次针刀治疗，5次为1疗程。

注意事项：在喙突处治疗时，要摸准喙突尖，指切进针，避免损伤神经血管。冈上肌进针点要避开冈上切迹，防止伤及肩胛上神经。在肱骨结节间沟治疗时,刀口线应平行于肱二头肌长头肌腱方向将粘连松解,勿横向切割。针刀治疗后,患者在术后当天即可开始进行爬墙、体后拉手等功能锻炼。

4)腰痛病(第3腰椎横突综合征):患者有外伤或劳损史。腰痛或向臀部放射,弯腰后直起困难,不能久坐、久立,严重时行走困难。在第3腰椎横突尖部单侧或双侧有敏感局限性的压痛点,位置固定不移,且可触到较长的横突。弯腰试验阳性。

治以活血化瘀,舒筋通络。针刀松解第3腰椎横突尖部的高应力纤维,使第3腰椎横突末端力学平衡得到恢复。

操作步骤:患者取俯卧位。在发作期和缓解期均可用针刀治疗,在第3腰椎横突尖部(即压痛点处)常规消毒,以刀口线和人体纵轴线平行刺入。当针刀刀口接触骨面时,用横行剥离法,感觉肌肉和骨端之间有松动感时出针,以棉球压迫针孔1~2分钟。一般1次治疗即可痊愈,如1次还没有完全治愈,尚存余痛,在5天后再做1次,最多不超过3次。

注意事项:操作时刀口不能离开横突骨面,以防过深误伤腹腔脏器。

5)膝痹病:膝痹病相当于膝骨关节炎。常见于中老年人,一般都有典型的膝半蹲位受伤或反复劳损史。髌骨周围压痛,髌骨活动度小,股四头肌萎缩,屈伸受限,伸膝抗阻力试验阳性,单足半蹲试验阳性,髌骨研磨试验阳性,叩髌试验阳性。少数患者可有关节积液,浮髌试验阳性。脂肪垫增生肥厚而伴压痛、挤压痛及膝过伸痛。X线片示膝关节间隙变窄,软骨下骨硬化及囊样变或关节内有游离体,关节边缘增生明显。

治以舒筋通络,活血导滞。对髌骨周围软组织痛点及肌腱附着点处的增生肥厚部位松解减张,恢复膝关节的动态稳定。

操作步骤:患者仰卧位、屈膝90°,令足底放平于治疗床上,膝部痛点定位。髌骨周围的痛点和压痛点都是软组织损伤的病变部位,也是针刀治疗点。伴有髌前皮下滑囊炎者,用针刀将此滑囊的纤维层切开剥离即可,髌内外侧支持韧带痛点均在髌骨两侧边缘,用切开松解术即可。

3. 禁忌证

（1）严重内脏疾病或体质虚弱不能耐受针刀治疗者。

（2）全身或局部患有急性感染性疾病者。

（3）施术部位有重要神经血管或有重要脏器而施术时无法避开者。

（4）凝血机制不良或有其他出血倾向者。

（5）高血压且情绪紧张者。

4. 注意事项

（1）**手法操作准确**　由于小针刀疗法是在非直视下进行操作治疗，如果对人体解剖特别是局部解剖不熟悉，手法不当，容易造成损伤，因此医生必须做到熟悉欲刺激穴位深部的解剖知识，以提高操作的准确性和提高疗效。

（2）**定位准确**　即选择阿是穴作为治疗点的一定要找准痛点的中心进针，进针时保持垂直（非痛点取穴可以灵活选择进针方式），如偏斜进针易在深部错离病变部位，易损伤非病变组织。

（3）**注意无菌操作**　特别是做深部治疗，重要关节如膝、髋、肘、颈等部位的关节深处切割时尤当注意。必要时可在局部盖无菌洞巾，或在无菌手术室内进行。对于身体的其他部位只要注意无菌操作便可。

（4）**进针要速而捷**　这样可以减轻进针带来的疼痛。在深部进行铲剥、横剥、纵剥等法剥离操作时，手法宜轻，不然会加重疼痛，甚或损伤周围的组织。在关节处做纵向切剥时，注意不要损伤或切断韧带、肌腱等。

（5）**术后处理要妥当**　术后对某些创伤不太重的治疗点可以做局部按摩，以促进血液循环和防止术后出血粘连。

（6）**注意手术好后随访**　针刀对于部分病例短期疗效很好，一般可维持 1～2 个月后或更长时间，但病情易反复，疼痛复发，又恢复原来疾病状态，尤其是负荷较大的部位如膝关节、肩肘关节、腰部等。应注意下述因素：患者的生活习惯、走路姿势、工作姿势等造成复发；手术解除了局部粘连，但术后创面因缺乏局部运动而造成粘连；局部再次遭受风、寒、湿邪的侵袭所致。因此，生活起居尤当注意。

（六）牵引

1. 适应证

（1）牵引主要适应的群体有轻度颈椎病，颈椎间盘突出症，颈椎生理曲度改变，年龄 18 岁以上（年龄过小骨骼尚未发育完全），无严重骨质疏松、椎动脉狭窄；初次发作并且病程较短的患者，一般病程不超过 6 个月。

（2）病程虽长（超过 6 个月），但病状及体征较轻者。

（3）由于其他疾病而不宜施行手术者；轻中度的腰椎间盘突出症、胸腰椎关节突关节紊乱、退行性病变引起的腰痛、神经根粘连、神经根关节卡压、滑膜嵌顿、腰椎假性滑脱、早期强直性脊柱炎。

2. 操作程序

仪器设备：电动牵引装置或机械牵引装置。

牵引体位：根据患者病情和治疗需要选择坐位或仰卧位。

颈椎的角度：通常在中立位到 30°颈屈位范围内，上颈段病变牵引角度可小些，下颈段病变牵引角度可大些。

应用模式：可选择持续牵引或间歇牵引。具体可根据患者病情需求选择，通常间歇牵引可使患者更为舒适些。

牵引力量：牵引力量的范围应是患者可以适应的范围。通常以患者体重的 7% 为牵引首次力量，适应后逐渐增加。常用的牵引力量范围在 6 ～ 15kg。

治疗时间：大多数为 10 ～ 30 分钟。

频度和疗程：频度 1 次 / 天或 3 ～ 5 次 / 周，疗程为 3 ～ 6 周。

3. 操作方法

（1）颈部牵引　适应于颈部肌肉疼痛导致的痉挛、颈椎退行性疾病、颈椎椎间盘突（膨）出、颈脊神经根受刺激或压迫、椎间关节囊炎、颈椎失稳症和寰枢椎半脱位等。

基本操作：治疗前明确牵引首次重量；根据处方选择患者舒适、放松体位，如坐位、仰卧位等；根据处方确定患者颈部屈曲角度；牵引带加衬，使患者更为舒适，且使牵引力量作用于患者后枕部而非下颌部；将牵引带挂于牵引弓上。

治疗中设定控制参数，包括牵引力量，牵引时间，牵引方式，间歇牵引时的牵引、间歇时间及其比例；治疗调整：每次牵引后，可根据患者牵引后的症状、体征的改变，相应调整牵引体位、角度、力量和时间。

治疗后牵引绳完全放松、所有参数回零后关机；卸下牵引带；询问患者牵引效果及可能的不适，记录本次牵引参数，以作为下次治疗的依据。

（2）腰椎牵引

基本操作：一般采用仰卧屈髋屈膝体位，可尽量减小脊柱应力。牵引力通常以自身体重的一半作为起始牵引重量，根据情况逐步增加，最多可加至相当于患者体重。以间断性牵引为主，每次牵引持续20～30分钟，每日牵引1～2次，15～20天为1疗程。

牵引效果主要由牵引的角度、时间和重量等因素决定。如主要作用于下颈段，牵引角度应稍前倾，可在15°～30°之间；如主要作用于上颈段或环枢关节，则前倾角度应更小或垂直牵引，同时注意结合患者舒适度来调整角度。间歇牵引的重量可以其自身体重的10%～20%确定，持续牵引则应适当减轻，以初始重量较轻、以后逐渐增加为好。牵引时间以连续牵引20分钟，间歇牵引20～30分钟为宜，每天1次，10～15天为1疗程。多数用连续牵引，也可用间歇牵引或两者相结合。

4.禁忌证

（1）颈椎牵引禁忌证　颈椎病伴严重心脑血管疾病者；颈椎严重退行性改变，骨桥形成的患者；颈椎管骨性狭窄超过1/2的患者；严重骨质疏松、椎动脉狭窄患者；年龄低于18岁者；颈椎骨折和椎体滑脱的患者；椎动脉型颈椎病患者；椎管狭窄者；寰枢关节错位者；脊髓型颈椎病者；颈椎体滑脱者。

（2）腰椎牵引禁忌证　中央型腰椎间盘突出，患者双下肢疼痛、麻木，伴有大小便功能障碍及鞍区麻木者；腰椎间盘突出症合并腰椎峡部不连或伴有滑脱者；腰椎间盘突出症伴全身明显衰弱的患者，如心血管、呼吸系统疾病，心肺功能较差的患者；腰椎间盘突出症的孕妇及妇女在月经期者；

腰椎结核、腰椎肿瘤、急性化脓性脊柱炎、腰椎峡部不连、严重腰椎滑脱、椎弓根断裂者；既往有腰椎手术史、股骨头坏死、体质虚弱或过度疲劳者；孕妇及妇女在月经期者，较重度骨质疏松症、脊柱畸形及伴有严重的心、肺、肝、肾疾病或有危险证候的患者。

5. 注意事项

（1）患者牵引前应取下耳机、助听器、眼镜等影响治疗的物品；牵引中应尽可能使颈部及全身放松；如果出现不良反应，应及时报告。

（2）术者熟悉牵引装置的性能，要掌握好颈椎牵引的顺序、牵引的力度，做好牵引前的准备工作。应充分注意个体差异，治疗时密切观察患者状况，根据实际情况做必要的调整，预防不良反应。

（3）一般身体整体状况好、年轻者，重量可大些；体弱、老年人，牵引的时间要短些，重量也要轻些。

（4）首先排除牵引禁忌证，在明确诊断后确需牵引的，在无危险及方向明了的情况下选择牵引。

（5）牵引前要使病患处肌肉筋腱放松，如采用局部按摩、拔火罐、热敷、烤电后，使病患处气血畅通无僵硬感再实施腰牵。急性腰椎间盘突出症应经消炎、活血、脱水治疗后，病情逐渐稳定再选择腰牵。在选择牵引拉力时一定要慎重，从小量开始，若把握不住重量，有可能造成马尾损伤和牵引后突出物增大。

（6）枕颌吊带柔软，捆绑合适：腰椎牵引需胸围捆绑和腰围捆绑，捆绑固定后上下或一侧用力使胸腰分离，以达到牵拉复位的目的。捆绑时一定要松紧合适，如捆绑过紧而增加患者痛苦使肌肉产生紧张，再用力牵引患者会出现胸痛、胸闷气短、胸壁挫伤、肋骨骨折，或牵引后腰背区肌肉酸困疼痛等症状，致使治疗后病情不轻反重，弄巧成拙。捆绑时左右两侧力量一定要平衡均匀，否则会造成腰椎侧弯。

（7）牵拉时力量要均匀，循序渐进，不论快牵还是慢牵都要以患者舒适为度，牵引力不能过大。若牵拉中腰痛或下肢疼痛加重则停止牵引，应改变牵引方式（俯卧位换仰卧位）或另图他策。

（8）牵引后应让患者充分卧床休息，减少负重低头、弯腰等剧烈动作，活动时应颈围、腰围固定。

（七）蜡疗

1. 适应证　主要适用于寒湿瘀血阻络的骨痹患者，红肿热痛症状明显的患者不宜应用。蜡疗通过提升皮肤局部温度，增进血液循环，提高细胞膜的透通性，进一步起到镇痛与解痉作用，温度范围选择 40～50℃。

2. 操作方法

治疗前，将石蜡块加热使之完全熔化，达 80℃以上，备用。

（1）蜡饼法　①将加热后完全熔化的蜡液倒入木盘或搪瓷盘、铝盘中，使蜡液厚 2～3cm，自然冷却至石蜡初步凝结成块（表面 45～50℃）。②患者取舒适体位，暴露治疗部位，下垫棉垫与塑料布。③用小铲刀将蜡块从盘中取出，敷于治疗部位，外包塑料布与棉垫保温。④每次治疗 20～30 分钟。治疗完毕，打开棉垫、塑料布，取出冷却的蜡块并擦去患者皮肤上的汗和蜡块上所沾的汗，把蜡块放回蜡槽内。⑤治疗 1 次 /1～2 天，15～20 次为 1 疗程。

（2）浸蜡法　①将加热后完全熔化的蜡液冷却到 55～60℃，留置于熔蜡槽或倒入搪瓷盆（筒）中。②患者取舒适体位，暴露治疗部位。③患者将需治疗的手（足）涂上一层凡士林后，浸入蜡液后立即提出，蜡液在手（足）浸入部分的表面冷却，形成一薄层蜡膜，如此反复浸入、提出多次，再次浸蜡时蜡的边缘不可超过第一层蜡膜边缘，直到体表的蜡层厚达 0.5～1cm，成为手套（袜套）样，然后再持续浸于蜡液中。④每次治疗 20～30 分钟。治疗完毕，患者将手（足）从蜡液中提出，将蜡膜层剥下，擦去患者皮肤上的汗，把蜡放回蜡槽内。⑤治疗 1 次 /1～2 天，15～20 次为 1 疗程。

（3）刷蜡法　①将加热后完全熔化的蜡液冷却到 55～60℃，留置于熔蜡槽或倒入搪瓷盆（筒）中。②患者取舒适体位，暴露治疗部位。用药酒涂擦患处。③操作者用排笔浸蘸蜡液后在治疗部位皮肤上涂刷，或用长勺舀取蜡液淋浇患处，使蜡液在皮肤表面冷却凝成一薄层蜡膜，如此反复涂刷，直到蜡厚 1 ～ 2cm 时，用塑料布、棉垫包裹保温。④每次治疗 20 ～ 30 分钟。治疗完毕，将蜡块取下，将蜡膜层剥下，用毛巾擦去患者皮肤上的汗和蜡块上所沾的汗，把蜡块放回蜡槽（盆）内。⑤治疗 1 次 /1 ～ 2 天，15 ～ 20 次为 1 疗程。

3. 禁忌证

虚弱高热、恶性肿瘤、活动性肺结核、有出血倾向的疾病、重症糖尿病、甲状腺功能亢进症、慢性肾功能不全、感染性皮肤病患者及孕产妇、婴儿。

4. 注意事项

（1）准确掌握蜡的温度，蜡垫应以其接触皮肤表面温度为准；涂刷时要均匀，动作要迅速，否则容易流出而烫伤皮肤或损伤衣物。

（2）若治疗时患者有疼痛感，应立即检查；做蜡疗时必须先向患者交待清楚；再次浸入蜡液时均不得超过第一层蜡膜的边缘，以免灼伤皮肤。

（3）蜡垫冷却后变硬，应轻拿轻放，防止碰撞或用力折叠，以免蜡垫破裂。加温后要先擦净蜡垫表面水分，再行治疗。

（4）在治疗过程中，必须注意观察和询问患者治疗部位的皮肤情况，如发现有皮疹，应立即停止治疗。其原因多见于蜡质不纯或变质（如高温后引起氧化）；也有对胶布（或油布）过敏者，应酌情处理。

（普勇斌　丁　珊）

参考文献

[1] 张勇，沈霖，杨欢 . 骨痛宁膏治疗膝骨性关节炎（风寒湿阻、气血瘀滞证）临床观察 [J]. 中国中医骨伤科杂志，2007，15（12）：18-20.

[2] 刘春玲，王丰，杜连胜 . "骨伤熥药" 治疗膝骨关节炎（肝肾亏虚证）临床观察 [J]. 中国中医急症，2014，23（2）：321-322.

[3] 杨道银，谢小庆，唐中尧，等 . 复元活血膏治疗膝关节退行性骨关节炎的临床及药效学观察 [J]. 四川中医，2006，24（5）：63-64.

[4] 王守永，王守星，李德宪，等 . 骨痹外敷散治疗膝关节骨性关节炎临床观察 [J]. 吉林中医药，2005，25（8）：26-27.

[5] 刘锦涛，姜宏 . 金黄膏外敷治疗膝骨关节炎的随机、双盲、安慰剂对照临床观察 [J]. 上海中医药杂志，2015，49（12）：31-34.

[6] 何羿婷，方坚，彭剑虹，等 . 雷公藤涂膜剂治疗膝骨关节炎的临床研究 [J]. 广州中医药大学学报，2004，21（4）：278-280.

[7] 郑昱新，詹红生，张琥，等 . 奇正青鹏膏剂治疗膝骨关节炎的随机对照临床研究 [J]. 中国骨伤，2006，19（5）：316-317.

[8] 张宇，解永利，张清涛，等 . 祛瘀止痛膏治疗膝关节骨性关节炎临床观察 [J]. 内蒙古中医药，2011，30（14）：29-30.

[9] 唐刚健，勒荷，勒嘉昌，等 . 不同温度熏洗药对膝关节疼痛和功能的影响 [J]. 中医杂志，2012，53（17）：1472-1474.

[10] 吴广文，张翼，林木南，等 . 海桐皮汤熏洗治疗膝骨性关节炎：与扶他林乳剂的比较 [J]. 中国组织工程研究与临床康复，2010，14（20）：3682-3685.

[11] 郭达，曹学伟，牛维，等 . 金桂外洗方治疗膝骨关节炎 30 例临床研究 [J]. 新中医，2015，47（4）：137-138.

[12] 白克昌，缠双鸾 . 三藤海桐皮汤局部熏洗治疗膝关节骨性关节炎 67 例 [J]. 中医外治杂志，2013，22（1）：14-15.

[13] 朱伟南，叶青合，朱江伟 . 双氯芬酸与骨伤洗剂治疗膝骨性关节炎疗效对比 [J]. 中国医药导报，2011，08（15）：175-176.

[14] 丁文全 . 外洗方骨痛消煎剂治疗膝关节骨性关节炎疗效观察 [J]. 新中医，2011，43（1）：68-69.

[15] 李想，黄磊，张梅刃 . 温经通络方熏洗治疗膝关节骨性关节炎疗效观察 [J]. 中医药导报，2011，17（8）：47-48.

[16] 朱立国，银河，魏戌，等 . 宣痹洗剂治疗膝骨关节炎的疗效观察 [J]. 中国中医骨伤科杂志，2016，24（3）：9-13.

[17] 何帮剑，方针，解光尧，等 . 中药熏洗对膝骨性关节炎患者关节滑液中 MMP-3 和 MMP-13 的影响 [J]. 中医药学报，2011，39（4）：61-64.

[18] 杜科涛，谢辉 . 中药离子导入治疗膝关节骨性关节炎急性加重（阳虚寒凝证）的临床研究 [J]. 中国中医急症，2013，22（2）：310-311.

[19] 冯俊奇，孙超，张永东 . 舒筋止痛液配合离子导入治疗膝骨关节炎 75 例 [J]. 中国中西医结合外科杂志，2014，20（3）：251-253.

[20] 杜科涛，谢辉 . 中药离子导入治疗膝关节骨性关节炎急性加重（阳虚寒凝证）的临床研究 [J]. 中国中医急症，2013，22（2）：310-311.

[21] 洪昆达，李俐，阙庆辉，等 . 天灸治疗阳虚寒凝型膝骨性关节炎的临床研究 [J]. 中华中医药杂志，2012，27（8）：2227-2230.

第五章

骨关节炎的西医治疗

第一节　治疗原则

随着人类平均寿命的增长及人口老龄化时代的到来，骨关节炎已经成为慢性致残的主要原因，如何有效诊治骨关节炎亦成为关乎人类健康的重大问题。骨关节炎的治疗首先应明确诊断，准确采集病史，仔细了解症状，尤其是了解疼痛的时间、性质，缓解和加重疼痛的因素，然后进行诊断性的体格检查，进行必要的实验室、影像学检查等以明确诊断，有助于制定及调整诊疗方案。骨关节炎尚无法根治，当前治疗目标以控制疼痛、延缓疾病的发展、改善关节功能和生活质量、尽可能避免残疾为主。治疗的关键在于早期诊断和早期干预。治疗时应按照疾病的病理进展程度和功能分级、患者的基本情况（如性别、年龄和体重等）、活动功能的要求不同制定个体化的方案。药物治疗与非药物治疗的联合应用是治疗骨关节炎的最佳方法，目前临床常用的治疗方法为药物治疗和手术治疗。

第二节　一般治疗

一、患者教育

患者教育是骨关节炎治疗中最重要的一步。教育计划不仅针对患者，也针对患者家属。患者是治疗决策的一部分，应了解疾病的本质，了解骨关节炎的自然病程及治疗手段，由于疼痛的严重性与个人控制疼痛的能力及其对疼痛的心理反应有关，因此，教育是骨关节炎治疗的最初阶段，使患者意识到骨关节炎是一种普遍的、进展缓慢的疾病，缓解对损伤的担忧。给予患者自我管理策略的建议，使患者认识到功能锻炼等非药物治疗的重要性，合理使用关节保护药和镇痛药的重要性等。开始的治疗应该是关注患者潜能和自我驱动疗法，并且所有的患者都应该接受生活方式的改变，例如改变工作方法、功能锻炼方式和活动步调，坚持各种治疗方法减轻体重，使用合适的矫形与辅助设备。教育技能可获得提高关节功能、增强心理适应能力、增加应对方法、减少去社区医院的次数、改善生活质量等方面的好处。骨关节炎患者因疼痛和日常生活改变可产生情绪障碍，如抑郁、睡眠障碍等，应建议精神科诊治。

二、医疗体育锻炼

肌肉协调运动和肌力增强可减轻关节疼痛症状、改善关节功能。为增强关节周围肌肉的力量和耐力，保持或增加关节活动范围，提高日常活动能力，骨关节炎患者均应循序渐进地进行体育锻炼。锻炼是保守治疗的中流砥柱，股四头肌肌力减弱是膝关节功能受限和残疾的最重要指征，股四头肌肌力减弱常先于膝骨关节炎的发展，并且可能是膝骨关节炎的一项指征。应通过体育锻炼尽早、尽可能避免肌肉萎缩，提高肌力。体育锻炼具有明显的缓解症状、改善关节功能和增强关节稳定性及股四头肌肌力的作用；通过锻炼还能刺激人体组织各种感受器，激活大量运动单位，促进神经肌肉的恢复。总之，骨关节炎患者的体育锻炼不仅能预防肌肉无力，改善肌肉功能，也有利于改善身体健康状况，激活疼痛抑制通路和降低心血管风险。因此，不管年龄、并发症、疼痛强度和残疾程度，锻炼都应该是骨关节炎最关键的初始治疗。体育锻炼通常包括关节活动度的锻炼，拉伸和加强肌力的锻炼，平衡、本体感觉训练，有氧锻炼等。

三、减轻体重

国际骨关节炎研究学会（OARSI）强烈推荐减轻体重，因为肥胖是发生膝骨关节炎的重要危险因素。减轻体重是膝骨关节炎患者减轻疼痛及功能障碍、减少残疾的重要方法。残疾也会因患者体重减轻得以明显改善。骨关节炎症状和体征的改善更多与体重的减轻相关。体重减轻是最有效的骨关节炎非药物干预措施，具体应限制脂肪和热量的摄入，增加身体活动量。

四、关节运动

关节周围的结构，尤其是肌肉会影响骨关节炎的进程，肌肉可维持关节的稳定性。一些治疗性锻炼，如关节的活动度锻炼、拉伸训练，膝关节屈肌、伸肌的肌肉增强项目（如等张、等长、等速的锻炼），有氧锻炼（如步行和太极训练）有益于骨关节炎症状的改善，步行和水上有氧运动（如游泳）对骨关节炎患者也有一定的治疗作用。为维持和改善关节活动度，应由患者本人主动进行关节的非负荷性屈伸和旋转等运动，做肌肉等长运动以增强肌力。如果在运动中出现肢体疼痛或运动后疼痛持续 15 分钟以上者，可适当减少锻炼次数和锻炼强度；适应以后再逐渐增加散步或游泳等户外运动，逐渐增强耐力运动以改善日常活动能力，并有利于消除抑郁和焦虑。不同患者应着重于不同的锻炼方式，如颈椎、腰椎骨性关节炎，可进行轻柔的颈和腰部活动，手部骨关节炎可做抓、握等锻炼。如果锻炼后有持续性疼痛，则应适当降低锻炼强度和缩短锻炼时间。锻炼能减少关节疼痛并提高运动功能，可使骨关节炎患者在肌肉力量、疼痛和身体功能方面得以改善，强化训练对骨关节炎患者起着积极的治疗效果。因此，在骨关节炎的治疗中应重视关节运动。

五、使用矫形器、支具

矫形器可以缓解部分骨关节炎患者的症状，但很多医生和患者都没有重视对它的应用。楔形鞋垫对膝骨关节炎，尤其是伴有膝内翻畸形的患者能有效缓解其症状。足弓垫对于扁平足患者预防和缓解骨关节炎症状均有效。踇外翻矫形器对于骨关节炎患者伴有踇外翻畸形者缓解症状起到重要作用，甚至可以避免外科手术治疗。髌骨带的使用也可以有效减轻膝骨关节炎患者症状。有内侧足弓支持、足跟减振、稳定性好的运动鞋也是很好的矫形器，可有效缓解足骨关节炎患者的症状。

关节支具，尤其是下肢关节支具对骨关节炎的治疗有一定的帮助。膝关节支具的使用可以使膝骨关节炎患者减少疼痛，增加日常活动量。对于有手术指征的骨关节炎患者，初期可考虑保守治疗，如夹板固定等，其中一部分患者症状可得到缓解，避免外科手术治疗。

六、生活调节

日常生活习惯的调节可以减轻骨关节炎患者的症状，可干预的措施主要是针对活动障碍的患者。下肢骨关节炎的患者如髋、膝、踝关节等，需使用坐便器，升高马桶高度，浴室里也需安放椅子。下肢骨关节炎患者行走时需使用拐杖，步行时拐杖可减少髋、膝关节的受力，增加活动量，防止摔倒等。用受累关节的对侧手使用拐杖，行走时拐杖需先行于受累侧肢体。上肢受累的患者可以使用特别设计的开瓶器、厨具等。这些生活上的调节对骨关节炎患者是非常必要的。

第三节　药物治疗

一、缓解症状药物

此类药物能较快地止痛和改善症状，但对骨关节炎的基本病变结构不产生影响。

（一）镇痛药

关节的疼痛并非完全因滑膜炎引起，其他如骨内压增加、软骨下微骨折、骨赘形成、肌肉痉挛和韧带牵拉等原因也可引起关节疼痛。镇痛药和非甾类抗炎药两者的止痛作用并无显著差异，而止痛药的胃肠道不良反应较非甾类抗炎药少，故短期使用足量镇痛药可作为骨关节炎的首选药物；非甾类抗炎药可用于对止痛药无效或不宜使用者，或有明显的关节炎症者。常用的镇痛药有扑热息痛、阿片类药物、辣椒辣素等。

1. 扑热息痛（paracetamol）

扑热息痛无抗炎作用，是骨关节炎止痛的首选药物。它与华法令合用时会延长华法令的半衰期，易引起出血，但其较非甾体类药不良反应少。可与可待因、丙氧酚联用。每天用量不超过 4g，分 4 次口服；每日用量大于 4g 时易引起肝毒性，有肝病或饮酒者应慎用。

2. 阿片类药物（opioids）

治疗骨关节炎疼痛虽有很多选择，但部分患者的疼痛难以完全缓解，此时可考虑使用阿片类药物。阿片类药物包括右旋丙氧酚、可待因和人工合成的曲马多。此类药适用于年龄偏大、骨关节炎程度严重、非甾类抗炎药已无法控制的疼痛或由于自身的其他疾病已不能耐受非甾类抗炎药，又不能耐受关节手术的患者。阿片类药物能明显改善患者症状及患者的精神状态，提高患者的生活质量。这类药品的另一用途是在急性疼痛期时辅助非甾类抗炎药止痛，定期使用后能明显减少患者对非甾类抗炎药的需要量。由于阿片类药物存在潜在的成瘾性，临床应用时一定要严格选择患者。

右旋丙氧酚和可待因的给药方式为口服，因其有一定的成瘾性，一般不单独使用，常与非甾类抗炎药和（或）对乙酰氨基酚合用。

曲马多镇痛效果较长而成瘾性低，故其在临床上的应用较多。曲马多是中枢作用型的止痛药物，是一种人工合成的阿片类拮抗剂，既对中枢神经有鸦片样作用，也有轻度抑制阿片受体的作用，抑制 5- 羟色胺和去甲肾上腺素的重吸收。FDA 批准曲马多用于治疗中度至重度疼痛的患者，或对非甾类抗炎药具有禁忌证的患者，或肾功能不良者，或对口服用药反应不良的患者。并且曲马多适用于在非甾类抗炎药没有能够充分控制症状的情况下的辅助治疗。曲马多给药方式为口服、直肠或肠道外给药等，其作用特点是吸收快，镇痛作用较强，单独使用或与右旋丙氧酚合用。推荐剂量 200 ～ 300mg/ 日，可缓慢增加剂量直至获得理想的镇痛效果，分 4 次应用。常见的不良反应包括恶心、呕吐、眩晕、便秘和嗜睡等。

3. 辣椒碱

本品是于红椒中提取出的具有刺激性的成分，是有效的局部止痛药，通过减少无髓鞘 C 型感觉神经元的 P 物质发挥作用，从而消耗引起外周疼痛感觉的神经递质，达到缓解疼痛目的。本品不良反应少，可有短暂的烧灼样刺痛感觉，痛处反复使用后刺激感觉自然消失。给药方式多为外用，每日可用 4 次，应用 2 ～ 3 天后有较好的疗效。使用辣椒碱的局部皮肤可出现发红现象。辣椒碱若不慎沾在黏膜，或误入眼中，即有相当大的刺激性，使用时可采取戴手套等防护措施。

（二）非甾类抗炎药（NSAIDs）

非甾类抗炎药是治疗骨关节炎的常用药物，对于骨关节炎有确切的止痛效果，对骨关节炎患者的炎性表现如关节疼痛、关节肿胀、关节腔积液及功能活动受限有很好的治疗作用。各类非甾类抗炎药的化学结构虽不同，但是它们的作用机制及药理作用基本相似，即通过抑制环氧化合酶活性，阻止花生四烯酸转化为前列腺素，减少前列腺素合成而具有抗炎、止痛、退热、消肿作用。人体内有两种不同的环氧合酶（COX），即COX-1和COX-2。COX-1是体内正常的酶，主要存在于胃、肾、血小板和内皮细胞中，参与合成正常细胞活动所需的前列腺素，以调节外周血管阻力、保护胃黏膜层、抑制胃酸分泌，能维持肾血流量和调节血小板聚集等生理功能。COX-2是一种诱导酶，主要存在于滑膜细胞、软骨细胞、内皮细胞、巨噬细胞中，在生理情况下，COX-2活性极低，但是在外界刺激因子（如内毒素、炎性因子、细胞因子）的作用下，COX-2能促使炎症介质前列腺素的合成并诱发炎症反应。由于NSAIDs对COX-1的抑制作用，减少正常细胞活动所需的前列腺素，故可出现相应的不良反应，如胃肠道不良反应：恶心、呕吐、腹痛、腹泻、腹胀、食欲不佳，严重者可能出现消化道溃疡、出血、穿孔等；肾脏不良反应：肾灌注量减少，出现水钠潴留、高血钾、血尿、蛋白尿、间质性肾炎，严重者发生肾坏死致肾功能不全；还可引起外周血细胞减少、凝血障碍、再生障碍性贫血、肝功损害等；少数患者发生过敏反应（皮疹、哮喘），以及耳鸣、听力下降、无菌性脑膜炎等。传统的非甾类抗炎药对COX-1和COX-2均有抑制作用，因此既有抗炎、镇痛的作用，也有对胃肠道、肾脏等的损害。而选择性COX-2抑制剂对COX-2的抑制作用明显大于COX-1，胃肠道和肾脏等的不良反应明显少于传统的非甾类抗炎药。根据临床对COX-1和COX-2的选择性不同，现将非甾类抗炎药分为4类，如表5-1所示。

表 5-1　非甾类抗炎药分类

分类	代表药物
COX-1 选择性抑制剂	小剂量阿司匹林
COX 非选择性抑制剂	布洛芬、萘普生、吲哚美辛、双氯酚酸、大剂量阿司匹林等
COX-2 选择性抑制剂：又称 COX-2 倾向性抑制剂（系指在有效治疗剂量时，对 COX-2 的抑制作用明显大于 COX-1，用人全血法测定这类药物对 COX-2 的选择性比对 COX-1 大 20 倍以内）	吡罗昔康、伊索昔康、美洛昔康，以及依托度酸、萘丁美酮等
COX-2 高选择性抑制剂：又称特异性抑制剂（指即使在最大治疗剂量时也不会对 COX-1 抑制，对 COX-2 的抑制作用比对 COX-1 大 100 倍以上）	塞来昔布（西乐葆）、依托考昔等

1. 阿司匹林

阿司匹林小剂量为 COX-1 选择性抑制剂，大剂量为 COX 非选择性抑制剂，是一种历史悠久的解热镇痛药。有镇痛、解热、抗炎、抗风湿、抗血小板凝聚、抗血栓等作用。常见给药方式为口服，治疗骨关节炎用量为大剂量，成人推荐剂量 3 ～ 5g/ 日，分 4 次服。常见的不良反应为胃肠道反应、过敏反应、头痛、眩晕、肝肾损害等。

2. 双氯芬酸

双氯芬酸是 COX 非选择性抑制剂，具有肯定的抗炎、解热、镇痛及抗风湿的作用，至今广泛用于临床，是临床常用的非甾类抗炎药。在缓解骨关节炎患者疼痛方面，疗效和安全性均好，与其他传统非甾类抗炎药疗效相当，对软骨的合成无抑制作用。常见给药方式为口服、肌肉注射，成人推荐剂量 50 ～ 150mg/ 日，分 2 ～ 3 次应用。常见的不良反应主要是消化道不良反应，如消化性溃疡、消化道出血、消化道穿孔、消化道梗阻等。

3. 美洛昔康

美洛昔康是 COX-2 选择性抑制剂，优先抑制 COX-2。该药物到达滑膜液的浓度是血浆浓度的 40% ～ 50%，其游离形式在滑膜液和血浆中的浓度相似，主要通过细胞色素 P450-2C9 代谢，与双氯芬酸的止痛效果相似，但不良反应较双氯芬酸少。常见给药方式为口服，成人推荐剂量 7.5 ～ 15mg/ 日，分 1 ～ 2 次应用。常见的不良反应为头痛、眩晕、皮疹、瘙痒、贫血等，而恶心、呕吐、腹痛、腹泻、便秘等胃肠道反应相对较少。

4. 萘丁美酮

萘丁美酮也是 COX-2 选择性抑制剂，主要用于骨、关节疾病引起的疼痛和软组织炎症，以及一些急性疼痛性疾病。萘丁美酮在在骨关节炎的治疗中主要用于减轻患者的疼痛和缓解炎症。常见给药方式为口服，成人推荐剂量 0.5 ～ 2g/ 日，分 1 ～ 2 次应用。常见的不良反应与美洛昔康相似。

5. 塞来昔布

塞来昔布是 COX-2 高选择性抑制剂，药物主要由细胞色素 P450-2C9 代谢，以无活性形式排出。对骨关节炎的抗炎镇痛作用与其他非甾类抗炎药相似，但胃肠道不良反应发生率明显减低。常见给药方式为口服，成人推荐剂量 100 ～ 400mg/ 日，分 1 ～ 2 次应用，足够治疗剂量连服 5 天后可达到稳定浓度。塞来昔布的吸收具有生理节律，早晨给药的吸收要优于晚上给药。常见的不良反应主要有头痛、眩晕、便秘、恶心、腹痛、腹泻、消化不良、胀气、呕吐等，但发生率较低。

6. 罗非昔布

罗非昔布也是 COX-2 的高选择性抑制剂，在体外抑制 COX-2 的能力是 COX-1 的 1000 倍以上。该药口服后胃肠道吸收很好，药物主要被还原成双氢罗非昔布，不通过细胞色素 P450 途径代谢。对骨关节炎的治疗，罗非昔布产生的抗炎止痛效果与塞来昔布相似。常见给药方式为口服，成人推荐剂量 12.5 ～ 50mg/ 日，分 1 ～ 2 次应用。常见的不良反应与塞来昔布相似。

7. 替尼达帕

替尼达帕为代表的非甾类抗炎药与常规非甾类抗炎药相比，能缓解疼痛，又具有软骨保护的作用。它能调节骨关节炎发病机制中起重要作用的炎性因子的合成及释放，能下调骨关节炎软骨及滑膜中 MMP-1 及 IL-17 的表达，明显抑制骨赘的形成，减少关节软骨面缺损的面积和程度，并能减轻滑膜炎症。

为减少胃肠道不良反应，使用非甾类抗炎药治疗骨关节炎时可加用米索前列醇（前列腺素 E2 类似物）以减少胃肠道不良事件；亦可加用质子泵抑制剂减少服用非甾类抗炎药引起的消化道溃疡。

（三）糖皮质激素

糖皮质激素可抑制滑膜组织合成 IL-1β 和 TNF-α，具有较强的抗炎作用。此外，糖皮质激素还可阻断基质金属蛋白酶的合成和激活，对软骨代谢有一定作用。但若大剂量反复多次使用，将阻碍软骨修复过程，使蛋白聚糖和透明质酸的生物合成下降。而且糖皮质激素的止痛作用强，可使疼痛完全消失，易导致关节的过度使用而加重软骨损伤。所以糖皮质激素不是治疗骨关节炎的基本药物，也不需要全身性应用，只适用于骨关节炎患者伴发滑膜炎出现关节腔积液时使用，做关节腔局部注射使用。关节腔注射长效糖皮质激素可以缓解疼痛、减少渗出，疗效可持续数周至数月。目前适于关节腔注射的糖皮质激素有曲安奈德注射液（每支含 40mg 曲安奈德）、复方倍他米松（得宝松，每支含 5mg 二丙酸倍他米松和 2mg 倍他米松磷酸酯钠盐）和利美达松（每支含地塞米松棕榈酸盐 4mg）等缓释剂，注射 1 次疗效可维持 2～4 周，在同一关节不应反复注射，注射间隔时间不能短于 1 周，1 年之内不超过 5 次。需掌握操作的方法和技巧，关节腔用药出现感染的风险不高，但有可能出现糖皮质激素晶体性滑膜炎，故需严格掌握适应证。

二、慢作用药物（DMOAD）和软骨保护药物

这一类药物起效较慢，一般需治疗数周才见效，但停药后疗效仍可持

续一定时间，同时又能减缓、稳定及逆转骨关节炎软骨降解过程，因此将这类药物也称为改变骨性关节炎病情药物。

1. 双醋瑞因

双醋瑞因又名二乙酰大黄酸，双醋瑞因及其代谢产物大黄酸可抑制引起炎症反应和代谢异常的细胞因子，如白细胞介素 -1、白细胞介素 -6（IL-1、IL-6），肿瘤坏死因子 α（TNF-α）等，抑制其在滑膜中的合成及在软骨细胞中的表达，从而发挥抗炎镇痛作用，还可刺激转化生长因子 β（TGF-β）的生成，促进软骨基质的形成，修复软骨。常见给药方式为口服，成人推荐剂量 50～100mg/ 日，分 1～2 次应用。双醋瑞因起效慢，在服药的前 2～4 周应联合应用其他止痛药或非甾类抗炎药。有轻、中度的胃肠道不良反应。

2. 氨基葡萄糖

氨基葡萄糖是一种天然的氨基单糖，是正常软骨基质和滑液的组成成分。氨基葡萄糖主要有硫酸氨基葡萄糖和盐酸氨基葡萄糖两种，所含氨基葡萄糖含量略有差异，但生物学作用相似。主要成分为"D- 葡糖胺"，是一种小分子化合物，易透过生物膜，对关节软骨有很强的亲和性，可与蛋白聚糖结合，再分泌到软骨细胞外基质，能缓解疼痛，促进功能恢复，延缓患者胫骨关节内侧髁的关节间隙变窄。氨基葡萄糖可改善关节软骨代谢，提高关节软骨修复能力，保护损伤关节软骨，同时缓解骨关节炎疼痛的症状，改善关节功能，延缓骨关节炎病理过程和疾病进程，兼具症状调控和结构调控效应。氨基葡萄糖常见给药方式为口服，发挥疗效较慢，建议在开始服用的前 2 周内，同时服用一种非甾类抗炎药。氨基葡萄糖的不良反应小，主要不良反应是轻度恶心、便秘和嗜睡。与其他药物如抗生素或抗抑郁药并用均无相互作用。由于氨基葡萄糖是葡萄糖衍生物，对于糖尿病或糖耐量异常者应注意其可能出现的潜在影响。

3. 透明质酸

透明质酸在临床上应用广泛，疗效肯定，临床使用的制剂是从鸡冠中提取纯化的。透明质酸是一种大分子散在、线性糖胺聚糖，由葡萄糖醛酸

和 $N-$ 乙酰葡糖胺的重复双糖组成，具有抗炎效应及润滑作用。关节滑液是一种浆性超滤液，其中存在高浓度的透明质酸，由滑膜内衬的 B 细胞合成并分泌进入关节腔，分布于软骨和韧带表面，部分渗至骨层，与蛋白多糖和连接蛋白共同构成蛋白多糖聚合物，直接缓冲滑膜神经末梢而止痛，并刺激滑膜细胞产生正常的透明质酸。向关节腔内注射大分子量透明质酸溶液，可恢复关节组织的黏弹性，重建透明质酸对关节组织的保护作用，减轻滑膜炎症和软骨退变。非药物疗法和止痛药等疗效不佳的骨关节炎患者可采用关节腔内注射透明质酸类制剂治疗。常见给药方式为关节腔内注射，最常见的是膝关节腔注射，也可注射肩、髋、踝关节腔，必须按标准操作流程注射，每周 1 次，4 ～ 6 周为 1 个疗程，注射频率可以根据患者症状适当调整。透明质酸关节腔注射可减轻关节疼痛，增加关节活动度，保护软骨，治疗效果可持续数月。

4. 硫酸软骨素

硫酸软骨素是由 D- 葡萄糖醛酸与 2- 乙酰氨基 -2- 脱氧硫酸 -D- 半乳糖硫酸化组成的糖胺聚糖。硫酸软骨素的口服生物利用度较低，仅为 15% ～ 24%，但吸收后在滑液和软骨中含量高。硫酸软骨素的软骨保护作用的机制主要与其抑制胶原蛋白水解酶、白细胞弹性蛋白酶等对细胞外基质降解，以及刺激蛋白聚糖、透明质酸等的合成有关。用药后能够促进软骨细胞的合成代谢，抑制硫酸软骨素的分解代谢功能，修复和保护关节软骨，从而减轻疼痛，改善关节功能。常见给药方式为口服，成人推荐剂量 1.2 ～ 3.6g/d，分 2 ～ 3 次口服。常见的不良反应主要有胸闷、恶心、牙龈出血等。

5. 基质金属蛋白酶抑制药

基质金属蛋白酶（MMPs）是一组结构相似的蛋白水解酶类，几乎可降解全身各组织的细胞外基质，按底物特性可分为胶原酶（MMP-1、MMP-8、MMP-13）、明胶酶（MMP-2、MMP-9）和基质溶解素（MMP-3、MMP-7、MMP-10）等。正常情况下基质金属蛋白酶与基质金属蛋白酶抑制剂间维持相对平衡，对关节软骨代谢作用重要。而骨关节炎患者，基质金属蛋白酶与基质金属蛋白酶抑制剂之间失衡，造成软骨基质蛋白多肽和胶原过度降解，引起软骨分解。MMP-13 引起的软骨损伤与骨关节炎相似，而 MMP-3 引起的软骨损伤与关节间隙狭窄关系密切，所以抑制这些基质金属蛋白酶可改善骨关节炎病情进展。但同时应注意大部分基质金属蛋白酶不仅破坏关节组织而导致发病，同时也参与关节组织的重塑和修复。

四环素类药物对基质金属蛋白酶有高效抑制作用，且抑制骨关节炎患者关节软骨对外源性 X1 型胶原的消化，使 X1 型胶原裂解减少，显著抑制骨关节炎患者软骨提取物中明胶酶和胶原酶的活性，对 MMP-8 的合成及活性有双重阻断作用，可发挥抗炎效应，抑制 NO 的产生，减少骨的重吸收作用，使骨关节炎软骨的破坏减轻，但此类药物对人体正常菌群有影响。近来又合成了几种只能抑制 MMP，而无抗微生物活性的四环素族药物，以防止对正常菌群的影响，可成为治疗骨关节炎有效、安全的疾病改善类药物，但它仍然不能改善晚期骨关节炎患者由多种因素（如滑膜炎、骨缺血、骨髓损害等）导致的疼痛、肿胀、活动受限、关节畸形等症状。

6. 双膦酸盐

骨关节炎患者的软骨下骨组织缺失，以局部关节软骨退行性改变、骨丢失、骨赘形成、关节畸形及软骨下骨硬化为主要特征，而双膦酸盐的主要作用机制正是抑制破骨细胞溶解矿物质，同时防止矿物质外流，还可抑制胶原酶和前列腺素 E2，从而减少骨赘形成，延缓骨关节炎的病理进程。因此双膦酸盐等抗重吸收药物被认为是治疗骨关节炎慢作用药之一。一般正常人随着年龄增加，由于骨吸收，骨小梁的密度逐步减少，骨小梁之间的距离相应增大。此类药物有明显改善患者骨小梁数量的作用，这必然会减少骨小梁之间的间隙，使局部骨量增加。双膦酸盐还可作用于骨间隔，改善关节软骨代谢微环境，阻止软骨下骨重构，对改善骨结构有利，但双膦酸盐不能防止关节软骨成分降解。双膦酸盐包括羟乙膦酸盐、氯屈膦酸盐、帕米膦酸盐、阿仑膦酸盐、替鲁膦酸盐及利塞膦酸盐等品种。常见给药方式为口服，成人推荐剂量 70mg/ 次，每周 1 次，在清晨空腹时（至少应在早餐前 30 分钟）以 200～300mL 温开水送服，服药后至少 30 分钟内避免躺卧。也有部分药品（如唑来膦酸钠注射液等）可静脉给药。常见不良反应为腹痛、恶心、消化不良、便秘、头痛、头昏等。

7. 过氧化物歧化酶

过氧化物歧化酶正常存在于人和哺乳动物的大多数细胞中，能清除氧代谢过程中产生的副产品如炎性介质超氧化物和氢氧根，从而减少对关节软骨的损害。过氧化物歧化酶起效较慢，疗效持续时间可长达 18 个月。欧美已用于临床，商品名 Orgotein，其不良反应小。

8. 葡糖胺聚糖

葡糖胺聚糖作用机制为直接补给软骨基质成分，刺激蛋白聚糖的合成，对软骨功能起反馈作用，抑制软骨降解，降低软骨中胶原酶活性，抑制降解酶。给患者补充外源性葡糖胺聚糖可减少软骨的损失，恢复软骨的功能，现有戊聚糖多硫酸钠（sodium pentosan polysulfate）、戊聚糖多硫酸钙（calcium pentosane polysulfate）、多硫酸葡糖胺聚糖（glycosaminoglycan polysulfate）等。

9. S– 腺苷基蛋氨酸

S– 腺苷基蛋氨酸是由蛋氨酸和腺苷硫酸盐合成的，在蛋白聚糖的硫化中起重要的辅助作用。在软骨培养中，S– 腺苷基蛋氨酸能增加蛋白聚糖的合成和软骨细胞的分化，故 S– 腺苷基蛋氨酸可缓解骨关节炎的症状，但无抑制软骨破坏的作用。常见给药方式为口服，成人推荐剂量 1.5 ～ 3g/d，分 3 次应用，其不良反应较小。

三、其他药物

1. 维生素类药物

维生素 A、C、D 和 E 对骨关节炎进程有潜在的抗氧化作用。维生素 A 和 D 是细胞成熟和分化的基本成分，参与骨发育，维持上皮组织的完整性；维生素 C 参与胶原产生和葡糖胺聚糖的合成；维生素 C 的缺乏会导致关节软骨细胞外基质的完整性降低，并增加基质的转化率；维生素 E 可能主要通过其抗氧化机制而有益于骨关节炎的治疗。

2. 云克（^{99}Tc–MDP）

云克由微量元素锝（^{99}Tc）和亚甲基二磷酸（MDP）组成，具有消炎、镇痛、免疫调节和软骨修复的作用，临床常用于治疗类风湿关节炎等自身免疫性疾病和骨关节炎。其可使骨关节炎患者的病情明显改善，细胞炎性因子水平降低，且骨关节面修复更快。

3. 雌激素

流行病学表明，50 岁后女性骨关节炎的发病率明显高于男性，且发展迅速，应用雌激素替代治疗，不但对骨关节炎患者蛋白多糖的分解具有抑制作用，而且具有维持关节内部结构稳定性的作用，抑制骨关节炎的发生，降低发病率。特别对于雌激素水平持续低下的绝经后妇女，在激素替代治疗后骨关节炎临床症状可缓解，延缓骨关节炎的发展，减少骨关节炎引起的功能障碍，发挥雌激素替代治疗的作用。

4. 植物及其提取物

（1）鳄梨 / 黄豆的非皂化物　鳄梨 / 黄豆的非皂化物作为一种治疗骨关节炎的药物，可能通过激活软骨下骨的成骨细胞、抑制软骨退化和促进软骨修复来改变骨关节炎患者关节的结构，从而减少进行性关节间隙狭窄，能有效地缓解膝骨关节炎或髋骨关节炎的疼痛，不良反应小，可作为一种食品供应。

（2）生姜提取物　生姜提取物能产生较多的抗炎介质，可作为一种重要的抗炎药物。高纯度的生姜提取物可改善膝骨关节炎患者的疼痛，但生姜治疗骨关节炎的疗效有限、不持久，只能作为一种辅助性的、可供选择的缓解骨关节炎炎症进程的治疗方法。生姜提取物作用缓和，安全性高，仅有恶心、呕吐等少见不良反应。

5. 水解胶原蛋白

水解胶原蛋白是一种由水解的胶原构成的口服药物，与氨基葡萄糖和硫酸软骨素相比，用于治疗骨关节炎的临床应用报道甚少。能有效抑制骨关节炎的发展，这可能是一种具有潜力的、新的保守治疗骨关节炎的方法。

第四节　物理治疗

目前，应用物理疗法治疗骨关节炎备受国内外学者重视，它是一种无创伤、无痛苦的治疗方式，患者易于接受。国内大多应用超短波、中频电、激光、药物离子导入等治疗方法，改善局部的血液循环，促进滑膜炎症的吸收、消散，缓解痉挛，降低骨内高压，提高氧分压，加快关节软骨的新陈代谢。因骨关节炎常伴有滑膜炎症，可使关节内压力升高，阻碍滑膜静脉的血液循环，造成氧分压下降，氧分压下降可使滑膜内层细胞所产生的酸性磷酸酶及颗粒酶增加，引起软骨退变加重。实验证实超短波可延缓骨内高压对骨关节的破坏过程，从而缓解关节疼痛，改善活动。西方国家偏重运动疗法，其主要目的是减轻疼痛，防止关节畸形。单纯的运动疗法已得到肯定，但在病变早期，某些功能训练容易受到限制，不能快速缓解疼痛，这也是其弊端之一。国外也有应用电磁疗法作用于骨关节疾患，动物实验和临床疗效均确凿可信。

1. 红外线疗法

红外线的温热作用可降低神经系统兴奋性，有镇痛、解痉的作用，还可通过反射作用影响全身脏器的功能。红外线辐射热具有消炎、缓解疼痛和促进渗出物吸收的作用。红外线良好的热效应可使血管舒张，加速局部渗出物的排出，从而改善血液循环并缓解疼痛，对于改善骨关节炎患者的疼痛症状和功能方面有一定的疗效。

2. 磁疗

磁疗是使用磁场作用于人体以治疗疾病的一种物理疗法，具有镇痛、镇静、消炎、消肿等作用。当磁场作用于人体时，可影响体内电子运动方向，影响带电离子的分布浓度、细胞膜电位、神经兴奋和抑制，可使细胞膜通透性增强，加速细胞内外物质交换，可对骨关节炎局部疼痛区进行磁疗。电磁法要选用适当磁头，20～30分钟/次，酌定剂量和疗程。磁疗具有促进水肿吸收和使红细胞电泳速度加快的作用，对改善微循环、扩张血管、加快血流速度等有较好效果。

3. 电疗法

临床上常选用的电疗法包括三大类：低频、中频、高频电疗法。电疗法可使人体中的离子浓度发生变化，并对细胞通透性、组织兴奋性、神经系统和末梢血管等产生影响，调整神经系统功能状态使痛觉传导受到抑制或阻断，降低末梢神经敏感性，提高痛阈值，从而达到止痛效果；同时促进血液循环改善，促进组织修复，刺激肌肉组织，引起肌肉收缩，锻炼关节功能。

（1）高频电疗法　临床上将短超波疗法作为常用的一种高频电疗法手段，其具有无创、无不良反应、能明显改善症状等优点。

（2）中频电疗法　主要是立体动态干扰电疗法。研究发现，调制中频电疗法对缓解骨关节炎患者疼痛有持续显著的疗效，特别是对患者生存质量具有十分重要的意义。

（3）低频电疗法　经皮神经点刺激疗法是临床上最常用的一种低频电疗法，对膝骨关节炎有较好的治疗作用，能够对患者的疼痛和行走功能有不同程度的改善。氙光低周波是一种新兴的低频疗法，能够改善患者疼痛的症状，减轻疾病对患者工作和生活的影响。

4. 超声波疗法

超声波作用于人体时，在行波场和驻波场交替出现正压和负压的机械作用，使之产生压缩、伸张和加速度，从而产生细微按摩作用、温热效应，促进生物化学效应等。中等剂量的超声波可促使软组织和胶原纤维束分散，增生的组织延长，使粘连松解。超声波能促进细胞增殖、蛋白质合成，刺激胶原和细胞因子生成。其机制是激发缺损部位的修复组织，延缓早期骨关节炎的病变进展。

5. 体外冲击波疗法

体外冲击波主要作用为延缓骨质增生、促进骨修复。冲击波治疗有较强的成骨效应，能补充干细胞而引导组织生长，促进碎骨片及坏死的组织吸收，释放成骨蛋白，使间充质细胞分化、增殖，刺激肌腱、腱周，缓解骨痛。

6.水疗法

水疗法包括温泉、热水浴、水中运动等，主要通过水的温度作用、机械作用和化学作用等，减轻关节所受负担及压力，促进血液循环，缓解粘连，软化组织，修复损伤关节，并具有确切的止痛作用。

第五节　外科治疗

早期外科治疗主要是针对引起骨关节炎的原因，中期主要是关节镜冲洗清理，晚期主要是关节置换。

1.改变关节负荷

改变骨关节的负荷可以减轻症状并促进新的关节面形成，肌肉松解术和截骨术是常用的两种方法。肌肉松解术临床开展很少，截骨术可以减轻疼痛，可增加关节间隙，还可以改变关节面的力线，使得本来对合的关节面分离，或者形成的新的关节软骨面与裸露的骨对合，在影像上表现为关节间隙增加。该手术对髋臼发育不良引起的年轻骨关节炎患者和膝骨关节炎患者非常有效。临床操作上常用放射学上的关节力线和软骨间隙来设计截骨术，并应考虑态力学负荷的分布，以达到关节面的负荷重新分布的效果。

2.关节清理术

临床常采用关节切开或关节镜来行关节清理术，将软骨、半月板碎片取出，对骨赘、退变严重的半月板和关节软骨面、滑膜予磨削，并反复冲洗，去除引起关节机械功能障碍的软骨或半月板碎片，以改善功能、减轻症状。

3.关节成形术

关节成形术现在仅有选择地用于某些退变严重的关节。在切除关节面的同时，将软骨下骨也切除，纤维凝块充填了骨的表面孔隙，随后成为肉芽组织。随着活动，一种坚硬的纤维软骨样组织替代了软的含血管的肉芽组织。纤维软骨组织覆盖在相对应的关节表面，构成了所谓的关节间隙。关节的分离、有限负重也能促使新的关节表面纤维软骨形成。制动和压缩可导致骨化和纤维连接。

4.关节置换术

关节置换术临床常用于晚期骨关节炎的治疗。人工关节置换术要对病变关节病灶进行切除，根据关节的运动学原理，将人工关节的假体安装在准确的位置，使假体获得良好的稳定性，且能恢复关节的正常运动。通过用人造关节代替已无法正常使用的病损关节，解决疼痛、畸形和功能障碍问题，恢复和改善关节运动功能，提高患者生活质量。目前，膝关节置换和髋关节置换是人工关节置换术中最常见的两类手术，而肩关节、肘关节、踝关节等关节置换也在不断发展，取得了良好的结果。

第六节　国际指南和共识

一、美国骨科医师协会治疗共识

综合美国风湿病学会、美国家庭医师学会和美国物理治疗协会的意见，美国骨科医师协会（AAOS）2013 年 5 月 18 日颁布了《膝关节骨关节炎循证医学指南》（第二版）。本研究回顾了超过 10000 篇独立文献，AAOS 使用最佳证据合成来进行循证医学证据分析，经过最广泛的同行专家审查，注重科学证据、医生经验和患者意见，该指南仅包括 15 项推荐意见：

推荐 1

对于症状性膝关节骨关节炎患者，建议参与自我管理项目，包括力量训练、低强度有氧运动、神经肌肉训练和参与与国家指南一致的体力活动。

推荐等级：强烈推荐。

含义：除非出现一个明确且令人信服的替代方案，临床医生应遵循该项建议。

推荐 2

对于症状性膝关节骨关节炎患者，如果体重指数超过 25，建议减肥。

推荐等级：中度推荐。

含义：临床医生应该遵循该项建议，但如果有其他方法符合患者偏好，可以适当调整治疗方案。

推荐 3a

对于症状性膝关节骨关节炎患者，我们不建议使用针灸疗法。

推荐等级：虽然我们没有进行有害性分析，但我们仍然强烈推荐。

含义：除非出现一个明确且令人信服的替代方案，临床医生应遵循该项建议。

推荐 3b

对于症状性膝关节骨关节炎患者，我们既不赞成也不反对他们使用物理疗法（包括电刺激疗法）。

推荐等级：不确定。

含义：医生应根据自己经验决定是否采用这种结果"不确定"的治疗，但应时刻关注评估这类治疗损益比的最新研究以帮助临床决策。患者的意愿是决定治疗的关键因素。

推荐 3c

对于症状性膝关节骨关节炎患者，我们既不赞成也不反对他们使用按摩治疗。

推荐等级：不确定。

含义：医生应根据自己经验决定是否采用这种结果"不确定"的治疗，但应时刻关注评估这类治疗损益比的最新研究以帮助临床决策。患者的意愿是决定治疗的关键因素。

推荐 4

对于症状性膝关节骨关节炎患者，我们既不赞成也不反对他们使用外翻应力支具（使膝内侧间室不负重）。

推荐等级：不确定。

含义：医生应根据自己经验决定是否采用这种结果"不确定"的治疗，但应时刻关注评估这类治疗损益比的最新研究以帮助临床决策。患者的意愿是决定治疗的关键因素。

推荐 5

对于症状性膝关节骨关节炎患者，不建议使用外侧楔形鞋垫。

推荐等级：中度推荐。

含义：临床医生应该遵循该项建议，但如果有其他方法符合患者偏好，可以适当调整治疗方案。

推荐 6

对于症状性膝关节骨关节炎患者，我们不建议使用氨基葡萄糖和软骨素。

推荐等级：虽然我们没有进行有害性分析，但我们仍然强烈推荐。

含义：除非出现一个明确且令人信服的替代方案，临床医生应遵循该项建议。

推荐 7a

对于症状性膝关节骨关节炎患者，我们推荐口服或局部使用非甾体抗炎药或曲马多。

推荐等级：强烈推荐。

含义：除非出现一个明确且令人信服的替代方案，临床医生应遵循该项建议。

推荐 7b

对于症状性膝关节骨关节炎患者，我们既不赞成也不反对他们使用对乙酰基酚、阿片类药物及其他镇痛处理。

推荐等级：不确定。

含义：医生应根据自己经验决定是否采用这种结果"不确定"的治疗，但应时刻关注评估这类治疗损益比的最新研究以帮助临床决策。患者的意愿是决定治疗的关键因素。

推荐 8

对于症状性膝关节骨关节炎患者，我们既不赞成也不反对他们使用关节腔内注射糖皮质激素。

推荐等级：不确定。

含义：医生应根据自己经验决定是否采用这种结果"不确定"的治疗，但应时刻关注评估这类治疗损益比的最新研究以帮助临床决策。患者的意愿是决定治疗的关键因素。

推荐 9

对于症状性膝关节骨关节炎患者，我们不建议使用透明质酸。

推荐等级：尽管没有进行有害性分析，本指南仍然强烈推荐。

含义：除非出现一个明确且令人信服的替代方案，临床医生应遵循该项建议。

推荐 10

对于症状性膝关节骨关节炎患者，我们既不赞成也不反对他们使用关节腔内注射生长因子和 / 或富血小板血浆。

推荐等级：不确定。

含义：医生应根据自己经验决定是否采用这种结果"不确定"的治疗，但应时刻关注评估这类治疗损益比的最新研究以帮助临床决策。患者的意愿是决定治疗的关键因素。

推荐 11

对于症状性膝关节骨关节炎患者，不建议使用注射器灌洗治疗。

推荐等级：中度推荐。

含义：临床医生应该遵循该项建议，但如果有其他方法符合患者偏好，可以适当调整治疗方案。

推荐 12

对于主要诊断为症状性膝关节骨关节炎患者，我们不建议使用关节镜下灌洗和 / 或清理术。

推荐等级：尽管没有进行有害性分析，本指南仍然强烈推荐。

含义：除非出现一个明确且令人信服的替代方案，临床医生应遵循该项建议。

推荐 13

对于合并半月板破裂的膝关节骨关节炎患者，我们既不赞成也不反对在关节镜下行半月板部分切除术。

推荐等级：不确定。

含义：医生应根据自己经验决定是否采用这种结果"不确定"的治疗，但应时刻关注评估这类治疗损益比的最新研究以帮助临床决策。患者的意愿是决定治疗的关键因素。

推荐 14

对于症状性的膝内侧骨性关节炎患者，医生可能可以实施胫骨近端外翻截骨术。

推荐等级：有限。

含义：医生应根据自己的经验决定是否采用该建议，但应高度关注那些反对该项治疗的最新研究。患者的意愿是决定治疗的关键因素。

推荐 15

由于缺乏可信的证据，对于症状性内侧间室膝关节骨关节炎患者，本工作组建议不使用自由浮动的（非固定）间隔装置。

本指南中"强烈推荐"指支持该治疗的循证医学证据质量等级很高。"中度推荐"指该治疗带来的益处超过潜在的损害（如果潜在的损害明显超过治疗的益处则为中度不推荐），但其证据等级相对没前者那么高。"专家共识"指尽管没有相关符合本指南纳入标准的研究证据，但专家们认为该项治疗有益。"不确定"指目前没有相关证据指出该项治疗的损益比如何。

二、欧洲骨质疏松症和骨关节炎临床和经济学会骨关节炎治疗流程

欧洲骨质疏松症和骨关节炎临床和经济学会（ESCEO）于 2014 年公布了膝骨关节炎的治疗流程，基于对膝骨关节炎真实数据的分析，提出了阶梯式的药物治疗流程（图 5-1）。

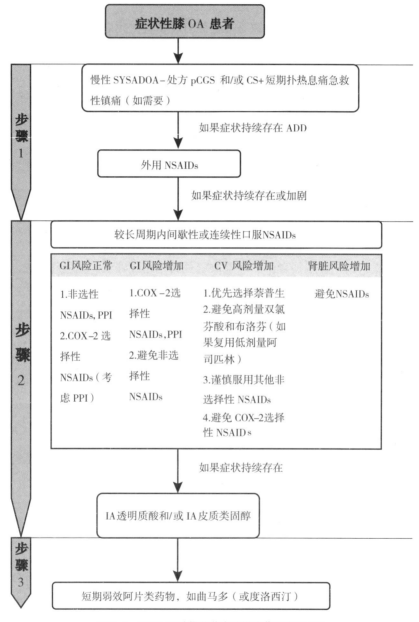

图 5-1 ESCEO 膝骨关节炎阶梯式药物治疗流程

对于症状性膝骨关节炎患者的共识首先建议采用改善骨关节炎症状的慢作用药物（SYSADOAs）进行基础维持治疗，其中有高质量的循证医学证据表明硫酸氨基葡萄糖和硫酸软骨素明确有效。而扑热息痛受限于疗效证据和安全性风险，仅可用于急性镇痛。

当应用慢性 SYSADOA- 处方 pCGS 和 / 或 CS+ 短期扑热息痛急救性镇痛方案后，患者症状无明显改善时，可外用非甾体类抗炎药（NSAIDs）以对症治疗，具有与口服 NSAIDs 同等程度的疗效，且无全身性的安全性隐患。

如果步骤 1 疗效不佳，患者未缓解甚至疼痛进一步加重，ESCEO 共识推荐较长周期内间歇性或连续性口服 NSAIDs，而基于安全性及缺乏长期试验等方面的考虑，建议采用最低有效剂量和控制症状所需的最短用药时间。

此外，针对长周期内间歇性或连续性口服 NSAIDs，共识还强调了几点注意事项：

1. 在单一 NSAIDs 症状控制不佳的情况下，不建议多种 NSAIDs 联合用药。

2.NSAIDs 疗效不佳，在未考虑其他治疗方法的情况下，不建议连续性采用多轮 NSAIDs 治疗。

3. 如果患者对于 NSAIDs 有用药禁忌，或者患者在服用 NSAIDs 后仍有症状，可考虑采用关节内治疗方法。

第七节　治疗的研究进展

一、移植

1. 软组织移植

软组织移植治疗骨关节炎是做关节的清理术后，用筋膜、肌肉、肌腱、骨膜、软骨膜移植于清理或切除的关节表面。软组织移植的成功不仅依赖于关节畸形的严重程度、移植组织的类别，同时也需要术后功能锻炼。这种手术常用于上肢。许多患者术后疼痛有效减轻并保留部分功能。

2.软骨移植

与软组织移植相比，软骨移植有明显的优点，其具有相同的软骨结构和性能。临床已用自体关节软骨移植治疗损伤的关节面，但由于其来源有限，临床大多用异体骨软骨。

二、间充质干细胞修复软骨

间充质干细胞修复软骨等治疗正在进一步研究中，有望应用于临床。来自骨髓的修复细胞首先表现为未分化的间充质干细胞，然后分化为成软骨细胞和软骨细胞。在关节面避免过度负重情况下，会在表面形成软骨样修复组织，通过软骨下骨钻孔的方法植入体内。

三、细胞因子

IL-1几乎在病变的各个方面都发挥了不可忽视的作用，如果能够在骨关节炎病程中终止或减弱IL-1生物学效应的发挥，则可能达到治疗的目的。其次，减少NO的生成，减少滑膜炎症时的表达，阻断凋亡的诱导途径及程序，对骨关节炎病情的控制、症状的减轻有一定作用，可预防或延缓骨关节炎的发生。NO抑制剂的应用可明显减轻关节软骨的损伤，减少骨赘的形成，可用药物调节关节内NO的产生，从而达到治疗骨关节炎的目的。

四、基因治疗

基因治疗是治疗膝关节炎的有效方法之一，目前仍在尝试中。通过基因的添加和修正可控制某些骨关节炎致病基因产物的表达，从而治疗骨关节炎。其方法为通过转基因，提高自身产生抵御有害性因素的能力。骨关节炎的基因治疗在动物模型中已取得了肯定的疗效。

（顾玲丽）

参考文献

[1] 蔡辉，姚茹冰，郭郡浩 . 新编风湿病学 [M]. 北京：人民军医出版社，2007.

[2] 庞坚，曹月龙，徐宇，等 . 非甾体抗炎药治疗骨关节炎的现状与展望 [J]. 中国中医骨伤科杂志，2006，14（5）：75-76.

[3] 袁普卫，杨威，康武林，等 . 骨关节炎的康复治疗研究进展 [J]. 风湿病与关节炎，2016，5（2）：64-65.

[4] 孙嘉利，单守勤 . 骨关节炎的物理治疗进展 [J]. 中国疗养医学，2014，23（2）：110-111.

[5] 吕厚山，孙铁铮，刘忠厚 . 骨关节炎的诊治与研究进展 [J]. 中国骨质疏松杂志，2004，10（1）：7-19.

[6] 段戡，袁长深，周江南 . 骨关节炎改善病情药物国外研究进展 [J]. 中国现代医学杂志，2008，18（20）：2980-2981.

[7] 陈禾凤，杨婉花 . 骨关节炎慢作用药物及软骨保护药的研究进展 [J]. 医药导报，2014，33（5）：645-647.

[8] 严雪港，鲍同柱 . 骨关节炎药物治疗现状及作用机制 [J]. 医学综述，2009，15（8）：1199-1202.

[9] 陈富周 . 骨关节炎治疗的进展 [J]. 中国现代医学杂志，2004，14（21）：143-145.

[10] 肖壮，唐涛，孙先润，等 . 骨关节炎治疗药物的研究进展 [J]. 中国药房，2016，27（35）：5038-5039.

[11] 陈庆奇，龚敬乐 . 基于国内外指南的适用于我国全科医疗的膝骨关节炎诊治流程 [J]. 中国全科医学，2016，19（2）：125-126.

[12] 栗占国，唐福林 . 凯利风湿病学 [M].8 版 . 北京：北京大学医学出版社，2011.

第六章

骨关节炎的常用中药与方剂

第一节　常用中药

1. 独活

【性味归经】辛、苦，微温。归肾、膀胱经。

【功能主治】祛风除湿，通络止痛。

本品辛散苦燥，气香温通，功善祛风湿，止痹痛，为治风湿痹痛主要药物，凡风寒湿邪所致之骨痹，无论新久，均可应用；因其主入肾经，性善下行，尤以腰膝、腿足关节疼痛属下部寒湿者为宜。治疗感受风寒湿邪所致的风寒湿痹诸症，如肌肉、腰背、手足疼痛等，常与当归、白术、牛膝等配伍应用，如独活汤（《活幼新书》）；若与桑寄生、杜仲、人参等配伍，可用于治疗痹证日久正虚，腰膝酸软，关节屈伸不利者，如独活寄生汤（《备急千金要方》）。

【用法用量】煎服，10 ～ 15g。外用，适量。

【古籍摘要】

①《汤液本草》："独活，治足少阴伏风，而不治太阳，故两足寒湿，浑不能动止，非此不能治。"

②《本草正》："专理下焦风湿，两足痛痹，湿痒拘挛。"

③《本草求真》："独活，辛苦微温，比之羌活，其性稍缓，凡因风干足少阴肾经，伏而不出，发为头痛，则能善搜而治矣，以故两足湿痹，不能动履，非此莫痊，风毒齿痛，头眩目晕，非此莫攻……因其所胜而为制也。且有风自必有湿，故羌则疗水湿游风，而独则疗水湿伏风也……羌有发表之功，独有助表之力。羌行上焦而上理，则游风头痛、风湿骨节疼痛可治，独行下焦而下理，则伏风头痛、两足湿痹可治。"

【现代研究】

抗炎作用：独活挥发油可抑制 $N-$ 脂肪酰基乙醇胺水解酶的活性，升高细胞内棕榈酸乙醇胺的水平，降低炎症因子 TNF-α、IL-6 蛋白的表达，从而发挥抗炎作用。独活乙醇提取物可抑制环氧化酶 -2（COX-2）的活性而发挥抗炎作用。

2.羌活

【性味归经】辛、苦，温。归膀胱、肾经。

【功能主治】解表散寒，祛风胜湿，止痛。

本品辛散祛风、味苦燥湿、性温散寒，有较强的祛风湿、止痛作用，常与其他祛风湿、止痹痛药配伍，主治风寒湿痹，肢节疼痛。因其善入足太阳膀胱经，以除头项肩背之痛见长，故上半身风寒湿痹、肩背肢节疼痛者尤为多用，常与防风、姜黄、当归等药同用，如蠲痹汤（《是斋百一选方》）；若风寒、风湿所致的头风痛，可与川芎、白芷、藁本等药配伍，如羌活芎藁汤（《审视瑶函》）。

【用法用量】煎服，10～15g。

【古籍摘要】

①《药性论》："治贼风，失音不语，多痒血癞，手足不遂，口面㖞斜，遍身顽痹。"

②《珍珠囊》："太阳经头痛，去诸骨节疼痛。"

③《本草品汇精要》："主遍身百节疼痛，肌表八风贼邪，除新旧风湿，排腐肉疽疮。"

【现代研究】

抗炎镇痛作用：通过小鼠福尔马林致痛实验和二甲苯致小鼠耳郭肿胀实验表明，羌活水煎液有较好的抗炎镇痛作用。化合物－靶点作用网络直观显示了羌活的抗炎镇痛作用，其主要药效物质基础为香豆素苷类化合物活性成分群，可溶于水。

3.防风

【性味归经】辛、甘，微温。归膀胱、肝、脾经。

【功能主治】祛风解表，胜湿止痛，止痉。

本品辛温，功能祛风散寒，胜湿止痛，为较常用之祛风湿、止痹痛药。治疗风寒湿痹，肢节疼痛，筋脉挛急者，可配伍羌活、独活、桂枝、姜黄等祛风湿、止痹痛药，如蠲痹汤（《医学心悟》）；若风寒湿邪郁而化热，关节红肿热痛，成为热痹者，可与地龙、薏苡仁、乌梢蛇等药同用。

【用法用量】煎服，10～15g。

【古籍摘要】

①《神农本草经》："主大风头眩痛，恶风，风邪，目盲无所见，风行周身，骨节疼痹，烦满。"

②《名医别录》："主治胁痛、胁风头面去来，四肢挛急，字乳金疮内痉。"

③《药类法象》："治风通用。泻肺实，散头目中滞气，除上焦风邪。"

【现代研究】

①镇痛作用：防风主要成分含有色原酮类、香豆素类、有机酸、多糖类、聚炔类、甾醇类等。防风根及根茎可使乙酸所致小鼠扭体次数减少，有较好的镇痛作用。

②免疫调节作用：防风多糖能够促进体外培养的巨噬细胞释放 IL-1β 和 IL-8 等细胞因子，提示其免疫调节功能的药理作用可能与其多糖组分刺激巨噬细胞释放细胞因子有关。

4. 桂枝

【性味归经】辛、甘，温。归心、肺、膀胱经。

【功能主治】发汗解肌，温通经脉，助阳化气。

本品辛散温通，具有温通经脉、散寒止痛之效。治疗肩臂疼痛，可与附子同用，以祛风散寒、通痹止痛，如桂枝附子汤（《伤寒论》）。

【用法用量】煎服，10～15g。

【古籍摘要】

①《医学启源》："《主治秘诀》：去伤风头痛，开腠理，解表，去皮肤风湿。"

②《本草经疏》："实表祛邪。主利肝肺气，头痛，风痹骨节疼痛。"

③《本草备要》："温经通脉，发汗解肌。"

【现代研究】

①抗炎作用：桂枝挥发油能抑制小鼠巨噬细胞（Ana-1）分泌前列腺素 E2（PGE2），促进 IL-1β 和 IL-6 的分泌，并对 IL-1β 诱导的软骨细

胞增殖有促进作用。

②骨保护作用：桂皮醛可能通过下调 RANK 及下游 NFATc1 基因的表达，从而有效抑制激素诱导的破骨细胞的增殖及骨吸收功能。

③双向调节人膝骨关节炎滑膜成纤维细胞增殖：低浓度桂皮醛可促进人膝骨关节炎成纤维滑膜细胞的增殖；中高浓度桂皮醛对膝骨关节炎滑膜细胞增殖的抑制率则随时间和浓度的增加而增大。

5. 威灵仙

【性味归经】辛、咸，温。归膀胱经。

【功能主治】祛风除湿，通络止痛，消骨鲠。

本品辛散温通，性猛善走，通行十二经，既能祛风湿，又能通经络而止痛，为治风湿痹痛要药。凡风湿痹痛，肢体麻木，筋脉拘挛，屈伸不利，无论上下皆可应用，尤宜于风邪偏盛，拘挛掣痛者。可单用为末服，如威灵仙散（《太平圣惠方》）；与当归、肉桂同用，可治风寒腰背疼痛，如神应丸（《证治准绳》）。

【用法用量】煎服，10～15g。外用，适量。

【古籍摘要】

①《开宝本草》："主诸风，宣通五脏，去腹内冷滞，心膈痰水，久积癥瘕，痃癖气块，膀胱宿脓恶水，腰膝冷疼，及疗折伤。"

②《本草汇言》："大抵此剂宣行五脏，通利经络，其性好走，亦可横行直往。追逐风湿邪气，荡除痰涎冷积，神功特奏。"

③《药品化义》："灵仙，性猛急，善走而不守，宣通十二经络。主治风、湿、痰壅滞经络中，致成痛风走注，骨节疼痛，或肿，或麻木。"

【现代研究】

①抗炎镇痛作用：威灵仙抗炎作用的主要有效成分是皂苷。复方威灵仙合剂及威灵仙水提液、注射液和大剂量煎剂都能减少冰醋酸引起的小鼠扭体次数，表现出显著的镇痛作用。

②免疫抑制作用：威灵仙水煎液可降低佐剂性关节炎小鼠血清溶血素的含量及抑制模型小鼠体内淋巴细胞的转化，表明威灵仙水煎液对实验小

鼠免疫功能有抑制作用。

6. 川乌

【性味归经】辛、苦，热；有大毒。归心、肝、肾、脾经。

【功能主治】祛风除湿，温经止痛。

本品辛热升散苦燥，"疏利迅速，开通关腠，驱逐寒湿"，善于祛风除湿、温经散寒，有明显的止痛作用，为治风寒湿痹证之佳品，尤宜于寒邪偏盛之痹痛。治寒湿侵袭，历节疼痛，不可屈伸者，常与麻黄、白芍、甘草等配伍，如乌头汤（《金匮要略》）；若与草乌、地龙、乳香等同用，可治寒湿瘀血留滞经络，肢体筋脉挛痛，关节屈伸不利，日久不愈者，如活络丹（《太平惠民和剂局方》）。

【用法用量】多在炮制后用。煎服，1.5～3g；宜先煎、久煎 3 小时以上。外用，适量。

【用药禁忌】生品内服宜慎，孕妇禁用，不宜与半夏、瓜蒌、天花粉、贝母、白蔹、白及同用。

【古籍摘要】

①《神农本草经》："主中风、恶风洗洗，出汗，除寒湿痹，咳逆上气，破积聚、寒热。"

②《长沙药解》："乌头，温燥下行，其性疏利迅速，开通关腠，驱逐寒湿之力甚捷，凡历节、脚气、寒疝、冷积、心腹疼痛之类并有良功。"

③《本草正义》："乌头主治，温经散寒，虽与附子大略相近，而温中之力较为不如。且专为祛除外风外寒之响导者。"

【现代研究】

抗炎镇痛作用：有研究通过数据库检索初步获得了川乌具有抗炎活性的代表成分乌头碱类的作用靶点，根据川乌抗炎活性代表成分乌头碱这个靶点构建其蛋白互作网络，并对网络进行了模块分析，阐释了川乌抗炎作用机制主要与前列腺素代谢过程、趋化因子介导的白细胞趋化作用有关。从黄花乌头中分离出的多糖类成分能明显抑制角叉菜胶诱导的大鼠后爪肿胀，并且通过介导 NF-κB 信号剂量依赖性地抑制脂多糖诱导的白细胞介

素 -1β、IL-6、TNF-α 和一氧化氮合酶的基因表达。

附药：草乌

草乌为毛茛科植物北乌头 *Aconitum kusnezoffii* Reichb. 的干燥根。性味归经、功效、临床应用、用法用量、使用注意与川乌同，而毒性较川乌更强。

7. 伸筋草

【性味归经】微苦、辛，温。归肝、脾、肾经。

【功能主治】祛风除湿，舒筋活络。

本品辛散、苦燥、温通，能祛风湿，入肝尤善通经络。治风寒湿痹，关节酸痛，屈伸不利，可与羌活、独活、桂枝、白芍等配伍；若肢体软弱，肌肤麻木，宜与松节、寻骨风、威灵仙等同用。

【用法用量】煎服，10～15g。外用，适量。

【古籍摘要】

①《本草拾遗》："主人久患风痹，脚膝疼冷，皮肤不仁，气力衰弱。"

②《生草药性备要》："消肿，除风湿。浸酒饮，舒筋活络。其根治气结疼痛，损伤，金疮内伤，去痰止咳。"

【现代研究】

①抗炎镇痛作用：伸筋草不同提取物均能有效降低血清中细胞因子 TNF-α、IL-1β 和 IL-6 的含量，发挥抗炎镇痛作用。

②免疫抑制作用：伸筋草不同提取物对佐剂性关节炎大鼠均能有效降低血清中细胞因子 TNF-α、IL-1β 和 IL-6 的含量，从而减轻关节炎症。

8. 海风藤

【性味归经】辛、苦，微温。归肝经。

【功能主治】祛风除湿，通络止痛。

本品辛散、苦燥、温通，为治风寒湿痹，肢节疼痛，筋脉拘挛，屈伸不利的常用药。每与羌活、独活、桂心、当归等配伍，如蠲痹汤（《医学心悟》）。亦可入膏药等剂型中外用。

【用法用量】煎服，10～15g。外用，适量。

【古籍摘要】

《本草再新》："行经络，和血脉，宽中理气，下湿除风，理腰脚气，治疝，安胎。"

【现代研究】

抗炎作用：海风藤提取物对寡聚体和纤丝状 Aß1-42 激活的小胶质细胞在基因水平上释放炎性因子 IL-1β 及 TNF-α 均有较明显的抑制作用。

9.青风藤

【性味归经】苦、辛，平。归肝、脾经。

【功能主治】祛风除湿，通络止痛。

本品辛散苦燥，有较强的祛风湿、通经络作用。治风湿痹痛，关节肿胀，或风湿麻木，单用即效；亦常与防己配伍，加酒煮饮（《普济方》）；或与红藤、防风、桂枝等同用。肩臂痛可配姜黄、羌活等；腰膝痛可伍独活、牛膝等。

【用法用量】煎服，5～15g。外用，适量。

【古籍摘要】

①《本草纲目》："治风湿流注，历节鹤膝，麻痹瘙痒，损伤疮肿。入药酒中用。"

②《本草汇言》："散风寒湿痹之药也，能舒筋活血，正骨利髓，故风病软弱无力，并劲强偏废之证，久服常服，大建奇功。"

【现代研究】

①抗炎作用：青藤碱新型衍生物能显著抑制炎症因子 IL-1β 和 IL-6 的表达在转录和翻译的水平，并在适当剂量可使二甲苯致小鼠局部耳水肿减轻，表现出最有效的抗炎活性。

②免疫抑制作用：青藤碱对脂多糖及 IL-4 诱导下巨噬细胞向 M1、M 型极化具有抑制作用，青藤碱对于 M1/M2 亚型的失衡具有调节作用，有利于维持其动态平衡。

10. 昆明山海棠

【性味归经】苦、辛，温；有大毒。归肝、脾、肾经。

【功能主治】祛风除湿，祛瘀通络，续筋接骨。

本品辛散苦燥温通，能"行十二经络"，善祛风湿、通经络而止痛，为治风寒湿痹日久关节肿痛麻痹良药。可单用酒浸、煎服或与鸡血藤等配伍。如《滇南本草》与当归、川牛膝、羌活、木瓜配伍酒浸，治筋骨疼痛，瘫痪痿软。

【用法用量】煎服，根 5 ～ 15g，茎枝 20 ～ 30g，宜先煎；或酒浸服。外用，适量。

【用药禁忌】孕妇禁服；小儿、育龄期妇女慎服；不宜过量或久服。

①《云南中草药》："本品有剧毒，不可多服。忌酸、冷、鱼腥、豆类。中毒可用茶叶煎水服解救。"

②《中国民族药志》："忌食牛肉、羊肉、蛋类。"

【古籍摘要】

①《滇南本草》："治筋骨疼痛，风湿寒痹，麻木不仁，瘫痪痿软，湿气流痰。"

②《全国中草药汇编》："祛风除湿，活血散瘀，续筋接骨。主治风湿性关节炎，跌打损伤，半身不遂，腰肌劳损；外用治骨折，外伤出血。"

【现代研究】

①抗炎作用：昆明山海棠通过抑制外周血、滑膜组织中的缺氧诱导因子 -1α（HIF-1）表达或降低血清中白细胞介素 -6（IL-6）、IL-17、γ 干扰素（IFN-γ）、IL-1β、肿瘤坏死因子 $-\alpha$（TNF-α）等细胞因子水平来抑制滑膜细胞和炎症细胞生长，从而产生抗炎作用。

②镇痛作用：能延长热板法小鼠舔足时间，显著减少醋酸所致的小鼠扭体次数，有明显的镇痛作用。

③免疫抑制作用：中、高剂量昆明山海棠对 2,4 二硝基氟苯诱导的昆明种小鼠迟发型超敏反应具有较好的免疫抑制作用，并表现出一定的量效关系。

11. 附子

【性味归经】辛、甘，大热；有毒。归心、肾、脾经。

【功能主治】回阳救逆，补火助阳，散寒止痛。

本品气雄性悍，走而不守，能温经通络，逐经络中风寒湿邪，故有较强的散寒止痛作用。凡风寒湿痹周身骨节疼痛者均可用之，尤善治寒痹痛剧者，常与桂枝、白术、甘草同用，如甘草附子汤（《伤寒论》）。

【用法用量】煎服，3～15g。本品有毒，宜先煎 0.5～1 小时，至口尝无麻辣感为度。

【用药禁忌】孕妇禁用。不宜与半夏、瓜蒌、天花粉、贝母、白蔹、白及同用。

【古籍摘要】

①《神农本草经》："主风寒咳逆邪气，温中，金疮，破癥坚积聚，血瘕，寒湿踒躄，拘挛膝痛，不能行步。"

②《本草正义》："附子，本是辛温大热，其性善走，故为通十二经纯阳之要药，外则达皮毛而除表寒，里则达下元而温痼冷，彻内彻外，凡三焦经络，诸脏诸腑，果有真寒，无不可治。"

【现代研究】

①抗炎作用：附子所含苯甲酰乌头原碱在 20～30μmol/L、苯甲酰中乌头原碱和苯甲酰次乌头原碱在 40～160μmol/L 剂量下能明显抑制脂多糖刺激的巨噬细胞 RAW264.7 释放肿瘤坏死因子 -α 和白细胞介素 -6，证明附子中 3 种乌头原碱对 LPS 刺激的巨噬细胞均有抗炎作用。附子不同炮制品中以黑顺片降低二甲苯所致小鼠耳肿胀作用最明显，盐附子抗炎作用较弱，制附子抗炎作用效果不明显。

②免疫调节作用：附子中多糖成分对正常小鼠机体免疫能力有增强作用，可以显著提高免疫低下小鼠体液免疫和细胞免疫功能，并回升由环磷酰胺引起的白细胞水平降低。

12. 肉桂

【性味归经】辛、甘，大热。归肾、脾、心、肝经。

【功能主治】补火助阳，散寒止痛，温经通脉，引火归原。

本品辛散温通，能行气血、运经脉、散寒止痛。常与独活、桑寄生、杜仲等同用，治风寒湿痹，尤以治寒痹腰痛为主，如独活寄生汤（《备急千金要方》）。

【用法用量】煎服，1～5g，宜后下或焗服；研末冲服，每次1～2g。

【古籍摘要】

①《汤液本草》："补命门不足，益火消阴。"

②《本草求真》："大补命门相火，益阳治阴。凡沉寒痼冷、营卫风寒、阳虚自汗、腹中冷痛、咳逆结气、脾虚恶食、湿盛泄泻、血脉不通、胎衣不下、目赤肿痛，因寒因滞而得者，用此治无不效。"

【现代研究】

抗炎作用：研究显示，桂皮醛能显著抑制细胞前列腺素 E2、NO、肿瘤坏死因子 –α 的分泌，下调膜相关前列腺素合酶 –1 和环氧合酶 mRNA 表达，以及膜相关前列腺素合酶 –1 诱导型一氧化氮合酶核转录因子 –κ B 蛋白表达，有显著的抗炎作用。

13. 秦艽

【性味归经】辛、苦，平。归胃、肝、胆经。

【功能主治】祛风湿，清湿热，止痹痛。

本品辛散苦泄，质偏润而不燥，为风药中之润剂。风湿痹痛，筋脉拘挛，骨节酸痛，无问寒热新久均可配伍应用。其性偏寒，兼有清热作用，故对热痹尤为适宜，多配防己、牡丹皮、络石藤、忍冬藤等；若配天麻、羌活、当归、川芎等，可治风寒湿痹，如秦艽天麻汤（《医学心悟》）。

【用法用量】煎服，5～10g。

【古籍摘要】

①《神农本草经》："主寒热邪气，寒湿风痹，肢节痛，下水，利小便。"

②《名医别录》："疗风无问久新，通身挛急。"

③《冯氏锦囊秘录》："秦艽，风药中之润剂，散药中之补剂，故养血有功。中风多用之者，取祛风活络，养血舒筋。盖治风先治血，血行风自灭耳。"

④《本草经疏》："秦艽，苦能泄，辛能散，微温能通利，故主寒热邪气，寒湿风痹，肢节痛，下水，利小便。"

【现代研究】

抗炎镇痛作用：能够抑制二甲苯致小鼠耳郭肿胀、醋酸致小鼠毛细血管通透性的增加及小鼠棉球肉芽肿的形成，有较好的抗炎作用，其机制可能与抑制炎性因子的渗出、消除自由基和抑制脂质过氧化有关。秦艽醇提物能降低二甲苯炎症模型小鼠的耳郭肿胀度，对角叉菜胶模型大鼠的急性炎症有一定的抑制作用，可提高小鼠的痛阈，减少冰醋酸致小鼠扭体次数。

14. 防己

【性味归经】苦、辛，寒。归膀胱、肺经。

【功能主治】祛风湿，止痹痛，利水消肿。

本品辛能行散，苦寒降泄，既能祛风除湿止痛，又能清热。对风湿痹证湿热偏盛，肢体酸重，关节红肿疼痛，及湿热身痛者，尤为要药，常与滑石、薏苡仁、蚕沙、栀子等配伍，如宣痹汤（《温病条辨》）；若与麻黄、肉桂、茯苓等同用，亦可用于风寒湿痹，四肢挛急者，如防己饮（《圣济总录》）

【用法用量】煎服，5～10g。

【古籍摘要】

①《名医别录》："疗水肿、风肿，去膀胱热、伤寒、寒热邪气，中风手足挛急……通腠理，利九窍。"

②《本草拾遗》："汉（防己）主水气，木（防己）主风气，宣通。"

③《本草求真》："防己，辛苦大寒，性险而健，善走下行，长于除湿、通窍、利道，能泻下焦血分湿热，及疗风水要药。"

【现代研究】

抗炎作用：在 β-葡聚糖诱导激活核转录因子（NF-κB）、显著提高肿瘤坏死因子-α（TNF-α）和 IL-1β 的小鼠巨噬细胞中，经粉防己碱处理能下调 NF-κB、TNF-α 和 IL-1β 的表达，从而说明，粉防己碱能降低 β-葡聚糖在巨噬细胞介导的炎症反应。

15. 桑枝

【性味归经】微苦，平。归肝经。

【功能主治】祛风湿，利关节。

本品性平，祛风湿而善达四肢经络，通利关节，痹证新久、寒热均可应用，尤宜于风湿热痹，肩臂、关节酸痛麻木者。《普济本事方》单用煎服治风热痹痛，《景岳全书》一味熬膏治筋骨酸痛，四肢麻木。但因单用力弱，多随寒热新久之不同配伍其他药物。偏寒者，配桂枝、威灵仙等；偏热者，配络石藤、忍冬藤等；偏气血虚者，配黄芪、鸡血藤、当归等。若与柳枝、杉枝、槐枝等配伍外洗，可治风毒攻手足疼痛，皮肤不仁，如桑枝汤（《太平圣惠方》）。

【用法用量】煎服，10～15g。外用，适量。

【古籍摘要】

①《本草图经》："《近效方》云：疗遍体风痒干燥，脚气风气，四肢拘挛，上气，眼晕，肺气嗽，消食，利小便，久服轻身，聪明耳目，令人光泽，兼疗口干。"

②《本草备要》："利关节，养津液，行水祛风。"

【现代研究】

①抗炎镇痛作用：桑皮苷 A 可显著减轻角叉菜胶所致小鼠足浮肿，还能有效地缓解由福尔马林引起的小鼠疼痛反应，说明桑枝具有很好的抗炎止痛作用。

②免疫调节作用：桑枝水提物能够显著提高正常小鼠的胸腺指数和脾脏指数，促进免疫器官发育；提高小鼠腹腔巨噬细胞的吞噬率和吞噬指数，增强免疫机能；提高小鼠淋巴细胞转化率，增强细胞免疫能力；提高小鼠

血溶素含量和溶血空斑，增强体液免疫能力。

16. 细辛

【性味归经】辛，温；有小毒。归心、肺、肾经。

【功能主治】解表散寒，祛风止痛。

本品辛散走窜，宣泄郁滞，上达颠顶，通利九窍，善于祛风散寒，且止痛之力颇强，宜于风湿痹痛等寒痛证。细辛既能散少阴肾经在里之寒邪以通阳散结，又搜筋骨间的风湿而蠲痹止痛，故常配伍独活、桑寄生、防风等以治风寒湿痹，腰膝冷痛，如独活寄生汤（《备急千金要方》）。

【用法用量】煎服，1～3g。细辛有小毒，故临床用量不宜过大，细辛作单味或散末内服不可过钱，如入汤剂便可不拘泥于此。细辛在煎煮30分钟后，其毒性成分黄樟醚的含量能大大下降，不足以引起中毒。

【古籍摘要】

①《药性论》："治咳逆上气，恶风，风头，手足拘急，安五脏六腑，添胆气，去皮风湿痹，能止眼风泪下，明目，开胸中滞，除齿痛，主血闭，妇人血沥腰痛。"

②《神农本草经》："主咳逆，头痛脑动，百节拘挛，风湿痹痛，死肌，明目，利九窍。"

【现代研究】

①镇痛作用：细辛挥发油甲基丁香酚可显著抑制醋酸刺激痛实验小鼠扭体次数，缩短福尔马林刺激痛实验中小鼠Ⅱ相舔足、咬足时间，延长热刺激痛实验中小鼠热痛潜伏期。

②抗炎作用：细辛挥发油甲基丁香酚亦可明显抑制二甲苯所致小鼠耳肿胀程度，有较好的抗炎作用。

17. 海桐皮

【性味归经】苦、辛，平。归肝经。

【功能主治】祛风湿，通络止痛，杀虫止痒。

本品辛能散风，苦能燥湿，主入肝经，能祛风湿，行经络，止疼痛，达病所，尤善治下肢关节痹痛。治风湿痹痛，四肢拘挛，腰膝酸痛，或麻痹不仁，常与薏苡仁、生地黄、牛膝、五加皮等同用，如海桐皮酒（《杂病源流犀烛》）；或与丹参、肉桂、附子、防己等配伍，如海桐皮汤（《圣济总录》）。

【用法用量】煎服，5～15g；或酒浸服。外用，适量。

【古籍摘要】

①《海药本草》："主腰脚不遂，顽痹，腿膝疼痛，霍乱，赤白泻痢，血痢，疥癣。"

②《本草纲目》："能行经络，达病所，又入血分及去风杀虫。"

【现代研究】

①镇痛作用：海桐皮可减少醋酸所致小鼠扭体次数，对小鼠疼痛有抑制作用。

②抗炎作用：海桐皮药液可抑制二甲苯致小鼠耳肿胀程度，对急性炎症具有抑制作用。

18. 络石藤

【性味归经】苦，微寒。归心、肝、肾经。

【功能主治】祛风通络，凉血消肿。

本品善祛风通络，苦燥湿，微寒清热，尤宜于风湿热痹，筋脉拘挛，腰膝酸痛者，每与忍冬藤、秦艽、地龙等配伍；亦可单用酒浸服。

【用法用量】煎服，5～15g。外用，适量，鲜品捣敷。

【古籍摘要】

①《本草纲目》："络石，气味平和，其功主筋骨关节风热痈肿。"

②《要药分剂》："络石之功，专于舒筋活络，凡病人筋脉拘挛不易伸屈者，服之无不获效。"

【现代研究】

①抗炎作用：络石藤总黄酮高剂量组对二甲苯引起的小鼠耳肿胀、角叉菜胶引起的大鼠足趾肿胀有明显抑制作用，表明络石藤总黄酮具有一定的抗炎作用。

②镇痛作用：络石藤总黄酮高剂量组能明显提高小鼠热板反应的痛阈

值，显著减少由乙酸引起的小鼠扭体次数，说明络石藤总黄酮有一定的镇痛作用。

19. 雷公藤

【性味归经】苦、辛，寒；有大毒。归肝、肾经。

【功能主治】祛风湿，活血通络，消肿止痛，杀虫解毒。

本品有较强的祛风湿、活血通络之功，为治风湿顽痹要药，苦寒清热力强，消肿止痛功效显著，尤宜于关节红肿热痛、肿胀难消、晨僵、功能受限，甚至关节变形者。可单用内服或外敷，能改善功能活动，减轻疼痛。亦常与威灵仙、独活、防风等同用，并宜配伍黄芪、党参、当归、鸡血藤等补气养血药，以防久服而克伐正气。

【用法用量】煎汤，10～25g（带根皮者减量），文火先煎1～2小时；研粉内服，0.5～15g/日。外用，适量，研粉或捣烂外敷；或制成酊剂、软膏涂擦。

【用药禁忌】本品有大毒，内服宜慎。凡疮痒出血者慎用。

【现代研究】

①抗炎作用：雷公藤甲素能显著抑制经肿瘤坏死因子-α（TNF-α）刺激的系膜细胞分泌核细胞趋化因子（MCP-1）、细胞间黏附分子（ICAM-1）等促炎因子mRNA及蛋白的表达，发挥抗炎作用。

②免疫抑制作用：雷公藤甲素通过降低荷瘤小鼠脾脏淋巴细胞调节性T细胞比例，以及抑制IL-10、转化生长因子-β等免疫负调控细胞因子的分泌，实现其免疫调节作用，进而抑制荷瘤鼠肿瘤生长，且这种作用随着雷公藤甲素药物浓度的增加、用药时间的延长而增强。

20. 大血藤

【性味归经】苦，平。归大肠、肝经。

【功能主治】清热解毒，活血，祛风，止痛。

本品有活血化瘀、祛风活络止痛之作用，广泛用于风湿痹痛，腰腿疼痛，关节不利，常与独活、牛膝、防风等药同用。

【用法用量】煎服，10～15g。外用适量。

【古籍摘要】

①《本草图经》："攻血，治血块。"

②《简易草药》："治筋骨疼痛，追风，健腰膝，壮阳事。"

【现代研究】

①镇痛作用：大血藤能显著抑制醋酸所致小鼠疼痛反应，减少扭体次数，延长痛阈潜伏期，体现出较强的镇痛作用。

②抗炎作用：大血藤对二甲苯所致小鼠耳郭肿胀的急性炎症和对棉球所致小鼠肉芽组织增生的慢性炎症均具有较强的抑制作用，说明大血藤对炎症渗出有明显的抑制作用。

21. 土茯苓

【性味归经】甘、淡，平。归肝、胃经。

【功能主治】解毒，除湿，通利关节。

本品甘淡渗利，解毒利湿，通利关节，故可用于湿热蕴结引起的痛风、高尿酸血症、关节肿痛等。常与绵萆薢、萹蓄、蒲公英、车前子同用。

【用法用量】煎服，15～60g。外用适量。

【古籍摘要】

①《本草纲目》："健脾胃，强筋骨，去风湿，利关节，止泄泻。治拘挛骨痛，恶疮痈肿。解汞粉、银朱毒。"

②《本草正义》："土茯苓，利湿去热，能入络，搜剔湿热之蕴毒。其解水银、轻粉毒者，彼以升提收毒上行，而此以渗利下导为务，故专治杨梅毒疮，深入百络，关节疼痛，甚至腐烂，又毒火上行，咽喉痛溃，一切恶症。"

【现代研究】

免疫调节作用：土茯苓多糖 tfl-1 和 tfl-2 可以抑制巨噬细胞分泌 NO 和 TNF-α，具有良好的抗炎活性，而这种活性可能与抑制 IL-6、TNF-α 和 iNOS mRNA 的基因表达及抑制 MAPK 信号通路相关的 P-JNK、P-ERK1/2 蛋白的表达有关。

22. 苍术

【性味归经】辛、苦，温。归脾、胃、肝经。

【功能主治】燥湿健脾，祛风散寒，明目。

本品辛散苦燥，长于祛湿，故痹证湿胜者尤宜，可与薏苡仁、独活等祛风湿药同用，如薏苡仁汤（《类证治裁》）；若湿热痹痛，可配石膏、知母等清热泻火药，如白虎加苍术汤（《普济本事方》）；或与黄柏、薏苡仁、牛膝配伍合用，用于湿热痿证，即四妙散（《成方便读》）；若与龙胆草、黄芩、栀子等清热燥湿药同用，可治下部湿浊带下、湿疮、湿疹等。

【用法用量】煎服，5～15g。

【古籍摘要】

①《神农本草经》："主风寒湿痹、死肌、痉、疸。作煎饵。久服，轻身、延年、不饥。"

②《本草纲目》："治湿痰留饮……脾湿下流，浊沥带下，滑泄肠风。"

【现代研究】

抗炎作用：苍术挥发油高剂量组能明显抑制甲醛所致的小鼠足肿胀，说明苍术挥发油具有明显的抗炎作用，实验研究发现其机制可能与抑制组织中的 PGE_2 生成有关。

23. 鸡血藤

【性味归经】苦、微甘，温。归肾、肝经。

【功能主治】行血补血，调经，舒筋活络。

本品苦而不燥，温而不烈，行血养血，舒筋活络，为治疗筋脉不畅、脉络不和等病证的常用药。如治风湿痹痛，肢体麻木，可配伍祛风湿药，如独活、威灵仙、桑寄生等；治中风手足麻木，肢体瘫痪，常配伍益气活血通络药，如黄芪、丹参、地龙等；治血虚不养筋之肢体麻木及血虚萎黄，多配伍益气补血之黄芪、当归等药。

【用法用量】煎服，10～30g；或浸酒服；或熬膏服。

【古籍摘要】

①《本草纲目拾遗》："其藤最活血，暖腰膝，已风瘫。""壮筋骨，已

酸痛，于老人最宜。治老人气血虚弱，手足麻木瘫痪等症。"

②《饮片新参》："去瘀血，生新血，流利筋脉。治暑痧，风血痹症。"

【现代研究】

抗炎作用：鸡血藤总黄酮体内给药对二甲苯所致小鼠耳肿胀有显著抑制作用；鸡血藤总黄酮体外给药可显著抑制大肠杆菌脂多糖刺激 RAW264.7 细胞所致的 NO、TNF-α、IL-1β 和 IL-6 的分泌水平。说明鸡血藤总黄酮具有良好的抗炎作用。

24. 老鹳草

【性味归经】辛、苦，平。归肝、肾、脾经。

【功能主治】祛风湿，通经络，清热毒，止泻痢。

本品辛能行散，苦而能燥，性善疏通，有较好的祛风湿、通经络作用。治风湿痹痛，麻木拘挛，筋骨酸痛，可单用煎服或熬膏；或配威灵仙、独活、红花等祛风通络活血之品。

【用法用量】煎服，10～15g；或熬膏、酒浸服。外用，适量。

【古籍摘要】

①《滇南本草》："祛诸风皮肤发痒，通行十二经络。治筋骨疼痛，风痰痿软，手足筋挛麻木，利小便，泻膀胱积热，攻散诸疮肿毒，退痨热发烧，治风火牙疼，疥癞痘疹等症。兼解诸痨热，其应如响。敷跌打损伤，能定痛治瘀。"

②《药性考》："去风，疏经活血，筋健络通。损伤，痹症，麻木皮疯，浸酒常饮。"

【现代研究】

抗骨质疏松作用：老鹳草素通过下调细胞 II 型碳酸酐酶蛋白的表达，影响细胞的胞内 pH 稳定性、钙离子浓度和阻碍胞内囊泡及细胞外微环境酸化，从而抑制破骨细胞的生长、活化和骨吸收功能，并阻碍小阳性细胞融合为阳性多核细胞。

25. 川芎

【性味归经】辛，温。归肝、胆、心包经。

【功能主治】活血行气，祛风止痛。

本品辛散温通，能祛风通络止痛，又可治风湿痹痛，常配独活、秦艽、防风、桂枝等药同用，如独活寄生汤（《备急千金要方》）。

【用法用量】煎服，5～10g。

【古籍摘要】

①《神农本草经》："主中风入脑头痛、寒痹，筋脉缓急，金疮，妇人血闭无子。"

②《本草汇言》："芎𬞟，上行头目，下调经水，中开郁结，血中气药。尝为当归所使，非第治血有功，而治气亦神验也……味辛性阳，气善走窜而无阴凝黏滞之态，虽入血分，又能去一切风，调一切气。"

③《本草新编》："川芎……血闭者能通，外感者能散，疗头风其神，止金疮疼痛。此药可君可臣，又可为佐使，但不可单用……倘单用一味以补血，则血动，反有散失之忧。若单用一味以止痛，则痛止，转有暴亡之虑。"

【现代研究】

抗炎镇痛作用：当归 - 川芎药对以 1∶1 配伍时能明显减轻小鼠二甲苯所致耳郭肿胀及蛋清所致足趾肿胀程度；以 1∶1 或 3∶2 配伍时能明显提高小鼠热板疼痛痛阈值，降低甲醛疼痛舔足次数及醋酸疼痛扭体次数。

26. 延胡索

【性味归经】辛、苦，温。归心、肝、脾经。

【功能主治】活血，行气，止痛。

本品辛散温通，为活血行气止痛之良药，前人谓其能"行血中之气滞、气中血滞，故能专治一身上下诸痛"。为常用的止痛药，无论何种痛症，均可配伍应用。治风湿痹痛，可配秦艽、桂枝等药用。

【用法用量】煎服，5～10g。研粉吞服，每次 1～3g。

【古籍摘要】

《本草纲目》："延胡索，能行血中气滞，气中血滞，故专治一身上下诸痛，用之中的，妙不可言。盖延胡索活血化气，第一品药也。"

【现代研究】

镇痛作用：生延胡索、醋延胡索对热传导、化学刺激引起的拟痛反应有较好的抑制作用，并且均能显著抑制二甲苯致小鼠耳郭肿胀程度，提示延胡索有较好的镇痛作用。

27. 姜黄

【性味归经】辛、苦，温。归肝、脾经。

【功能主治】活血行气，通经止痛。

本品辛散苦燥温通，外散风寒湿邪，内行气血，通经止痛，尤长于行肢臂而除痹痛，常配羌活、防风、当归等药用，如五痹汤（《妇人大全良方》）。

【用法用量】煎服，5～15g。外用适量。

【古籍摘要】

《本草纲目》："治风痹臂痛。""姜黄、郁金、述药（莪术）三物，形状功用皆相近。但郁金入心治血，而姜黄兼入脾，兼治气；述药则入肝，兼治气中之血，为不同耳。"

【现代研究】

抗炎作用：姜黄素能显著减少IL-α 和IL-6、IL-12B 的转录和分泌，抑制脂多糖联合干扰素 -γ 诱导的巨噬细胞的炎症反应。

28. 牛膝

【性味归经】苦、甘、酸，平。归肝、肾经。

【功能主治】活血通经，补肝肾，强筋骨，利水通淋，引火（血）下行。

牛膝既能活血祛瘀，又能补益肝肾，强筋健骨，兼能祛除风湿，故既可用于肝肾亏虚之腰痛、腰膝酸软，可配伍杜仲、续断、补骨脂等同用，如续断丸（《扶寿精方》）；又可用于痹痛日久，腰膝酸痛，常配伍独活、桑寄生等，如独活寄生汤（《备急千金要方》）；若与苍术、黄柏同用，可治湿热成痿，足膝痿软，如三妙丸（《医学正传》）。

【用法用量】煎服，10～20g。活血通经、利水通淋、引火（血）下行宜生用；补肝肾、强筋骨宜酒炙用。

【古籍摘要】

①《神农本草经》："主寒湿痿痹，四肢拘挛，膝痛不可屈伸，逐血气，伤热火烂，堕胎。"

②《医学衷中参西录》："（牛膝）原为补益之品，而善引气血下注，是以用药欲其下行者，恒以之为引经。故善治肾虚腰疼腿疼，或膝疼不能曲伸，或腿痿不能任地。兼治女子月经闭枯，催生下胎。又善治淋疼，通利小便，此皆其力善下行之效也。"

【现代研究】

①抗炎作用：牛膝补肾壮骨有效部位可明显抑制蛋清引起的大鼠足肿胀和棉球引起的肉芽肿胀，抑制炎症反应。

②软骨修复作用：牛膝多糖能有效改善关节周围软组织肿胀，减轻关节间隙的变窄，延缓骨赘形成，改善膝关节活动度，同时能有效降低骨关节炎关节积液及软骨下骨中骨桥蛋白的含量，促进对软骨的修复。

29. 桑寄生

【性味归经】苦、甘，平。归肝、肾经。

【功能主治】祛风湿，补肝肾，强筋骨，安胎。

本品苦能燥，甘能补，祛风湿又长于补肝肾、强筋骨，对痹证日久，伤及肝肾，腰膝酸软，筋骨无力者尤宜，常与独活、杜仲、牛膝、桂心等同用，如独活寄生汤（《备急千金要方》）。

【用法用量】煎服，10～15g。

【古籍摘要】

①《神农本草经》："主腰痛，小儿背强，痈肿，安胎，充肌肤，坚发齿，长须眉。"

②《本草蒙筌》："凡风湿作痛之症，古方每用独活寄生汤煎调。川断

与桑寄生气味略异，主治颇同，不得寄生，即加续断。"

【现代研究】

抗炎镇痛作用：桑寄生浸膏能减少乙酸所致小鼠扭体次数，降低乙酸所致小鼠腹腔毛细血管通透性，减轻二甲苯所致小鼠耳郭肿胀程度，并加速消退，说明有较高的抗炎镇痛作用。

30. 狗脊

【性味归经】苦、甘，温。归肝、肾经。

【功能主治】祛风湿，补肝肾，强腰膝。

本品苦温，散风寒湿邪，甘温以补肝肾、强腰膝、坚筋骨，能行能补，对肝肾不足，兼有风寒湿邪之腰痛脊强，不能俯仰者最为适宜。常与杜仲、续断、海风藤等配伍，如狗脊饮（《中国医学大辞典》）；与萆薢、菟丝子同用，以治腰痛，如狗脊丸（《太平圣惠方》）。本品有补肝肾、强腰膝之功，又能治肝肾虚损，腰膝酸软，下肢无力者，可配杜仲、牛膝、熟地黄、鹿角胶等。

【用法用量】煎服，10～15g。

【古籍摘要】

①《神农本草经》："主腰背，强关机，缓急，周痹，寒湿，膝痛。颇利老人。"

②《本草纲目》："强肝肾，健骨，治风虚。"

③《本草正义》："能温养肝肾，通调百脉，强腰膝，坚脊骨，利关节，而驱痹着，起痿废；又能固摄冲带，坚强督任，疗治女子经带淋露，功效甚宏，诚虚弱衰老恒用之品；且温中而不燥，走而不泄，尤为有利无弊，颇有温和中正气象。"

【现代研究】

①抗骨质疏松作用：狗脊提取物也可以提高骨强度，防止骨小梁微结构恶化。

②抗炎作用：狗脊生品正丁醇提取物、乙酸乙酯提取物可显著抑制二甲苯所致的小鼠耳肿胀程度，乙酸乙酯提取物还可显著抑制棉球所致大鼠

的肉芽组织增生。

31. 千年健

【性味归经】苦、辛，温。归肝、肾经。

【功能主治】祛风湿，强筋骨。

本品辛散苦燥温通，既能祛风湿，又能入肝肾，强筋骨，颇宜于老人。治风寒湿痹，腰膝冷痛，下肢拘挛麻木，常与钻地风相须为用，并配牛膝、枸杞子、萆薢、蚕沙等以酒浸服（《本草纲目拾遗》）。

【用法用量】煎服，5～10g；或酒浸服。

【古籍摘要】

①《本草纲目拾遗》："壮筋骨，浸酒；止胃痛，磨酒服。"

②《本草正义》："千年健，今恒用之于宣通经络，祛风逐痹，颇有应验，盖气味皆厚，亦辛温走窜之作用也。"

【现代研究】

①抗炎镇痛作用：千年健水提和醇提部位能明显抑制二甲苯所致小鼠耳郭肿胀度，明显减少冰醋酸致小鼠扭体反应次数。

②抗骨质疏松作用：千年健不仅可以增加成骨细胞和骨髓基质细胞、大鼠护骨素（OPG）蛋白及其 mRNA 表达，还能抑制细胞核因子 - κ B 受体活化因子配基蛋白及其 mRNA 的表达，说明千年健既能抑制骨吸收，同时又能促进骨形成，使骨形成大于骨吸收而达到对抗骨质疏松症作用。

32. 骨碎补

【性味归经】苦，温。归肝、肾经。

【功能主治】活血续伤，补肾强骨。

本品能活血散瘀，消肿止痛，续筋接骨。以其入肾治骨，能治骨伤碎而得名，为伤科要药。可治风湿病瘀血阻滞证。本品苦温入肾，能温补肾阳，强筋健骨，可治肾虚之证。治肾虚腰痛脚弱，配补骨脂、牛膝，如神效方（《太平圣惠方》）。

【用法用量】煎服，10～15g。外用适量，研末调敷或鲜品捣敷，亦可浸酒擦患处。

【古籍摘要】

①《药性论》："主骨中疼痛，风血毒气，五劳六极，口手不收，上热下冷，悉能主之。"

②《开宝本草》："主破血，止血，补伤折。"

③《本草纲目》："治耳鸣及肾虚久泻，牙痛。"

【现代研究】

①骨保护作用：骨碎补可抑制兔膝骨关节炎模型软骨中基质金属蛋白酶 –1、基质金属蛋白酶 –3 和基质金属蛋白酶组织抑制因子 –1 的表达，从而发挥对骨关节炎的治疗作用。

②促增殖分化作用：骨碎补较低剂量可加速骨细胞的不断分化，促进骨的增殖分化。

33. 鹿衔草

【性味归经】甘、苦，温。归肝、肾经。

【功能主治】祛风湿，强筋骨，止血。

本品味苦能燥，味甘能补，既能祛风湿，又能入肝肾而强筋骨，常用于风湿日久，痹痛而腰膝无力者，每与白术、羌活、防风、泽泻等同用，或与桑寄生、独活、牛膝、杜仲等配伍。

【用法用量】煎服，10 ～ 15g。外用，适量。

【古籍摘要】

①《滇南本草》："添精补髓，延年益寿。治筋骨疼痛、痰火之症，煎点水酒服。"

②《植物名实图考》："治吐血，通经有效。《安徽志》：性益阳，强筋，健骨，补腰肾，生津液。"

【现代研究】

促进成骨细胞增殖作用：鹿衔草氯仿部位和正丁醇部位能推进体外培养成骨细胞周期，从而促进成骨细胞增殖。

34. 淫羊藿

【性味归经】辛、甘，温。归肾、肝经。

【功能主治】补肾壮阳，祛风除湿。

本品辛温散寒，祛风胜湿，入肝肾强筋骨，可用于风湿痹痛、筋骨不利及肢体麻木，常与威灵仙、苍耳子、川芎、肉桂同用，即仙灵脾散（《太平圣惠方》）。

【用法用量】煎服，10～15g。

【古籍摘要】

①《日华子本草》："治一切冷风劳气，补腰膝，强心力，丈夫绝阳不起，女子绝阴无子，筋骨挛急，四肢不任，老人昏耄，中年健忘。"

②《分类草药性》："治咳嗽，去风，补肾而壮元阳。"

【现代研究】

抗骨质疏松作用：淫羊藿苷可以显著减少破骨细胞形成数和骨吸收陷窝数，同时显著下调破骨细胞基质金属蛋白酶-9、组织蛋白酶K、抗酒石酸酸性磷酸酶、核因子-κB受体活化因子配体蛋白表达水平，上调雌激素受体-α蛋白表达水平，这可能是淫羊藿苷抑制破骨细胞分化和骨吸收功能的机制之一。

35. 杜仲

【性味归经】甘，温。归肝、肾经。

【功能主治】补肝肾，强筋骨，安胎。

本品可用于治疗肾虚腰痛及各种腰痛，以其补肝肾、强筋骨，肾虚腰痛尤宜。其他腰痛用之，均有扶正固本之效。与独活、寄生、细辛等同用，治风湿腰痛冷重，如独活寄生汤（《备急千金要方》）。

【用法用量】煎服，10～15g。

【古籍摘要】

①《神农本草经》："主腰脊痛，补中，益精气，坚筋骨，强志，除阴下痒湿，小便余沥。久服轻身耐老。"

②《名医别录》："治脚中酸痛，不欲践地。"

【现代研究】

①调节骨代谢作用：杜仲黄酮类化合物紫云英苷和黄芩素能促进成骨

细胞增殖，并上调成骨细胞特异性转录因子和破骨细胞抑制因子与核因子–κB受体活化因子配体比值，进而促进和加强成骨作用，调节骨代谢平衡。

②保护关节软骨作用：杜仲所含杜仲苷可以促进体外软骨细胞炎性环境下的增殖及Ⅱ型胶原蛋白的分泌，对体外大鼠软骨细胞有一定的抗炎保护作用。

36. 枸杞子

【性味归经】甘，平。归肝、肾经。

【功能主治】滋补肝肾，益精明目。

本品能滋肝肾之阴，为平补肾精肝血之品。治疗精血不足所致的视力减退、内障目昏、头晕目眩、腰膝酸软、遗精滑泄、耳聋、牙齿松动、须发早白、失眠多梦及肝肾阴虚、潮热盗汗、消渴等证的方中，都颇为常用。可单用，或与补肝肾、益精补血之品配伍。如《寿世保元》枸杞膏单用本品熬膏服；七宝美髯丹（《积善堂方》）以之与怀牛膝、菟丝子、何首乌等品同用。

【用法用量】煎服，5～15g。

【古籍摘要】

《本草经疏》："为肝肾真阴不足，劳乏内热补益之要药……故服食家为益精明目之上品。"

【现代研究】

抗炎作用：枸杞果实水提物在脂多糖致炎的RAW264.7巨噬细胞中，可抑制NO含量及诱导型NO合成酶的活性，以及肿瘤坏死因子–α的转移。枸杞水提物抑制核内核因子–κB的活性，从而发挥抗炎作用。

37. 蕲蛇

【性味归经】甘、咸，温；有毒。归肝经。

【功能主治】祛风，通络，止痉。

本品具走窜之性，性温通络，能内走脏腑，外达肌表而透骨搜风，以祛内外之风邪，为截风要药，又能通经络，凡风湿痹证无不宜之。尤善治病深日久之风湿顽痹，经络不通，麻木拘挛，以及中风口眼㖞斜，半身不遂者，常与防风、羌活、当归等配伍，如白花蛇酒（《濒湖集简方》）。

【用法用量】煎汤，5～10g；研末吞服，1次1～1.5g，1日2～3次。或酒浸、熬膏、入丸散服。

【古籍摘要】

①《雷公炮炙论》："治风。引药至于有风疾处。"

②《开宝本草》："主中风湿痹不仁，筋脉拘急，口面㖞斜，半身不遂，骨节疼痛，大风疥癞及暴风瘙痒，脚弱不能久立。"

③《本草纲目》："能透骨搜风，截惊定搐，为风痹、惊搐、癫癣、恶疮要药，取其内走脏腑，外彻皮肤，无处不到也。"

【现代研究】

镇痛抗炎作用：蕲蛇提取物醇溶性和水溶性部位对小鼠热板及冰醋酸致痛反应有明显镇痛作用，对二甲苯致小鼠耳郭肿胀、冰醋酸致腹腔毛细血管通透性增高均有明显的抑制作用。

38. 乌梢蛇

【性味归经】甘，平。归肝经。

【功能主治】祛风，通络，止痉。

本品性走窜，能搜风邪，透关节，通经络，常用于风湿痹证及中风半身不遂，尤宜于风湿顽痹，日久不愈者。常配全蝎、天南星、防风等，治风痹，手足缓弱，麻木拘挛，不能伸举，如乌蛇丸（《太平圣惠方》）；或制酒饮，以治顽痹瘫缓，挛急疼痛，如乌蛇酒（《本草纲目》）。治中风，口眼㖞斜，半身不遂，宜配通络、活血之品。

【用法用量】煎服，5～10g；研末，每次2～3g；或入丸剂、酒浸服。外用，适量。

【古籍摘要】

①《开宝本草》："主诸风瘙瘾疹，疥癣，皮肤不仁，顽痹。"

②《本草纲目》："功与白花蛇（即蕲蛇）同而性善无毒。"

【现代研究】

①抗炎作用：口服乌梢蛇Ⅱ型胶原蛋白能明显改善胶原诱导性小鼠关节炎症，抑制关节滑膜细胞增生，减少炎性细胞浸润新生血管生成，降低软骨受损程度。提示乌梢蛇Ⅱ型胶原蛋白有明显的抗炎作用。乌梢蛇对二甲苯致小鼠耳郭肿胀、冰醋酸致腹腔毛细血管通透性增高均有明显的抑制作用。

②镇痛作用：乌梢蛇提取物水溶性部位能明显延长小鼠热板痛阈时间，减少醋酸致小鼠扭体次数。

39. 蜂房

【性味归经】甘，平。归胃经。

【功能主治】攻毒杀虫，祛风止痛。

本品质轻且性善走窜，故具祛风止痛、止痒之功效。若与川乌、草乌同用，乙醇浸泡外涂痛处可治风湿痹痛；或配全蝎、蜈蚣、土鳖虫各等份，研末为丸服，治关节炎、骨髓炎（《虫类药的应用》）。治牙痛可配细辛水煎漱口用，《普济方》内即载有十数个以蜂房为主的治牙痛方。治风疹瘙痒，常与蝉衣等同用。

【用法用量】外用，适量，研末用油调敷或煎水漱口，或熏洗患处。内服，3～5g。

【古籍摘要】

①《神农本草经》："主惊痫瘛疭，寒热邪气，癫疾，肠痔。"

②《日华子本草》："治牙齿疼，痢疾，乳痈，蜂叮，恶疮。"

【现代研究】

抗炎作用：露蜂房可明显减轻二甲苯致小鼠耳郭肿胀程度，说明有较好的抗炎作用，且呈一定的浓度依赖性。

40. 补骨脂

【性味归经】苦、辛，温。归肾、脾经。

【功能主治】补肾壮阳，固精缩尿，温脾止泻，纳气平喘。

本品苦辛温燥，善壮肾阳，暖水脏，常与杜仲、胡桃肉同用，治肾虚阳衰，风冷侵袭之腰膝冷痛等，如青娥丸（《太平惠民和剂局方》）。

【用法用量】煎服，5～15g。

【古籍摘要】

《本草经疏》："补骨脂，能暖水脏，阴中生阳，壮火益土之要药也。"

【现代研究】

①抗炎作用：补骨脂 4 种不同组分（补骨脂素、CorylifolA、新补骨脂异黄酮、补骨脂酚）对巨噬细胞 RAW264.7 细胞炎症因子 TNF-α、IL-1β、IL-6 有一定的抑制作用。

②抗骨质疏松：补骨脂素能显著抑制核因子-κB 受体活化因子配体诱导 RAW264.7 细胞发育成破骨细胞，显著降低抗酒石酸酸性磷酸酶、组织蛋白酶原-K、基质金属蛋白酶-9 基因和蛋白的表达，显示补骨脂素可显著抑制破骨细胞的溶骨活性；能显著降低破骨细胞 IL-17R 的表达，抑制炎症因子 IL-17 的信号传导途径。

41. 巴戟天

【性味归经】辛、甘，微温。归肾、肝经。

【功能主治】补肾助阳，祛风除湿。

本品补肾阳，强筋骨，祛风湿，对肾阳虚兼风湿之证尤宜，多与补肝肾、祛风湿药配伍。常与肉苁蓉、杜仲、菟丝子等配伍，治肾虚骨痿，腰膝酸软，如金刚丸（《张氏医通》）；或配羌活、杜仲、五加皮等同用，治风冷腰膝疼痛、行步不利，如巴戟丸（《太平圣惠方》）。

【用法用量】煎服，5～15g。

【古籍摘要】

①《神农本草经》："主大风邪气，阳痿不起，强筋骨，安五脏，补中，增志，益气。"

②《本草备要》："补肾益精，治五劳七伤，辛温散风湿，治风湿脚气水肿。"

【现代研究】

①抗炎作用：巴戟天醇提物、乙酸乙酯部位、正丁醇部位可显著抑制

由脂多糖刺激 RAW264.7 巨噬细胞产生的一氧化氮的含量，且呈剂量依赖关系，其中正丁醇部位作用效果最为显著。表明巴戟天可能通过抑制一氧化氮的产生从而发挥抗炎作用。

②预防骨质疏松：巴戟天多糖含药血清可明显促进成骨细胞增殖能力和分化能力，并可通过下调成骨细胞 DKK-1（Diekkopf-1）蛋白的表达影响骨代谢。

（李玲玉）

参考文献

[1] 孙文畅，杨隆河，邱彦，等. 独活挥发油对 N-脂肪酰基乙醇胺水解酶的抑制作用及抗炎作用研究 [J]. 中国中药杂志，2011，36（22）：3161-3166.

[2] 邱建波，徐清，姜笑寒. 独活乙醇提取物对环氧化酶的影响 [J]. 中国医药导报，2011，8（16）：42-43.

[3] 易增兴. 羌活与独活水煎液的抗炎镇痛作用 [J]. 宜春学院学报，2013，35（3）：68-70.

[4] 郑春松，严培晶，付长龙，等. 从化合物-靶点作用网络的角度证实羌活抗炎镇痛的作用 [J]. 风湿病与关节炎，2017，6（8）：10-14.

[5] 刘双利，姜程曦，赵岩，等. 防风化学成分及其药理作用研究进展 [J]. 中草药，2017，48（10）：2146-2152.

[6] 杨淳，田维毅. 防风多糖对巨噬细胞分泌细胞因子的影响 [J]. 贵阳中医学院学报，2011，33（4）：31-33.

[7] 张立国，马东升，程佳佳，等. 中药挥发油/水提物的细胞抗炎、免疫及骨细胞修复活性的比较 [J]. 中药新药与临床药理，2015，26（1）：34-39.

[8] 张洪海，郭钰琪，李霞，等. 桂皮醛对激素诱导的破骨细胞分化过程的保护作用及分子机制 [J]. 中国药理学通报，2015，31（1）：92-96.

[9] 石鑫超，吴忌，王庆甫，等．桂皮醛对人膝骨关节炎滑膜成纤维细胞增殖的影响 [J]．中国中医骨伤科杂志，2014，22（9）：1-3．

[10] 罗奎元，强宇靖，高慧琴．威灵仙化学成分及药理作用研究进展 [J]．甘肃中医学院学报，2015，32（5）：60-63．

[11] 吴青业，鞠学鹏，关业枝，等．威灵仙水煎液对佐剂性关节炎模型小鼠的作用及机理研究 [J]．中药药理与临床，2011，27（1）：68-70．

[12] 郑世超，严小英，陈菊，等．基于蛋白互作网络分析祛风湿药川乌的抗炎机制 [J]．中国中药杂志，2017，42（9）：1747-1751．

[13] Li XJ，Jiang JY，Shi SS，et al.A RG-II Type Polysaccharide Purified from Aconitum coreanum alleviates lipopolysaccharide-induced inflammation by Inhibiting the NF-κB Signal Pathway[J].PLOS ONE，2014，9（6）：1-15．

[14] 敖鹏，周忠光，韩玉生，等．伸筋草氯仿提取物对佐剂性关节炎大鼠血清 RF、TNF-α、IL-1β、IL-6 含量的影响 [J]．中医药信息，2013，30（03）：129-131．

[15] 亓坤，韩晓娟，王璐，等．海风藤提取物对激活的小胶质细胞 IL-1β 和 TNF-α 表达的影响 [J]．山东大学学报（医学版），2013，51（5）：11-14．

[16] Zhao Z，Xiao J，Wang J,et al.Anti-inflammatory effects of novel sinomenine derivatives[J].International Immunopharmacology，2015，29（2）：354-360．

[17] 罗进芳，朱瑞丽，易浪，等．青藤碱对 LPS、IL-4 诱导的小鼠 RAW264.7 巨噬细胞极化的影响 [J]．中国免疫学杂志，2015（1）：56-60．

[18] 谢晨琼，周萍，李祥，等．昆明山海棠化学成分及药理作用和临床应用研究进展 [J]．中草药，2015，46（13）：1996-2010．

[19] 卢珑，沈丽，王雪妮，等．紫荆皮、紫金皮、昆明山海棠镇痛作用比较研究 [J]．天津中医药大学学报，2012，31（3）：163-165．

[20] 雷晴，万屏．昆明山海棠对小鼠迟发型超敏反应的免疫抑制作用 [J]．山东医药，2012，52（47）：26-28．

[21] 高颖，房德敏．乌头类药物抗炎作用机制的研究进展 [J]．天津药学，2016，28（3）：70-72．

[22] 陈荣昌，孙桂波，张强，等 . 附子及其复方中药的药理作用研究进展 [J]. 中草药，2014，45（6）：883-888.

[23] 张畅斌，李沧海，隋峰，等 . 桂皮醛通过下调 mPGES-1 和 COX-2 抑制 IL-1β 诱导的 RAW264.7 细胞 PGE-2 分泌 [J]. 中国中药杂志，2012，37（9）：1274-1278.

[24] 牛筛龙，孙富增，张兴耐 . 秦艽总环烯醚萜苷的抗炎作用及其机制 [J]. 药学实践杂志，2013，31（3）：198-200.

[25] 林清，高秀娟，喇孝瑾，等 . 秦艽醇提取物抗炎镇痛作用的实验研究 [J]. 西部中医药，2013，26（7）：28-30.

[26] Xu J，Liu D，Yin Q，et al.Tetrandrine suppresses β-glican-in-duced macrophage cativition via inhibiting NF-κB，ERK and STAT3 signaling pathways[J].Mol Med Rep，2016，13：5177.

[27] Zhang Z，Shi L.Anti-inflammatory and analgesic properties of cis-mulberroside A from Ramulus mori[J].Fitoterapia，2010，81（3）：214-218.

[28] 洪德志，陈亚洁，蒋学，等 . 桑枝水提物对正常小鼠免疫功能的影响 [J]. 蚕桑通报，2012，43（3）：22-25.

[29] ZHAO KH，ZHAO F，LIU K.Inhibitory effect of extract of Siegesbeckia pubescens on NO production in LPS-activated macrophage [J]. J Yantai Univ（Nat Sci Eng Ed）（烟台大学学报：自然科学与工程版），2009，22（2）：137-140.

[30] 杨华，徐风，万丹，等 . 甲基丁香酚镇痛抗炎作用及机制研究 [J]. 中药新药与临床药理，2017，28（3）：292-297.

[31] 田月琴 . 海桐皮质量标准及药效学研究 [D]. 太原：山西医科大学，2014.

[32] 赵晨晨 . 络石藤总黄酮的提取纯化工艺及抗炎镇痛药理作用的研究 [D]. 沈阳：辽宁医学院，2011.

[33] 朱彩凤，朱斌，魏升，等 . 雷公藤甲素对 TNF-α 诱导的肾系膜细胞 MCP-1 和 ICAM-1 表达干预及其机制的研究 [J]. 中国中西医结合肾病杂志，2011，12：488-492.

[34] 刘彪.基于调节性T细胞的雷公藤甲素抗B16-F10荷瘤机制研究 [D].武汉：湖北大学，2011.

[35] 李华，黄淑凤，邓翀，等.大血藤镇痛作用和抗炎作用研究 [J].陕西中医，2013，34（10）：1427-1428.

[36] 陈文龙.土茯苓多糖的提取分离、结构表征及抗炎活性的研究 [D].广州：广州中医药大学，2014.

[37] 李宇馨，李瑞海.苍术挥发油抗炎活性研究 [J].辽宁中医药大学学报，2013，15（2）：71-72.

[38] 陈海兰，赵尉丹，付远妨，等.鸡血藤总黄酮抗炎活性的研究 [J].黑龙江畜牧兽医，2017（11）：211-213.

[39] 张小超，陈鹏，何波，等.老鹳草素对破骨细胞Ⅱ型碳酸酐酶蛋白表达的影响 [J].时珍国医国药，2013，24（04）：804-807.

[40] 夏青松，孔靖玮，李德顺，等.不同配比当归 - 川芎药对的抗炎、镇痛作用实验研究 [J].湖北中医药大学学报，2015，17（6）：1-4.

[41] 李荣，蔡青青，牛彦兵，等.生、熟延胡索饮片药理作用的对比研究 [J].中国实验方剂学杂志，2014，20（19）：133-137.

[42] 周瑶瑶，韦小未，郭玲玉，等.姜黄素对脂多糖联合干扰素 γ 诱导的巨噬细胞炎症因子表达的影响及其机制 [J].中国动脉硬化杂志，2016，24（1）：44-48.

[43] 杨柳，张颖，刘季，等.牛膝补肾壮骨有效部位抗炎、镇痛作用研究 [J].中医药学报，2015，43（6）：25-28.

[44] 方芳，邹来勇，汤群珍.牛膝多糖对兔膝关节骨性关节炎修复的影响 [J].河北中医，2014，36（5）：749-750，755.

[45] 邹来勇，方芳，涂国卿，等.牛膝多糖对兔膝骨关节炎血液流变学的影响 [J].河南中医，2013，33（12）：2083-2085.

[46] 巨鲜婷.桑寄生浸膏的抗炎和镇痛作用研究 [J].杨凌职业技术学院学报，2012，11（2）：5-7.

[47]李天清,雷伟,马真胜,等.狗脊提取物对去势大鼠抗骨质疏松活性的实验研究[J].中国骨质疏松杂志,2014,20(7):736-740.

[48]索天娇,韩蕾,贾天柱.狗脊生、制品不同提取部位抗炎药效学实验研究[J].中华中医药学刊,2012,30(12):2754-2756.

[49]谢丽莎,蒙田秀,欧阳炜,等.千年健镇痛抗炎药理研究[J].宁夏农林科技,2012,53(9):159-160.

[50]张颖,Gary Guishan Xiao,荣培晶,等.杜仲、千年健对去卵巢大鼠骨质疏松症的治疗作用及其机理探讨[J].中国中医基础医学杂志,2011,17(9):960-962.

[51]周荣魁,陈昌红,李贺,等.骨碎补总黄酮对骨关节炎兔膝软骨MMP-1、MMP-3和TIMP-1表达的研究[J].江苏中医药,2011,43(1):80-82.

[52]张镝,贾志杰,田永利,等.骨碎补总黄酮与柚皮苷干预骨干骨缺损模型大鼠骨愈合的比较[J].中国组织工程研究与临床康复,2010,14(37):6947-6950.

[53]吴银生,黄美雅,陈旭征,等.鹿衔草不同极性部位对成骨细胞增殖的影响[J].中国中医骨伤科杂志,2010,18(9):4-6.

[54]李伟娟,谢保平,石丽颖,等.从ERα/RANK通路探讨淫羊藿苷抑制破骨细胞分化作用[J].中国实验方剂学杂志,2017,23(7):121-126.

[55]兰波,刘亭,谢玉敏,等.两种杜仲黄酮类化合物对成骨细胞OPG/RANKL及成骨相关转录因子的影响[J].中国实验方剂学杂志,2014,20(22):180-184.

[56]谢国平,王胜楠,姜楠.杜仲苷对炎性环境下软骨细胞的增殖和Ⅱ型胶原蛋白分泌的影响[J].按摩与康复医学,2014,5(4):213-215.

[57]Kim Beum-Seuk, Lim Hyung-Ho.Aqueous extract of Lyciifructus suppresses inflammation through the inhibition of nuclear factor kappa B signal pathway in murine raw 264.7 macrophages[J].Oriental Pharmacy and Experimental Medicine,2010,10(3):155-164.

[58]蒋福升，马哲龙，陈金印，等.蕲蛇提取物抗炎镇痛药理作用的研究[J].蛇志，2013，25（2）：97-99.

[59]王浩.乌梢蛇Ⅱ型胶原蛋白调控胶原诱导性关节炎小鼠Treg/Th17细胞平衡的研究[D].广州：南方医科大学，2014.

[60]马哲龙，梁家红，陈金印，等.乌梢蛇的抗炎镇痛作用[J].中药药理与临床，2011，27（6）：58-60.

[61]程茂盛，琚大伟，吴虹，等.意蜂老巢脾与露蜂房抗炎活性研究[J].中国蜂业，2011，62（Z3）：43-45.

[62]柴丽娟，王安红，徐金虎，等.补骨脂4种组分对LPS诱导的RAW264.7细胞炎症因子的影响[J].中药新药与临床药理，2013，24（4）：360-363.

[63]章文娟，谢保平，李伟娟，等.补骨脂素抑制破骨细胞形成及其机制的实验研究[J].第三军医大学学报，2017，39（7）：641-645.

[64]吴岩斌，吴建国，郑丽鋆，等.基于炎症细胞模型的巴戟天抗炎活性部位[J].福建中医药大学学报，2011，21（1）：48-50.

[65]崔可赜，刘亦恒，张寿，等.巴戟天多糖含药血清对体外成骨细胞DKK-1表达的影响[J].时珍国医国药，2012，23（4）：871-872.

第二节　常用方剂

骨关节炎以正虚为本，邪实为标。肝肾亏虚是病变的根本，风、寒、湿、痰、瘀痹阻经络为标，其特点是"本虚标实"。骨关节炎初期多为风寒湿之邪乘虚侵入，外邪闭阻，以邪实为主；若渐进发展，或反复发作，则痰瘀互结，脉络瘀阻，以正虚邪实为主；病邪入里，气血虚弱，肝肾亏虚，筋骨失养，遂为正虚邪恋之证，以正虚为主。若先天不足，素体亏虚，阴精暗耗，则不仅发病即以正虚为主，且病情缠绵日久，不易治愈。因此骨痹初期治疗应以祛邪通痹为法，正虚邪实应以补虚通络配合祛邪通痹治疗；疾病后期以正虚为主要治疗矛盾时，着重补虚通络。总之，中医学认为骨痹治疗应标本兼顾、虚实并调，扶正以补肝益肾、强壮筋骨为主，祛邪则以行气活血化瘀、舒筋活络或祛风除湿、散寒止痛为主。

一、祛风散寒除湿类

1. 羌活胜湿汤

【出处】《脾胃论》。

【组成】羌活 6g，独活 6g，藁本 3g，防风 3g，甘草 3g，（炙）蔓荆子 2g，川芎 1.5g。

【煎服法】上㕮咀，都作一服；水二盏，煎至一盏，去滓，食后温服。

【功效主治】祛风，胜湿，止痛。主治风湿在表之痹证。

【方解】本方主治为风湿在表，其证多由汗出当风，或久居湿地，风湿之邪侵袭肌表所致。风湿之邪客于太阳经脉，经气不畅，致头痛身重，或腰脊疼痛，难以转侧。风湿在表，宜从汗解，故以祛风胜湿为法。方中羌活、独活共为君药，二者皆为辛苦温燥之品，其辛散祛风，味苦燥湿，性温散寒，故皆可祛风除湿、通利关节。其中羌活善祛上部风湿，独活善祛下部风湿，两药相合，能散一身上下之风湿，通利关节而止痹痛。臣以防风、藁本，入太阳经，祛风胜湿，且善止头痛。佐以川芎活血行气，祛风止痛；蔓荆子祛风止痛。使以甘草调和诸药。

【名家论述】

《张氏医通》："此治头项之湿，故用羌、防、芎、藁一派风药，以祛上盛之邪。然热虽上浮，湿本下著，所以复用独活透达少阴之经。其妙用尤在缓取微似之汗，故剂中加用甘草，以缓诸药辛散之性，则湿著之邪，亦得从中缓去，无藉大开汗孔，急驱风邪之法，使肌腠馁弱无力，湿邪因之内缩，但风去而湿不去也。"

【现代研究】

临床研究：收集 2012 年 9 月至 2013 年 9 月期间住院和门诊患者，筛选和纳入标准的膝骨关节炎患者 58 例，随机等分成治疗组和对照组。治疗组应用羌活胜湿汤合萆薢渗湿汤，对照组用采取口服氨糖美辛。对两组疗效进行治疗前后评估，观察其疗效情况。结果治疗组总有效率为 93.1%，对照组为 75%，两组比较差异具有统计学意义（$P < 0.05$）。愈后随访 0.7～1.5 年内无复发。结论：应用羌活胜湿汤联合萆薢渗湿汤治疗膝关节骨关节炎疗效肯定，值得推广。

2. 乌头汤

【出处】《金匮要略》。

【组成】麻黄 9g，白芍 9g，黄芪 9g，炙甘草 9g，川乌 6g。

【煎服法】上五味，咬咀四味。以水 600mL，煮取 200mL，去滓，纳蜜煎中，更煎之，服 140mL，不知，尽服之。

【功效主治】散寒通络，祛风除湿。主治脚部疼痛，不可屈伸等寒湿痹证。症见关节剧痛，不可屈伸，畏寒喜热，舌苔薄白，脉沉弦。

【方解】方中乌头驱寒逐湿；麻黄通阳行痹；白芍、甘草开痹而通血脉，使阴阳宣通，气血畅行；黄芪实卫且防麻黄发散太过；白蜜甘缓药力，使寒湿之邪微微汗解且减低乌头毒性。诸药合用，共成散寒祛湿、除痹止痛之剂。

【名家论述】

《金匮要略直解》："寒淫于内，则腹中痛，寒胜于外，则手足逆冷，甚则至于不仁而身疼痛，此内外有寒也。乌头煎，热药也，能散腹中寒痛。桂枝汤，表药也，能解外证身疼痛。二方相合，则能达脏腑而利营卫，和气血而播阴阳。其药势翕翕行于肌肉之间，恍如醉状，如此则外之凝寒以行，得吐则内之冷结将去，故为中病。"

《医略六书》："寒邪外束，营血不能统运于经府之间，故身腹疼痛，寒疝厥冷不仁焉。乌头祛风逐冷，治疝除痹；白蜜润燥益虚，缓中止痛；加入桂枝、白芍以调和内外。务使寒邪外解则营气内和，而阳得敷于肢体，何虑逆冷不仁，身腹疼痛之不除哉。"

【现代研究】

①临床研究：选取寒凝证型膝骨关节炎患者 90 例，随机分为中医对照组和试验组，每组 45 例，中医对照组给予乌头汤治疗，试验组给予寒痉汤

治疗，观察 2 组治疗后 7 天的膝关节功能评分及临床疗效。结果 2 组患者治疗后膝关节功能评分显著提高，试验组总有效率 93.3%，中医对照组总有效率 86.7%；试验组治疗后临床有效率明显高于中医对照组。

②实验研究：梅阳阳等研究发现，乌头汤可有效抑制骨关节炎的发生和发展。其机制可能与降低氧化还原反应水平，降低炎性介质水平表达，改善微循环淤滞状态有关。

③系统评价：通过计算机检索中国知网、维普、万方、PubMed 等数据库，查找乌头汤治疗骨关节炎的临床随机对照试验，检索时间为建库至 2016 年 9 月。采用改良 Jadad 评分法评价文献质量，Meta 分析结果显示，乌头汤内服、外洗的总有效率与对照组相当，差异无统计学意义（$P>0.05$）；乌头汤内服合外洗、内服联合西药治疗的总有效率较对照组好，差异有统计学意义（$P<0.05$）。在减轻疼痛、延缓病情、改善功能活动等方面有一定效果，无严重不良反应。结论：乌头汤对骨关节炎具有一定疗效，安全性尚可。

3. 薏苡仁汤

【出处】《类证治裁》。

【组成】薏苡仁 30g，当归 10g，川芎 7g，生姜 10g，桂枝 10g，羌活 10g，独活 10g，防风 10g，白术 10g，甘草 6g，川乌 6g，麻黄 6g。

【煎服法】水煎服。

【功效主治】除湿通络，祛风散寒。主治痹证湿邪偏盛，关节疼痛肿胀重着。

【方解】方中薏苡仁、白术祛湿运脾，疏利经络；羌活、独活、防风祛风胜湿，通痹止痛；川乌、麻黄、桂枝温经通阳，燥湿止痛；川芎、当归活血通络，祛瘀止痛；甘草、生姜和中调药。合而用之，共奏祛湿通络之效。

【名家论述】

《神农本草经》："主筋急拘挛，不可屈伸，风湿痹，下气。久服，轻身益气。其根，下三虫。仲景治风湿燥痛，日晡所剧者，与麻黄杏子薏苡仁汤。"

【现代研究】

①临床研究：周达等将66例膝骨关节炎患者随机分为西药组、中药组和综合组，每组22例，西药组用玻璃酸钠注射液关节腔注射治疗，中药组给予薏苡仁汤加减治疗，综合组采用中西医结合的方式进行治疗。结果西药组总有效率72.73%；中药组总有效率86.36%；综合组总有效率90.91%。

②基础研究：薏苡仁汤有明显的镇痛作用，对二甲苯所致的小鼠耳郭肿胀、大鼠棉球性肉芽肿、大鼠蛋清性关节炎及毛细血管通透性均有显著的抑制作用，亦可明显降低炎性组织中PGE2的含量。

4. 葛根汤

【出处】《伤寒论》。

【组成】葛根12g，麻黄9g，桂枝6g，生姜9g，炙甘草6g，白芍6g，大枣10g。

【煎服法】上以水一斗（1000mL），先煮麻黄、葛根减二升（200mL），去白沫，纳诸药，煮取三升（300mL），去滓，温服一升（100mL）。覆衣被，取微似汗，余如桂枝法将息。

【功效主治】发汗解毒，升津舒筋。主治外感风寒表实证。

【方解】本方是桂枝汤加入葛根、麻黄而成。方中葛根解肌散邪，生津通络；辅以麻黄、桂枝疏散风寒，发汗解表；白芍、甘草生津养液，缓急止痛；生姜、大枣调和脾胃，鼓舞脾胃生发之气。诸药配伍，共奏发汗解表、升津舒筋之功效。

【名家论述】

《伤寒论》："太阳病，项背强几几，无汗，恶风，葛根汤主之。"

【现代研究】

基础研究：葛根汤8.2g/kg、16.4g/kg剂量组于致炎前三天开始以灌胃方式连续给药21天，可明显抑制致炎19天的佐剂性关节炎大鼠关节液中IL-1β、TNF-α的活性及PGE2的含量。提示葛根汤抑制炎症区域细胞因子的活性和炎症介质的含量，是葛根汤抗炎作用的机理之一。

5. 防己黄芪汤

【出处】《金匮要略》。

【组成】防己 12g，黄芪 15g，甘草 6g，（炒）白术 9g，大枣 10g，生姜 10g。

【煎服法】每服生姜四片，大枣一枚，水盏半，煎八分，去滓温服，良久再服，服后当如虫行皮中，以腰以下如冰，后坐被中，又以一被绕腰以下，温令微汗，瘥。

【功效主治】益气祛风，健脾利水。主治表虚不固之风水或风湿证。

【方解】本方所治风水或风湿，乃因表虚卫气不固，风湿之邪伤于肌表，水湿郁于肌腠所致。风性开泄，表虚不固，营阴外泄则汗出，卫外不密故恶风；湿性重浊，水湿郁于肌腠，则身体重着，或微有浮肿；内湿郁于肌肉、筋骨，则肢节疼痛。舌淡苔白，脉浮为风邪在表之象。风湿在表，当从汗解，表气不足，则又不可单行解表除湿，只宜益气固表与祛风行水并施。方中以防己、黄芪共为君药，防己祛风行水，黄芪益气固表，兼可利水，两者相合，祛风除湿而不伤正，益气固表而不恋邪，使风湿俱去，表虚得固。臣以白术补气健脾祛湿，既助防己祛湿行水之功，又增黄芪益气固表之力。佐入姜、枣调和营卫。甘草和中，兼可调和诸药，是为佐使之用。

【名家论述】

《成方便读》："此治卫阳不足，风湿乘虚客于表也。风湿在表，本当以风药胜之，从汗出而愈，此为表虚有汗，即有风去湿不去之意，故不可更用麻黄、桂枝等药再发其汗，使表益虚。防风、防己二物，皆走表行散之药，但一主风而一主湿，用各不同，方中不用防风之散风，而以防己之行湿。然病因表虚而来，若不振其卫阳，则虽用防己，亦不能使邪逐去而病愈，故用黄芪助卫气于外，白术、甘草补土德于中，佐以姜、枣通行营卫，使防己大彰厥效。服后如虫行皮中，上部之湿欲解也。或腰以下如冰，用被绕之，令微汗出瘥，下部之湿仍从下解，虽下部而邪仍在表，仍当以汗而解耳。"

【现代研究】

①临床研究：郭建中等用防己黄芪汤加味治疗膝关节积液 56 例，结果 56 例患者中，优 62.5%，良 26.8%，总有效率为 89.3%。

②实验研究：闫艳等观察防己黄芪汤的抗炎镇痛作用，比较防己黄芪汤合煎与分煎的药效差异。结果显示，防己黄芪汤合煎与分煎都有明显的抗炎和镇痛作用，且两者在抗炎镇痛方面比较差异无统计学意义。

6. 白术附子汤

【出处】《金匮要略》。

【组成】白术 6g，炮附子 10g，炙甘草 3g，生姜 4.5g，大枣 10g。

【煎服法】水煎服。上五味，以水三升（1200mL），煮取一升（400mL），去滓，分温三服。一服觉身痹，半日许再服，三服都尽，其人如冒状，勿怪，即是术附并走皮中，逐水气未得除故耳。

【功效主治】温阳通经，祛风除湿。主治风湿痹证。

【方解】方中附子温阳通络，生姜散寒除湿，白术、炙甘草、大枣健脾运湿、调和营卫，因此本方具有很好的温阳通经、祛风除湿的功效，可用来治疗中阳虚寒引起的风湿痹痛；如同时兼有表阳虚恶寒者，则更为恰当。

【名家论述】

朱光被《金匮要略正义》："伤寒八九日，邪当解矣，而不解者，以表阳自虚，而为风湿相搏故也。身疼烦不能转侧，正是风为湿搏之征。但湿邪犯胃必呕，湿阻大肠必渴，今不呕不渴，则邪不在肠胃，而在腠理肌肉之间，故脉浮虚而涩，浮为风，虚涩则湿滞，是惟辛温达表之品，以行阳散邪，而后痹着得解。故用桂枝、附子，温行表里之风湿，佐以生姜、甘、枣，以助和中达外之势，通体之风湿俱解矣。若大便坚，小便自利，而见身重烦疼之证，是病又不系风邪，而只是皮中之水寒湿气为患，故即去桂加白术，专温通三焦，令水湿即在皮中而散，如冒状者，正气鼓动，水气亦随而动，正邪相搏，未得胜之象，所谓与术附并走也。"

【现代研究】

临床研究：房少青用白术附子汤合用乌头汤治疗膝骨关节炎 1 例，能明显改善关节肿胀、疼痛及僵硬等症状。

7. 附子汤

【出处】《伤寒论》。

【组成】炮附子 15g，茯苓 9g，人参 6g，白术 12g，白芍 9g。

【煎服法】上 5 味，以水 600mL，煮取 300mL，去滓，温服 100mL，日 3 服。

【功效主治】驱寒通痹。主治少阴病，身体痛，手足寒，骨节痛，脉沉者。

【方解】肾与心同为少阴，尤如水火两极，互依互制，共为生命之本，若失其用，则诸脏无济。少阴为寒水之脏，故寒伤之重者，多入少阴，所以少阴一经，最多重症。方中附子益火兴元阳，温经散寒；人参大补元气，生化气血；茯苓健脾利湿，兼益心气；白术益气健脾，祛寒除湿；白芍养营和血，以益肝阴。诸药配伍得当，是治疗阳虚寒湿少阴病的代表方剂。

【名家论述】成无己云：“口中和者，不苦不燥，是无热也。”“背恶寒者，阳气弱，阴气胜也。”黄元御云：“口中和，则纯是湿寒。”“背恶寒者，督脉之阳衰，太阳寒水之旺。”他对于病因病机则认为：“少阴水旺，阴凝气滞，故骨节疼痛。土败水侮，四肢失温，故手足寒冷。水寒木陷，生气欲绝，故脉沉细。”陈修园云：“火用不宣，全无燥渴，故口中和。”“身体痛，骨节痛，脉沉者，从阴内注于骨也……从阴注骨，是表寒里虚，病从内出，故温而兼补。”

【现代研究】

①临床研究：刘福存等观察附子汤治疗轻中度膝骨关节炎（knee osteoarthritis，KOA）寒湿痹阻证的临床疗效和安全性，纳入 163 例轻中度 KOA 寒湿痹阻证患者。82 例服用附子汤（附子汤组），每日 1 剂，分 2 次服用，连服 4 周；81 例服用盐酸氨基葡萄糖胶囊（氨基葡萄糖组），每日 2 次，每次 0.75g，连服 4 周。服用附子汤可有效减轻轻中度 KOA 寒湿痹阻证患者的膝关节疼痛症状，提高患者的生活质量，疗效优于氨基葡萄糖，而且不良反应较少。

②实验研究：附子汤能明显减少醋酸所致小鼠扭体次数，与生理盐水组比较，均有显著性差异。

8. 桂枝芍药知母汤

【出处】《金匮要略》。

【组成】桂枝 12g，赤芍 9g，甘草 6g，麻黄 12g，生姜 15g，白术 15g，知母 12g，防风 12g，附子 10g（炮）。

【煎服法】上 9 味，以水 700mL，煮取 210mL，每次温服 70mL，日 3 服。

【功效主治】散风寒，除湿热。主治风湿相搏，骨节疼痛或骨节肿痛，脚肿更甚，晕眩气短，温温欲吐等证。

【方解】桂枝芍药知母汤以桂枝、麻黄散风通络，散寒祛湿；白术健脾化湿；附子祛风宣痹，散寒化湿止痛；防风散风；生姜温中散寒，和胃止呕；赤芍、知母敛阴活络，清热降火；甘草合芍药缓急止痛。本方虽药味不多，但寒热并用，阴阳并调，表里并治，扶正祛邪共施，熔桂枝汤、麻黄加术汤、麻黄附子汤、甘草附子汤、芍药甘草汤等众方为一炉，将发汗、利小便、温阳行痹、散寒祛风除湿等治疗风寒湿痹之大法演绎得淋漓尽致。然祛邪之时不忘扶正，配以生姜、甘草温胃和中，健脾止呕，使湿邪缓去而正不伤。诸药合用祛风除湿，清热通络，化瘀止痛。

【名家论述】

陆渊雷说："本条证治急性关节风湿病，其他脓毒性、淋菌性、梅毒性关节炎亦可用。"

【现代研究】

实验研究：姚仁敏等学者选用 60 只清洁级 SD 大鼠，按体重将大鼠随机分成 6 组，即正常组、模型组、桂芍知母汤低剂量组、桂芍知母汤中剂量组、桂芍知母汤高剂量组、激素组。建立 CIA 大鼠模型，药物干预治疗 30 天后，与正常组相比，模型组、桂芍知母汤各剂量组及激素组 TNF-α、MMP-2 及 MMP-9 含量显著升高（$P<0.05$，$P<0.01$）；与模型组相比，桂芍知母汤各剂量组及激素组 TNF-α、MMP-2 及 MMP-9 含量均显著降低

（*P*<0.05，*P*<0.01）；与激素组相比，桂芍知母汤组与其无显著差异。结论：桂芍知母汤可降低 CIA 大鼠血清中 TNF-α、MMP-2 及 MMP-9 水平，减少关节局部滑膜炎和软骨的破坏，对 Ⅱ 型胶原蛋白诱导大鼠关节炎具有一定的治疗作用。

二、清热除湿类

1. 大秦艽汤

【出处】《素问病机气宜保命集》。

【组成】秦艽 30g，甘草 20g，川芎 20g，当归 20g，石膏 20g，川独活 20g，白芍 20g，细辛 5g，川羌活 10g，防风 10g，黄芩 10g，吴白芷 10g，白术 10g，生地黄 10g，熟地黄 10g，白茯苓 10g。

【煎服法】水煎服。去滓，温服。

【功效主治】疏风清热，养血活血。主治风邪初中经络证。

【方解】本方所治乃风邪中于经络所致。多因正气不足，营血虚弱，脉络空虚，风邪乘虚入中，气血痹阻，经络不畅，加之"血弱不能养筋"，故口眼㖞斜、手足不能运动、舌强不能言语；风邪外袭，邪正相争，故或见恶寒发热、脉浮等。治以祛风散邪为主，兼以养血、活血、通络为辅。方中重用秦艽祛风通络，为君药。以羌活、独活、防风、白芷、细辛等辛散之品祛风散邪，加强君药祛风之力，并为臣药。"治风先治血，血行风自灭"，且风药多燥，易伤阴血，故伍以熟地黄、当归、白芍、川芎养血活血，使血足而筋自荣，络通则风易散；脾为气血生化之源，故配白术、茯苓、甘草益气健脾，以化生气血；生地黄、石膏、黄芩清热，是为风邪郁而化热者设，以上共为方中佐药。甘草调和诸药，兼使药之用。

【名家论述】

吴昆《医方考》："中风，手足不能运动，舌强不能言语，风邪散见，不拘一经者，此方主之。中风，虚邪也。许学士云：'留而不去，其病则实。'故用驱风养血之剂兼而治之。用秦艽为君者，以其主宰一身之风，石膏所以去胃中总司之火，羌活去太阳百节之风疼，防风为诸风药中之军卒。

三阳数变之风邪，责之细辛；三阴内淫之风湿，责之苓、术。去厥阴经之风，则有川芎；去阳明经之风，则有白芷。风热干乎气，清之以黄芩；风热干乎血，凉之以生地。独活疗风湿在足少阴；甘草缓风邪上逆于肺。乃当归、白芍、熟地者，所以养血于疏风之后，一以济风药之燥，一使手得血而能握，足得血而能步也。"

【现代研究】

基础研究：以 AA 大鼠为实验模型，大秦艽汤可降低 AA 大鼠关节肿胀度和减轻关节炎症的作用，可明显降低 AA 大鼠血清 IFN-γ、VEGF、NO 水平，这可能是其减轻滑膜炎症、减轻血管内皮损伤、抑制滑膜细胞增殖、减少血管翳形成的作用基础。

2. 三妙散

【出处】《医学正传》。

【组成】苍术 18g，黄柏 12g，牛膝 6g。

【煎服法】水煎服。

【功效主治】清热燥湿。主治湿热下注之痿痹。

【方解】方中苍术燥湿健脾；黄柏清热燥湿；牛膝补肝肾，强筋骨，引药下行，用于湿热下注，足膝红肿热痛，下肢沉重，小便黄少。

【名家论述】

明·虞抟《医学正传》云：治"湿热下流，两脚麻木，或如火烙之热。"

【现代研究】

临床研究：史红丽等选取 37 例早期膝骨关节炎患者给予口服加味三妙散，并随症加减，30 天为 1 疗程，连续服用 3 个月。结果治愈 27 例，好转 8 例，未愈 2 例，总有效率 94.6%。

3. 三仁汤

【出处】《温病条辨》。

【组成】杏仁 15g，半夏 15g，飞滑石 18g，生薏苡仁 18g，白通草 6g，白蔻仁 6g，竹叶 6g，厚朴 6g。

【煎服法】水煎服，甘澜水八碗，煮取三碗，每服一碗，日三服。

【功效主治】清利湿热，宣畅气机。主治湿温初起及暑温夹湿之湿重于热证。

【方解】方中杏仁宣利上焦肺气，气行则湿化；白蔻仁芳香化湿，行气宽中，畅中焦之脾气；薏苡仁甘淡性寒，渗湿利水而健脾，使湿热从下焦而去，三仁合用，是为君药。滑石、通草、竹叶甘寒淡渗，加强君药利湿清热之功，是为臣药。半夏、厚朴行气化湿，散结除满，是为佐药。

【名家论述】

吴瑭《温病条辨》云："湿为阴邪，自长夏而来，其来有渐，且其性氤氲黏腻，非若寒邪之一汗即解，温凉之一凉则退，故难速已。世医不知其为湿温，见其头痛恶寒、身重疼痛也，以为伤寒而汗之，汗伤心阳，湿随辛温发表之药蒸腾上逆，内蒙心窍则神昏，上蒙清窍则耳聋目瞑不言。见其中满不饥，以为停滞而大下之，误下伤阴，而重抑脾阳之升，脾气转陷，湿邪乘势内溃，故洞泄。见其午后身热，以为阴虚而用柔药润之，湿为胶滞阴邪，再加柔润阴药，二阴相合，同气相求，遂有锢结而不可解之势。惟以三仁汤轻开上焦肺气，盖肺主一身之气，气化则湿亦化也。"

【现代研究】

临床研究：谭永振等收集湿热型骨关节炎患者 80 例，平均分为治疗组和对照组，分别给予三仁汤＋莫比可和盐酸氨基葡萄糖＋莫比可口服，治疗时间为 1 个月。治疗前和治疗后均采用西安大略和麦克马斯特大学骨关节炎指数进行评价，结果两组总疗效比较差异无统计学意义（$P>0.05$）。治疗后，疼痛、僵硬和功能改善情况组内比较，差异均有统计学意义（$P<0.01$）。两组之间僵硬和功能改善比较，差异有统计学意义（$P<0.05$）；疼痛改善比较，差异无统计学意义（$P>0.05$）。不良反应率比较，差异有统计学意义（$P<0.05$）。结论：治疗组治疗湿热型骨关节炎疗效确切，且不良反应率低。

4. 四妙丸

【出处】《成方便读》。

【组成】苍术 125g，牛膝 125g，黄柏（盐炒）250g，薏苡仁 250g。

【煎服法】水泛丸，每次 6 ～ 9g，日 2 次口服，小儿酌减。

【功效主治】清热利湿，舒筋壮骨。主治湿热痿证。症见两足麻木，痿软，肿痛。

【方解】方中黄柏苦以燥湿，善除下焦之湿热，为君药；苍术苦温，薏苡仁甘淡，健脾燥湿除痹，共为臣药；牛膝活血通经，补肝肾，强筋骨，且引药直达下焦，为佐药。

【名家论述】二妙丸治湿热盛于下焦而成痿证者。加牛膝，为三妙丸，牛膝补肝肾强筋骨，领苍术、黄柏入下焦而祛湿热也。再加苡仁，为四妙丸，因《内经》有云：治痿独取阳明。阳明者主润宗筋，宗筋主束筋骨而利机关也。苡仁独入阳明，祛湿热而利筋络。故四味合而用之，为治痿之妙药也。

【现代研究】

①临床研究：王胜等观察 120 例膝骨关节炎患者，治疗组予加味四妙散颗粒剂，每日 1 剂，分 2 次服用，连续 8 周；对照组予福善美（阿伦磷酸钠片，杭州默沙东制药有限公司生产）70mg，每周 1 次，连续 8 周。结果总有效率治疗组 68.33%，对照组 60%。

②基础研究：赵鹏飞等选取健康、清洁大白兔 36 只，随机选取 12 只为对照组，其余 24 只应用改良 Hultu 法建兔膝骨关节炎模型，随机分为模型组、受试组各 12 只，受试组给予加味四妙散汤剂，空白组及模型组给予等量生理盐水喂服。10 周后，各造模组全层软骨中 IL-6 表达较对照组显著升高，以模型组为最（$P < 0.05$），受试组 IL-6 表达低于模型组（$P < 0.05$）；模型组 bFGF 表达高于对照组（$P < 0.05$），受试组 bFGF 表达高于模型组（$P < 0.05$）。

5. 宣痹汤

【出处】《温病条辨》。

【组成】防己 15g，杏仁 15g，滑石 15g，连翘 9g，山栀子 9g，薏苡仁 15g，半夏 9g，（醋炒）晚蚕沙 9g，赤小豆皮 9g。

【煎服法】上药用水 1.6 升，煮取 600mL，分 3 次温服。

【功效主治】清化湿热，宣痹通络。主治湿热痹证。

【方解】方中防己祛经络之湿，通痹止痛；配伍杏仁开宣肺气、通调水道，助水湿下行；滑石利湿清热；赤小豆、薏苡仁淡渗利湿，引湿热从小便而解，使湿行热去；半夏、蚕沙和胃化浊，制湿于中，蚕沙尚能祛风除湿、行痹止痛；合用连翘、山栀子清热泻火，助解骨节热炽烦痛。

【名家论述】湿聚热蒸，蕴于经络，寒战热炽，骨骺烦疼，舌色灰滞，面目萎黄，病名湿痹，宣痹汤主之。

【现代研究】

临床研究：黄卫东等观察 98 例膝骨关节炎患者，随机分为中医辨证治疗组（湿热痹用白虎加桂枝汤合宣痹汤加减）51 例，中医辨证治疗 + 奥泰灵组 47 例，连续治疗 6 周。结果两组均能改善膝骨关节炎患者疼痛症状。

三、化痰祛瘀类

1. 二陈汤

【出处】《太平惠民和剂局方》。

【组成】法半夏 15g，橘红 15g，白茯苓 9g，甘草（炙）4.5g。

【煎服法】上药㕮咀，每服 12g，用水一盏，生姜七片，乌梅一个，同煎六分，去滓，热服，不拘时候。现代用法：加生姜 7 片，乌梅 1 个，水煎温服。

【功效主治】燥湿化痰，理气和中。主治湿痰证。

【方解】方中半夏辛温性燥，善能燥湿化痰，又和胃降逆，为君药。橘红为臣，既可理气行滞，又能燥湿化痰；佐以茯苓健脾渗湿，渗湿以助化痰之力，健脾以杜生痰之源。加生姜既能制半夏之毒，又能协助半夏化痰降逆、和胃止痛；复用少许乌梅，收敛肺气，与半夏、橘红相伍，散中兼收，防其燥散伤正之虞，均为佐药。以甘草为佐使，健脾和中，调和诸药。

【名家论述】

方广《丹溪心法附余》云："此方半夏豁痰燥湿，橘红消痰利气，茯苓降气渗湿，甘草补脾和中。盖补脾则不生湿，燥湿渗湿则不生痰，利气降气则痰消解，可谓体用兼赅，标本两尽之药也。令人但见半夏性燥，便以他药代之，殊失立方之旨。"

【现代研究】

实验研究：王腾腾采用 10 周龄 TNF 转基因（TNF-Tg）小鼠为模型，以二陈加桃红四物汤灌胃治疗 12 周，并选取同窝野生型小鼠作对照，采用 Micro-CT 观测小鼠的踝关节骨量，采用近红外 – 吲哚菁绿系统检测小鼠下肢淋巴管功能。研究显示，二陈加桃红四物汤可以有效促进 TNF 转基因小鼠模型下肢的淋巴回流功能，从而缓解关节炎症，保护骨组织免受侵蚀。

2. 身痛逐瘀汤

【出处】《医林改错》。

【组成】秦艽 3g，川芎 6g，桃仁 9g，红花 9g，甘草 6g，羌活 3g，没药 6g，当归 9g，五灵脂 6g，（炒）香附 3g，牛膝 9g，地龙 6g。

【煎服法】水煎温服。

【功效主治】活血行气，祛风除湿，通痹止痛。主治气血痹阻经络所致的肩痛、臂痛、腰痛、腿痛，或周身疼痛，经久不愈。

【方解】方中秦艽、羌活祛风除湿；桃仁、红花、当归、川芎活血祛瘀；没药、五灵脂、香附行气血、止疼痛；牛膝、地龙疏通经络以利关节；甘草调和诸药。

【名家论述】

《医林改错注释》："方中秦艽、羌活祛风除湿，桃仁、红花、当归、川芎活血祛瘀，没药、灵脂、香附行气血，止疼痛，牛膝、地龙疏通经络以利关节，甘草调和诸药。"

【现代研究】

临床研究：邹震等报道 136 例 KOA 患者，随机分为试验组和对照组，每组 68 例。对照组采用医用透明质酸钠凝胶治疗，试验组则在对照组治疗的基础上加用中药身痛逐瘀汤治疗，比较分析两组患者的临床治疗情况。结果与对照组比较，试验组患者治疗显效率 [45.59%（31/68）] 及总有效

率 [95.59%（65/68）] 均显著提高，而无效率 [4.41%（3/68）] 则显著降低；同时治疗后的 Michel Lequesen 指数评分 [（2.60 ± 0.91）分] 明显减少，差异均有统计学意义（$P < 0.05$）。

四、补益类

1. 补阳还五汤

【出处】《医林改错》。

【组成】黄芪（生）120g，当归尾 6g，赤芍 5g，地龙 3g，川芎 3g，红花 3g，桃仁 3g。

【煎服法】水煎温服。

【功效主治】补气活血通络。主治中风之气虚血瘀证。

【方解】方中重用黄芪补益元气，意在气旺则血行，瘀去络通，为君药。当归尾活血通络不伤正，为臣药。赤芍、川芎、桃仁、红花协同当归尾以活血祛瘀；地龙通经活络，力专走散，周行全身，以行药力，亦为佐药。

【名家论述】

张锡纯《医学衷中参西录》："至清中叶王勋臣出，对于此证，专以气虚立论，谓人之元气，全体原十分，有时损去五分，所余五分，虽不能充体，犹可支持全身。而气虚者，经络必虚，有时气从经络处透过，并于一边，彼无气之边，即成偏枯。爰立补阳还五汤，方中重用黄芪四两，以峻补气分，此即东垣主气之说也。然王氏书中全未言脉象何如，若遇脉之虚而无力者，用其方原可见效；若其脉象实而有力，其人脑中多患充血，而复用黄芪之温而升补者，以助其血愈上行，必至凶危立见，此固不可不慎也。"

【现代研究】

①临床研究：张晓峰等报道 31 例 KOA 患者，用补阳还五汤配合施沛特关节内注射，可有效改善关节疼痛及活动障碍，疗效优于单用施沛特组。

②实验研究：采用前瞻随机对照临床试验设计方法，根据患者的性

别、年龄、病程、病情分级等一般情况，将 108 例病例按照分层随机化的方法，以 1：1 的比例分成试验组和对照组，每组各 54 例。2 组均给予玻璃酸钠关节腔内注射、盐酸氨基葡萄糖胶囊及双氯芬酸钠肠溶片口服等常规治疗方法治疗；同时，试验组给予补阳还五汤煎剂口服治疗，连续 4 周。分别观察 2 组受试对象治疗前、治疗后 WOMAC 评分及关节液 TNF-α、PGE2、MMP-3 水平的变化。研究显示，补阳还五汤能够改善 WOMAC 评分，促进膝关节软骨下骨髓水肿的吸收，延缓软骨的破坏和退变，调节关节液 TNF-α、PGE2、MMP-3 水平，是治疗膝骨关节炎气虚血瘀证有效、安全的方剂之一，值得临床推广应用。

2. 黄芪桂枝五物汤

【出处】《金匮要略》。

【组成】黄芪 9g，桂枝 9g，白芍 9g，生姜 18g，大枣 10g。

【煎服法】上药，以水六升（600mL），煮取二升（200mL），温服七合，日三服。

【功效主治】调养荣卫，祛风散邪，益气温经，和血通痹。主治血痹。

【方解】方中黄芪为君，甘温益气，补在表之卫气。桂枝散风寒而温经通痹，与黄芪配伍，益气温阳，和血通经。桂枝得黄芪益气而振奋卫阳；黄芪得桂枝，固表而不致留邪。白芍养血和营而通血痹，与桂枝合用，调营卫而和表里，两药为臣。生姜辛温，疏散风邪，以助桂枝之力；大枣甘温，养血益气，以资黄芪、白芍之功，与生姜为伍，又能和营卫，调诸药，以为佐使。

【名家论述】

《金匮要略论注》："此由全体风湿血相搏，痹其阳气，使之不仁。故以桂枝壮气行阳，白芍和阴，姜、枣以和上焦荣卫，协力驱风，则病原拔，而所入微邪亦为强弩之末矣。此即桂枝汤去草加芪也，立法之意，重在引阳，故嫌甘草之缓小。若黄芪之强有力耳。"

【现代研究】

①临床研究：郭志平以加味黄芪桂枝五物汤治疗 120 例腰椎骨关节炎，

治愈 30 例，占 25%；显效 42 例，占 35%；有效 42 例，占 35%；无效 6 例，占 5%。总有效率为 95%。

②实验研究：有研究将 SD 大鼠随机分为正常组、模型组、塞来昔布组、黄芪桂枝五物汤 7 天组和黄芪桂枝五物汤 14 天组，每组 10 只。除正常组外，各组大鼠均予冷固法复合外界环境刺激的方法复制阳虚寒凝型骨关节炎模型，共 6 周。造模结束前，各给药组分别灌胃给药，黄芪桂枝五物汤 7 天组或 14 天组分别给药 7 天或 14 天（30g/kg），塞来昔布组给药 7 天（20.82mg/kg），正常组及模型组予生理盐水灌胃 7 天，至造模结束。造模结束后，黄芪桂枝五物汤可以调节机体免疫低下状态，并通过调节细胞因子 IL-4 及下游细胞因子 iNOS、HIF-1α、TGF-β1 等水平的变化，对骨关节炎软骨细胞起正向修复作用。

3. 独活寄生汤

【出处】《备急千金要方》。

【组成】独活 9g，桑寄生 6g，杜仲 6g，牛膝 6g，细辛 6g，秦艽 6g，茯苓 6g，肉桂心 6g，防风 6g，川芎 6g，人参 6g，甘草 6g，当归 6g，白芍 6g，干地黄 6g。

【煎服法】水煎温服，上㕮咀，以水一斗，煮取三升，分三服，温身勿冷也。

【功效主治】祛风湿，止痹痛，益肝肾，补气血。主治痹证日久，肝肾两虚，气血不足证。

【方解】方中重用独活为君，善治伏风，除久痹，且性善下行，以祛下焦与筋骨间的风寒湿邪。臣以细辛、防风、秦艽、桂心，细辛入少阴肾经，长于搜剔阴经之风寒湿邪，又除经络留湿；秦艽祛风湿、舒筋活络而利关节；桂心温经散寒，通利血脉；防风祛一身之风而胜湿，君臣相伍，共祛风寒湿邪。佐以桑寄生、杜仲、牛膝以补益肝肾而强壮筋骨；当归、川芎、地黄、白芍养血和血，人参、茯苓、甘草健脾益气。以上诸药合用，具补肝肾、益气血之功。

【名家论述】

吴昆《医方考》云："肾气虚弱，肝脾之气袭之，令人腰膝作痛，屈伸不便，冷痹无力者，此方主之。肾，水脏也，虚则肝脾之气凑之，故令腰膝实而作痛。屈伸不便者，筋骨俱病也。《灵枢经》曰：'能屈而不能伸者，病在筋；能伸而不能屈者，病在骨。故知屈伸不便，为筋骨俱病也。'冷痹者，阴邪实也；无力者，气血虚也。是方也，独活、寄生、细辛、秦艽、防风、桂心、辛温之品也，可以升举肝脾之气，肝脾之气升，则腰膝弗痛矣；当归、熟地、白芍、川芎、杜仲、牛膝者，养阴之品也，可以滋补肝肾之阴，肝肾之阴补，则足得血而能步矣；人参、茯苓、甘草者，益气之品也，可以长养诸脏之阳，诸脏之阳生，则冷痹去而有力矣。"

【现代研究】

①临床研究：余建华等选择符合纳入标准的膝骨关节炎患者 113 例，随机分为治疗组和对照组，治疗组 56 例给予独活寄生汤治疗，对照组 57 例给予硫酸氨基葡萄糖（GS）治疗，疗程均为 4 周。采用 Lequesne 的 OA 疼痛功能指数对膝关节的症状体征和功能活动进行评分。结果总有效率治疗组为 96.43%，对照组为 82.45%；停药 4 周后对照组疗效明显降低（与疗程结束时比较 $P<0.01$），而治疗组疗效降低不明显（与疗程结束时比较 $P>0.05$）。

②实验研究：中医药治疗骨关节炎独具特色，能够靶向调节 miRNAs 介导的炎症反应。独活寄生汤长期运用于临床，能有效抑制关节炎症，其药效机制可能是通过调节骨关节炎软骨细胞中 miRNAs 的表达，以及改变 miRNAs 和炎症因子之间的相互协调作用而发挥对炎症性骨关节炎的治疗作用。李爱萍等将新西兰大耳白兔随机分为 3 组，空白对照组及模型组予蒸馏水，药物组予独活寄生汤灌胃，30 天后，检测血清、关节液中一氧化氮（NO）及超氧化物歧化酶（SOD）含量，结果显示给药后药物组血清及关节液中 NO 的含量较模型组降低，SOD 水平升高。

4. 二至丸

【出处】《医方集解》。

【组成】女贞子 15g，墨旱莲 15g。

【煎服法】水煎温服。

【功效主治】补益肝肾，滋阴止血。主治肝肾阴虚，眩晕耳鸣，咽干鼻燥，腰膝酸痛，月经量多。

【方解】方中以女贞子为君药，味甘苦，性凉，补中有清，可滋养肝肾，益精血，乌须发；臣以墨旱莲，味甘酸，性寒，既能滋补肝肾之阴，又可凉血止血。二药配合补益肝肾，滋阴止血。

【名家论述】

《诸病源候论》云："足少阴为肾之经，其血气华于发。若血气不足，则不能润悦于发，故发黄也。"

【现代研究】

基础研究：俞益火等报道 86 例绝经后膝骨关节炎患者随机分为滋阴补肾组（A 组）、盐酸氨基葡萄糖组（B 组）各 43 例，检测两组治疗前后雌二醇（E2）和 C- 反应蛋白（CRP）水平。研究显示，滋阴补肾法能有效改善绝经后膝骨关节的症状，可能通过调节雌二醇（E2）和 C- 反应蛋白（CRP）水平，实现改善关节软骨功能和减轻滑膜炎症的目的。

5. 金刚丸

【出处】《素问病机气宜保命集》。

【组成】菟丝子 12g，杜仲 12g，肉苁蓉 12g，猪脊髓 12g，萆薢 12g。

【煎服法】水煎温服。

【功效主治】补肾填精，除湿通络。主治肝肾不足之痹证。

【方解】菟丝子、杜仲、肉苁蓉补益肝肾、强筋健骨；猪脊髓益肾填精；萆薢除湿泄浊。

【名家论述】

《杂病心法要诀·痿病治法》："筋骨痿软，以加味金刚丸为主。加味金刚丸，即萆薢、木瓜、牛膝、菟丝子、杜仲、肉苁蓉也。"

【现代研究】

基础研究：郑德勇将原发性骨关节炎根据辨证分为 4 型，气血亏虚型、寒湿痹阻型、气滞血瘀型均以补中桂枝汤加味治疗，肝肾阴虚型以骨质增生丸合金刚丸加味治疗，15 天为 1 个疗程。结果：500 例中，虚证（气血亏虚、肝肾阴虚型）占 78.0%，有效率 82.6%；实证（寒湿痹阻、气滞血瘀型）占 22.0%，有效率为 48.2%；总有效率为 75.0%。提示原发性骨关节炎以虚证居多，用调补气血阴阳之品，可改善骨代谢，从而延缓本病的发生，起到预防的作用。

6. 六味地黄丸

【出处】《小儿药证直诀》。

【组成】干地黄 240g，山茱萸 120g，山药 120g，泽泻 90g，茯苓 90g，牡丹皮 90g。

【煎服法】上药共为细末，炼蜜为丸，如梧桐子大。每次 6～9g，每日 3 次，空腹淡盐汤送下。每次 8 粒，每日 2 次。

【功效主治】滋补肝肾。主治肝肾阴虚证。

【方解】方中地黄滋阴补肾，填精益髓，为君药。山茱萸补养肝肾，并能涩精，取"肝肾同源"之意；山药补益脾阴，亦能固肾，共为臣药。三药配合，肝脾肾三阴并补，是为"三补"。泽泻利湿而泻肾浊，并能减地黄之滋腻；茯苓淡渗脾湿，并助山药之健运，与泽泻共泄肾浊，助真阴得复其位；牡丹皮清泄虚热，并制山茱萸之温涩。三药称为"三泻"，均为佐药。六味合用，三补三泻，以补为主。

【名家论述】

《删补名医方论》："治肾精不足，虚火炎上，腰膝痿软，骨热酸痛，足跟痛，小便淋秘或不禁，遗精梦泄，水泛为痰，自汗盗汗，亡血消渴，头目眩晕。"

【现代研究】

①临床研究：陈健等报道 80 例老年骨关节炎患者，根据治疗方案分为中医组与西医组，各 40 例。中医组患者均接受中医康复治疗，主要包括手法推拿、中药熏洗、中药内服（包括六味地黄丸及自制当归四逆汤），疗程 3 周。西医组患者采用西药治疗，给予关节腔内注射 25mg 玻璃酸钠，每周

1次；口服 0.75g 盐酸氨基葡萄糖胶囊，每天 2 次，均连续治疗 3 周。治疗后，两组患者 JOA 评分 [（91.5 ± 16.3）、（84.1 ± 13.3）分] 较治疗前明显升高，VAS 评分 [（2.4 ± 1.2）、（3.6 ± 1.8）分] 较治疗前明显降低，且中医组 JOA、VAS 评分明显优于西医组，差异均有统计学意义（$P<0.05$）。结论：中医康复疗法对老年骨性关节炎不仅具有良好的治疗效果，同时不良反应小、安全可靠，可在临床推广应用。

②实验研究：肖经难将 36 只日本大耳兔随机分组为正常对照组（A 组）、OA 模型组（B 组）、OA 治疗组（C 组）。用石膏管型伸直位固定 B 组及 C 组 24 只兔左后腿膝关节，A 组不予固定。A、B 组每天喂以正常饲料，C 组 2 周后喂以投六味地黄丸后的混合饲料，8 周后制备标本并处死动物，采用原位末端标记（TUNEL）及细胞色素 C 免疫组化分别观察软骨细胞的凋亡状况。结果用药组软骨细胞凋亡指数明显低于 OA 模型组。结论：六味地黄丸能有效抑制细胞色素 C 的释放，减缓软骨细胞凋亡。

7. 金匮肾气丸

【出处】《金匮要略》。

【组成】干地黄 24g，山茱萸 12g，山药 12g，泽泻 9g，茯苓 9g，牡丹皮 9g，桂枝 3g，炮附子 3g。

【煎服法】水煎温服。

【功效主治】补肾助阳。主治肾阳不足证。

【方解】方中地黄滋补肾阴为君药。山茱萸、山药补肝脾、益精血，为臣药。佐以茯苓、泽泻、牡丹皮调和肝脾，降泻肾浊；佐入少量附子、肉桂以温肾助阳，行水化气。全方温而不燥，滋而不腻，阴中求阳。

【名家论述】

《医宗金鉴》："此肾气丸纳桂、附于滋阴剂中十倍之一，意不在补火，而在微微生火，即生肾气也。"

【现代研究】

基础研究：和东英报道确诊的肾气亏虚型膝骨关节炎未病患者 80 例，将其随机分为两组，各 40 例，对照组行金匮肾气丸安慰剂 + 盐酸氨基葡萄糖胶囊治疗，试验组行金匮肾气丸＋盐酸氨基葡萄糖胶囊治疗。结果显示，对肾气亏虚型膝骨关节炎行中西医结合干预，能缓解患者关节压痛程度、膝痛减轻或消失，晨僵程度减轻、时间缩短，关节肿胀减轻，从而阻滞膝关节病变进一步发展，达到"未病先防、已病防变"的目的，疗效显著，值得临床推广应用。

8. 益肾蠲痹丸

【出处】《痹证论治》。

【组成】熟地黄 120g，当归 120g，仙灵脾 120g，鹿衔草 120g，炙全蝎 25g，炙蜈蚣 25g，炙乌梢蛇 25g，炙蜂房 90g，炙土鳖虫 90g，骨碎补 120g，延胡索 120g，肉苁蓉 120g，鸡血藤 120g，僵蚕 90g，蜣螂虫 90g，炮甲珠 25g，广地龙 25g，徐长卿 120g，寻骨风 120g，老鹳草 120g，甘草 30g，生地黄 120g，虎杖 120g。

【煎服法】上药共为细末，炼蜜为丸，如梧桐子大。每次 6～9g，每日 3 次，空腹淡盐汤送下。

【功效主治】温补肾阳，益肾壮督，搜风剔邪，蠲痹通络。主治关节疼痛、肿大，阳虚寒痹，屈伸不利，肌肉疼痛、瘦削或僵硬、畸形。

【方解】方中熟地黄滋补肾阴，填精益髓；骨碎补活血祛瘀，通经止痛；仙灵脾、肉苁蓉补肾助阳；鹿衔草祛风湿，强筋骨；延胡索活血行气止痛；当归、鸡血藤活血止痛；蜂房、僵蚕、徐长卿、寻骨风祛风止痛；乌梢蛇祛风通络；土鳖虫破血逐瘀，续筋接骨；蜣螂涤痰息风，破瘀散结止痛；炮甲珠活血通经；全蝎、蜈蚣、地龙通络止痛；老鹳草祛风湿，通络止痛；生地黄清热凉血养阴；虎杖清热除湿，祛瘀止痛；甘草调和诸药。

【名家论述】

明·王肯堂在《证治准绳》中指出痹证之病因："有风，有湿，有寒，有热，有挫闪，有瘀血，有滞气，有痰积，皆标也；肾虚，其本也。"

【现代研究】

临床研究：陈自强选取骨关节炎患者 60 例，其中行益肾蠲痹丸结合针灸理疗治疗患者 30 例作为观察组，行益肾蠲痹丸药物治疗患者 30 例作为对照组，观察两组患者疗效。结果显示观察组患者静息痛指数、关节压痛指数及关节肿胀指数明显低于对照组（*P*<0.01），活动痛指数两组间差异无统计学意义。

9. 左归丸

【出处】《景岳全书》。

【组成】大怀熟地黄 240g，炒山药 120g，枸杞子 120g，山茱萸 120g，川牛膝（酒洗，蒸熟）120g，菟丝子（制）120g，鹿胶（敲碎，炒珠）120g，龟甲胶（切碎，炒珠）120g。

【煎服法】先将熟地蒸烂杵膏，余为细末，加炼蜜为丸，如梧桐子大。每服 9g，一日两次，饭前用滚汤或淡盐汤送下。亦可水煎服，用量按原方比例酌减。

【功效主治】滋阴补肾，填精益髓。主治真阴不足证。

【方解】方中重用熟地黄滋肾填精，大补真阴，为君药。山茱萸养肝滋肾，涩精敛汗；山药补脾益阴，滋肾固精；枸杞子补肾益精，养肝明目；龟、鹿二胶，为血肉有情之品，峻补精髓，龟甲偏于补阴，鹿角胶偏于补阳，取"阴中求阳"之意，均为臣药。菟丝子、川牛膝益肝肾，强腰膝，健筋骨，为佐药。

【名家论述】

《景岳全书》："治真阴肾水不足，不能滋养营卫，渐至衰弱，或虚热往来，自汗盗汗，或神不守舍，血不归原，或虚损伤阴，或遗淋不禁，或气虚昏晕，或眼花耳聋，或口燥舌干，或腰酸腿软。凡精髓内亏，津液枯涸等证，俱速宜壮水之主，以培左肾之元阴，而精血自充矣。宜此方主之。"

【现代研究】

基础研究：徐凌霄等研究左归丸含药血清对间充质干细胞（mesenchymal stem cells，MSCs）向软骨细胞定向分化过程中 MSCs 增殖、Ⅱ型胶原及蛋白多糖基因表达的影响。结果发现，左归丸含药血清能促进 MSCs 增殖、Ⅱ型胶原和蛋白多糖基因表达，可能是其软骨保护作用的分子基础之一。

10. 右归丸

【出处】《景岳全书》。

【组成】熟地黄 240g，山药 120g，山茱萸 90g，枸杞子 120g，菟丝子 120g，鹿角胶 120g，杜仲 120g，肉桂 60g，当归 90g，制附子 60g。

【煎服法】先将熟地蒸烂杵膏，余为细末，加炼蜜为丸，如弹子大。每嚼服二三丸（6～9g），以滚白汤送下；用量按比例酌减，水煎温服。

【功效主治】温补肾阳，填精益髓。主治肾阳不足，命门火衰证。

【方解】方中以附子、肉桂、鹿角胶为君药，温补肾阳，填精益髓。臣以熟地黄、枸杞子、山茱萸、山药滋阴益肾，养肝健脾。佐以菟丝子补阳益阴，固精缩尿；杜仲补益肝肾，强筋壮骨；当归养血和血，助鹿角胶以补养精血。诸药配合，共奏温补肾阳、填精止遗之功。

【名家论述】

《景岳全书·新方八阵》："治元阳不足，或先天禀衰，或劳伤过度，以致命门火衰，不能生土，而为脾胃虚寒，饮食少进，或呕恶膨胀，或翻胃噎膈，或怯寒畏冷，或脐腹多痛，或大便不实，泻痢频作，或小便自遗，虚淋寒疝，或寒侵溪谷，而肢节痹痛，或寒在下焦，而水邪浮肿，及神疲气怯，或心跳不宁，或四肢不收，或眼见邪祟，或阳衰无子等证。"

【现代研究】

临床研究：梦丽杰报道患者 62 例，治疗组予右归丸治疗，对照组予仙灵骨葆胶囊（15g，每日 2 次）治疗，以 8 周为 1 疗程。研究结果表明，右归丸加减用于膝部肿胀疼痛反复发作，遇劳则甚，遇寒加剧，辨证属肝肾不足、精血亏虚的退行性膝关节炎有良好疗效。

（吴晶金）

第七章

骨关节炎的护理与调摄

第一节　情志调护

骨关节炎是一类迁延难愈的慢性疾病，具有病程长、易反复的特点。由于顽固的关节疼痛、轻重不等的关节畸形和功能障碍，至疾病后期往往导致患者自理能力下降、生活质量变差，加之病情反复发作产生较高的治疗费用，给患者身心带来极大的痛苦和困扰，思想情绪也往往会随着病情的进展而转化，出现焦虑、悲哀、孤独、愤怒、恐惧等复杂的心理反应，特别是出现关节畸形及功能障碍后影响自理能力，甚至会对生活、治疗丧失信心，产生绝望等不良心理。因此，在治疗骨关节炎疾病的同时，不能忽视患者的情志调护，帮助患者学会自我调节，学会应对不良生活事件、干预负面情绪的方法和技巧，鼓励患者以良好的情绪、健康的心态接受治疗。同时加强与家属的沟通，使患者亲属对疾病治疗与心理调适的方法有所了解，协助参与情绪、行为干预治疗过程和治疗监控，为患者康复营造良好的情感环境。

中医学历来重视情志调护，《内经》中即有"恬淡虚无，真气从之，精神内守，病安从来""精神不进，志意不治，故病不可愈"的认识，说明精神情志的调节在人类防病、治病、延年益寿中有着重要的作用。中医学认为喜、怒、忧、思、悲、恐、惊七情的活动是人们正常的精神活动，但人的思想感情往往会受到周围环境变化和自身健康状况改变的影响，尤其是患病后，由于肉体的痛苦也带来了精神上的苦恼，就会产生不健康的精神状态，如对疾病产生恐惧心理、对治疗产生焦虑情绪等。这类情志活动太过，就会反过来影响疾病的康复甚至促使疾病进展、恶化。

通过观察分析患者的心理，主要有以下几种类型：疾病急性发作时，或病情严重、行动不便、生活不能自理时，感到悲观失望；当病情逐步减轻或好转时，又易产生急于求成的急躁情绪，对疗效期望值过高，甚至出现病急乱投医的情况；当经过一段时间治疗，若治疗效果不明显，则易出现消极、情绪低落、焦虑等不良情绪，此时易对治疗失去信心；由于病程较长，患者家属也常受其影响，有时稍露抱怨，即会引起患者的忧郁、怨恨或自责。这些不良的精神状态均会影响治疗及护理效果。

1. 悲观失望型

应根据患者病情恰当解释，讲解七情致病的道理，使其懂得治疗要经过一定的过程，忧虑过多于病无益。加强心理支持，介绍治疗成功的病例，及时对患者取得的每一点进步予以肯定，积极鼓励并帮助其制定科学的作息、锻炼计划，让其生活充实有序；通过阅读有益的书籍、欣赏音乐歌曲增添生活情趣；通过康复锻炼转移消极心境，排除不良情绪。

2. 急于求成型

一是向患者介绍疾病相关知识，说明此病的反复性和周期性。二是介绍目前国内外该病的治疗动态，打消其急于求成的念头，从而建立信任感，安心接受正规而系统的综合治疗。三是可请病友现身说法，用实例介绍病急乱投医的危害，促使患者对正规治疗有信心。

3. 自暴自弃型及怨天尤人型

护理人员首先要理解患者的痛苦，耐心说服劝导，生活上多给以照顾体贴，治疗上耐心细心，忌粗暴或撒手不管，使其在医护人员的耐心中得到心理上的补偿，从而放弃错误观念。此外还要动员家属给予患者耐心细致的关心和照顾，使其感受到家庭的温暖，让其在幸福中接受治疗。

4. 过度依赖型

鼓励患者从生活自理开始，介绍功能锻炼的重要性，说明生活自理也是一种功能锻炼，可以减轻、延缓疾病的发展。鼓励患者做一些力所能及的事情，改变衣来伸手、饭来张口的依赖习惯。还有一些患者依赖迷信某种药物或方法，这需和医生一起努力，纠正其错误想法。

总之，情志护理是通过对患者病情的观察和对患者心理活动的分析，采取不同的心理调护方法，帮助患者恢复失调的心理状态及生理功能，增强疗效，促使病情好转。

第二节　生活起居调护

在疾病的影响下，骨关节炎患者早期常出现关节疼痛、肿胀、晨僵等症，疼痛在休息时好转，活动后加重，亦会在阴冷、潮湿和雨天加重。随着病情进展可出现肌肉萎缩，关节软骨及骨破坏，关节僵直甚至畸形。正确的起居调护，有利于关节功能恢复。

1. 生活起居应顺应四时气候变化，注意增减衣物，调节病室环境温度，起居有常。

（1）风寒湿痹证患者，居住的房间宜向阳温暖，多晒太阳，避风寒湿邪，室内空气保持新鲜，冬季室温宜在 20℃左右。寒冷、阴雨、潮湿的天气不宜到室外活动，注意关节保暖，以防病情加重。关节疼痛时可使用温热疗法，如热水袋、热敷、泡浴等。日常注意关节保暖，尽量穿着长裤或在局部加用护套。

日常生活中如何晒太阳（日光浴）：太阳是万物之源，适当的晒太阳可以促进肠道对钙、磷的吸收，有利于增强体质、促进骨骼正常钙化、加速血液循环。进行日光浴前，应在遮阴处做空气浴 5～10 分钟，使机体适应室外气温，时间一般选择上午 9～11 时，下午 3～5 时，夏季以上午为宜，冬季以下午为宜，空腹及饱食状态不宜进行日光浴，以食后 1 小时进行较好。从中医理论上讲，以春秋季每天坚持 20～30 分钟，夏季每天坚持 5～10 分钟，冬季每天坚持 30～60 分钟为宜。

（2）风湿热痹证患者，病房宜通风凉爽，但要避免吹对流风，室温不宜过高，避免潮湿，局部禁用温热疗法。患者发热汗出较多时，需及时用干毛巾擦干汗迹，并更换汗湿衣被，避免寒湿侵袭机体。

（3）肝肾亏虚证患者，病室应温暖、避风、卧床静养，保障充足睡眠。

2. 急性期关节疼痛剧烈、伴有全身症状时不主张锻炼，患者宜卧床休息，减少关节活动，减轻关节负荷，但卧床时间不宜过长。疼痛肢体可用软垫保护，以减轻疼痛，采取舒适卧位，宜睡硬板床，保持关节功能位置，避免关节受压。可给予按摩、热敷、药浴等中医疗法治疗。

缓解期可下床活动。恢复期应积极锻炼，宜逐步增加活动量，但不宜长距离和长时间行走，要防止过劳，注意减少关节负重，注意保护关节，避免出现关节扭、挫、碰等意外损伤。

3.晨僵明显时，晨起宜先用热水泡手15分钟再进行其他活动。晚上以热水泡脚，促进下肢血液循环，改善睡眠。睡眠时可戴弹力护套保暖。

4.日常要注意保持良好的走、站、坐、卧姿态，以减轻畸形的发生。应增加户外活动，多晒太阳，防止骨质疏松。适当控制体重，平常可借助手杖、护膝、矫形鞋垫等避免器械性损伤及关节过度负重。

第三节　饮食调护

骨关节炎患者常因关节疼痛、活动减少、常年服药等因素影响食欲与消化功能。如果日常饮食营养及能量不能满足机体的需要，不仅所服药物起不到治疗作用，而且病情还会进一步加重。因此食疗作为药物治疗的辅助疗法在疾病的治疗中占有重要地位。"药食同源"，中国自古就有利用食物防治疾病的方法——食疗，食疗具有方便、可长期服用而无副作用的特点，也特别适用于骨关节炎患者。

1.辨证施食

辨证施食是中医食疗的基本原则，以"虚者补之，实者泻之""寒者热之，热者寒之，温者清之，凉者温之"等为治疗大法。

（1）寒湿痹阻证　宜食温经散寒除湿之品，如羊肉、狗肉、蛇肉、鳝鱼、洋葱、木瓜、当归、附片等，可适当多用葱、姜、蒜、胡椒、辣椒、芥末等调料，适量饮酒。忌生冷、油腻食物。

（2）风湿热痹证　宜食清淡、易消化的清热利湿通络之品，如冬瓜、芹菜、青菜、绿豆、黄瓜、苦瓜、薏苡仁、菊花茶等。鼓励多饮水，可多用蔬菜、瓜果和果汁等清凉饮料。忌辛辣刺激、煎炒、油腻等食物及烟酒，以免伤阴助火，加重症状。

（3）痰瘀痹阻证　宜食化痰散瘀之品，如萝卜、山楂、冬瓜、金针菇、三七、薏苡仁、木瓜、红花粥、丹参粥、桃仁粥等。忌食辛辣、肥甘厚腻、煎炸热燥的食品，禁烟酒，以免化生痰湿。

（4）肝肾亏虚证　宜多食滋补肝肾、强筋健骨的食物，如甲鱼、鸡、鸭、羊肉、桂圆、芝麻、核桃、枸杞、黑木耳、黑豆、山药、韭菜等。忌生冷刺激之品，以免加重关节症状，如浓茶、烟、酒、咖啡及含食物化学添加剂的食物。不宜过多摄入脂肪及蛋白质以免增加体重，加重关节负担。

（5）气血两虚证　宜进食补益气血之品，如肉类、大枣、山药、莲藕、莲子、桂圆、核桃、芝麻、阿胶、黄芪炖鸡、党参粥、茯苓粥，同时多进食动物肝脏、菠菜等富含铁的食物。

2.均衡膳食，科学调补

《素问·脏气法时论》曰："毒药攻邪，五谷为养，五果为助，五畜为益，五菜为充，气味合而服之，以补精益气。"这说明了患病时除服药之外，还必须有谷、肉、蛋、菜等以补充营养才能使身体康复。对于骨关节炎患者来讲，饮食种类宜丰富多样，确保全面营养，应多食富含胶原蛋白、钙和富含维生素 A、D、C、E 的食物，如牛奶、鸡蛋、鱼虾贝类、新鲜蔬菜、瓜果等。有些人认为，有了病就是虚，应该吃补药，但也有人主张"药补不及食补"，这些说法都欠全面，应正确对待药补与食补的问题。

《素问·五常政大论》云："大毒治病，十去其六；常毒治病，十去其七；小毒治病，十去其八；无毒治病，十去其九。谷肉果菜，食养尽之，无使过之，伤其正也。"骨关节炎患者在漫长的治疗过程中，需长时间服药，脾胃运化能力减弱，因此对药补、食补也要根据患者消化能力而定，食而不化，反会增加身体负担。牛奶、豆浆及目前形形色色的营养保健产品，虽然都属食补佳品，但如果患者内有湿热，舌苔黏腻，食欲不振，食之反致脘腹胀满，胃纳不馨；人参、白木耳、阿胶等补气血之品，虽都有补气血、养阴、安神等作用，但患者若湿邪未除，枉进补益，反而会增加脾胃的负担；有些糖浆、冲剂，味多甜腻，服之反而壅气助湿，使胃肠呆滞。因此，药补、食补都因人而异。

3. 注意饮食忌口

目前民间对患病时的饮食忌口问题有两种认识。一种认为忌口非常重要，如果吃了某些食物，病情即会发展加重，导致这也不敢吃，那也不能吃，结果患者忌吃的食物过多，以致影响了营养的摄入。另一种认为忌口无科学根据，不相信，也不注意，其实这两种认识都不全面。

中医历来重视饮食忌口，认为食物的性味与药物一样，亦有寒、热、温、凉之性及辛、甘、酸、苦、咸之味，所以食物之性味与疾病相宜者，则对患者有利，与疾病相悖者，可能会增加疾苦。如《金匮要略》曰："所食之味，有与病相宜，有与身为害；若得宜则补体，为害则成疾。"说明适宜的忌口，对患者的恢复是有利的，而骨关节炎患者一般老年人居多，加之病程长，如果忌口太严，长年累月，反而影响营养的吸收。因此宜忌应有度，才于病情有利。骨关节炎患者忌浓茶、烟、酒、咖啡及含大量化学添加剂的食物，以免加重关节症状，不宜过多摄入脂肪及蛋白质以免增加体重，加重关节负担。

附：常用食疗方

（1）三七丹参粥：三七 10 ~ 15g，丹参 15 ~ 20g，鸡血藤 30g。

加工方法：上药洗净，加入适量清水煎煮取浓汁；再把粳米 300g 加水煮粥，待粥将成时加入药汁，共煮片刻即成。

服食方法：每次随意食用，每日 1 剂。

功效主治：活血化瘀，通络止痛。主治瘀血内阻，经脉不利。

（2）三七炖鸡：雄乌鸡 500g，三七 6g，黄芪 10g。

加工方法：将上药共纳入鸡腹，加入黄酒 100mL 及适当调味品，隔水小火炖至鸡肉熟。

服食方法：用酱油随意蘸食，隔日 1 次。

功效主治：温阳，益气，定痛。主治证属阳气不足者。

（3）猪肾粥：猪肾（洗净切片）1 对，人参 6g，核桃肉 10g，粳米 200g。

加工方法：加适量清水及调味品共煮成粥。

服食方法：随意服用，每日 1 剂。

功效主治：祛风除湿，补益肾气。主治证属肾气不足者。

（4）防风粥：防风 12g，葱白两根。

加工方法：加适量清水，小火煎药汁备用；再取粳米 60g 煮粥，待粥将熟时加入药汁熬成稀粥即成。

服食方法：每日 1 剂，作早餐用。

功效主治：祛风湿。主治证属风湿痹阻者。

（5）桃仁粥：桃仁 10g，薏苡仁 30g，粳米 100g。

加工方法：将桃仁捣烂如泥，加水研去渣，与薏苡仁、粳米同煮为粥。

服食方法：随意服用，每日 1 剂。

功效主治：益气活血，通利关节。主治证属气虚血瘀，阻滞关节者。

（6）冬瓜薏仁汤：冬瓜（连皮切片）500g，薏苡仁 50g。

加工方法：加适量清水及调味品共煮，小火煮至冬瓜烂熟为度。

服食方法：每日 1 剂，随意食之。

功效主治：健脾利湿，清热。主治证属湿热内蕴而湿邪偏盛者。

（7）葛根赤小豆粥：葛根 15g，赤小豆 20g，粳米 30g。

加工方法：先将葛根水煎去渣取汁，后与赤小豆、粳米共煮成粥。

服食方法：每日 1 剂，随意食之。

功效主治：舒筋通络。适用于颈项僵硬者。

（8）伸筋草鲴鱼汤：当归 6g，伸筋草 15g，板栗适量，鲴鱼 1 条。

加工方法：共煮汤。

服食方法：隔日 1 剂，食鱼饮汤。

功效主治：益气通络。适用于四肢麻木、足软无力者。

第四节　用药护理

一、中药用药护理

1.中药汤药 1 剂一般分 2 ～ 3 次服用，成人每次服用 200mL 左右，心衰及限制入量的患者每次宜服 100mL 左右。风、寒、湿痹者中药汤剂宜饭后温热服；热痹者汤剂宜饭后温凉服，服药后宜卧床休息，减少活动；肝肾亏虚证患者汤剂宜饭前空腹温服。服药后注意观察疗效及有无不良反应，如出现皮疹、消化道反应、唇舌发麻、头晕心悸、脉迟、呼吸困难、血压下降等症时，应立即停药，及时救治。

2.中成药一般用温开水（或药引）送服，散剂用水或汤药冲服，服用胶囊不能锉碎或咬破，合剂、混悬剂、糖浆剂、口服液等不能稀释，应摇匀后直接服用。用药前仔细询问过敏史，服药后注意观察用药反应，发现异常应及时联系医护。

3.使用中药注射剂前，要认真询问患者药物过敏史。按照药品说明书要求进行药物配制，应单独使用，现配现用，严禁混合配伍。中西注射剂联用时，应将中西药分开使用，前后使用间隔液；给药速度不宜过快，应严格按说明书或医嘱要求速度给药。中药注射剂一般不宜两个或两个以上品种同时共用一条静脉通路。用药过程中要密切观察用药反应，尤其对老人、肝肾功能异常等患者和初次使用中药注射剂的患者，应加强巡视和监测，出现异常立即停药，及时报告医生处理。

4.外用中药应用前应评估治疗部位皮肤，有皮疹、炎症、破溃、水肿、冻伤的部位禁用，过敏体质者慎用。注意观察用药后的反应，如出现皮肤灼热、发红、瘙痒、刺痛等局部症状时，应及时采取必要的处理措施或停药。使用外用药时注意皮肤过敏情况，热疗时切勿烫伤，抹药时勿用力过度，以免损伤皮肤。

二、西药用药护理

1. 对于中重度疼痛可选用非甾体抗炎药，非甾体抗炎药宜饭后口服或与食物同服。强调遵医嘱服药的重要性，避免擅自停药、加减药、换药致病情反复。注意观察服药后胃肠道反应，监测血常规、大便常规、大便隐血及肝肾功能变化。

2. 钙剂、阿仑膦酸盐制剂为临床常用补钙剂，指导正确服药可促进钙质吸收，避免药物不良反应。钙剂建议空腹服用，避免与食物中的草酸（含草酸的食物有菠菜、芫荽、苋菜等）发生反应，形成结晶，影响吸收。钙剂晚间 9～10 点左右服用最佳，因为人体的生理性血钙降低是在凌晨 2～3 点左右，很多骨关节炎患者会在这时觉得浑身发软不适而醒过来，起床活动后因为神经兴奋性增高，使血钙水平增高后症状就能得到缓解。因此，晚间 9～10 点左右补钙有助于补充凌晨的生理性低血钙。服用钙剂期间要多喝水，以防泌尿系统产生结石。钙剂不可与绿叶蔬菜同服，以免影响钙的吸收。阿仑膦酸盐制剂宜在晨起空腹服用，同时饮清水 200～300mL，至少 30 分钟内不能进食物或饮料，不能平卧，应采取立位或坐位，以减轻药物对食道的刺激，如果出现咽下困难、吞咽痛或胸骨痛，应警惕发生食管炎和食道溃疡。

3. 慢作用缓解症状药物及软骨保护剂可延缓病程，改善症状。

（1）氨基葡萄糖钾胶囊 1 次 1～2 片，每日 2～3 次，饭后口服，持续口服 8～12 周，治疗 2 周后症状开始改善。对硫酸氨基葡萄糖过敏及高血钾的患者禁用。

（2）双醋瑞因 1 次 50mg，每天 2 次，饭后口服，一般服用时间不短于 3 个月。服药后注意观察有无胃肠道反应及皮疹等过敏反应，定期检测患者肝肾功能。

4. 玻璃酸钠注射液：为膝骨关节炎的改善症状药物。膝关节腔内注射 1 次 2mL，1 周 1 次，5 周为 1 疗程。关节腔注射时应严格无菌操作，注意注射环境卫生；注射后卧床休息 2 小时后再下地活动；保持针眼处清洁干燥，关节腔注射后 3 天内不可进行足浴、洗澡，中药封包等物理治疗要避开针眼处，防止局部感染。

第五节　康复锻炼

骨关节炎是一类以慢性疼痛、肿胀、功能障碍，甚至畸形为主要特征的疾病。临床上以反复发作性、渐进性等为特点。在治疗中既要重视药物治疗，又不可忽视康复锻炼，康复锻炼往往可减轻关节僵硬、肌肉萎缩、骨质疏松等症状，改善生活质量。因此，在治疗中"以动防残"，将休息与锻炼、静与动密切结合对疾病康复是有益处的。

功能锻炼具有方便、易行、经济等特点，同时在改善关节功能、缓解疼痛、防止畸形、增强体质、树立信心、减轻抑郁焦虑等方面疗效明显，临床上已广泛应用。骨关节炎患者的康复锻炼是为了维持和恢复关节功能，因此要在一般规律的原则指导下，根据病情轻重及患者的性别、年龄、体质等因素制订出适合患者的锻炼方案。

1.急性发作期，全身症状明显或关节严重疼痛肿胀，此时应该卧床休息，注意保持手、足关节的功能位置，不要急于锻炼，以减轻关节负荷。待全身症状和关节疼痛减轻后，可先做被动锻炼，或自行做一些床上的非负荷运动，如直腿抬高运动、关节屈伸运动，还可做"床上八段锦"。

（1）直腿抬高运动：仰卧床上，患腿向上抬 15°，初次锻炼可以保持 1～3 分钟，连续一段时间后，可以增加空中滞空时间；每天 2～3 次。此方法主要是锻炼腿部肌力。

（2）关节屈伸运动（膝关节）：坐位伸膝：坐在椅子上，将双足平放在地上，然后逐渐将右（左）膝伸直，并保持姿势 5～10 秒再慢慢放下；双腿交替进行，重复 10 次，每日 1～2 次。仰卧屈膝：将一侧膝关节尽量贴近胸部，用双手将大腿固定 5～10 秒，然后逐渐伸直膝关节；两腿交替进行，重复 10 次，每日 1～2 次。

（3）病情缓解后，可逐步下床活动，以增强肌力和耐力，保持各个关节的活动度。病情进入稳定期后，尽量选择节奏缓慢、运动量适宜和关节负重小并适合自己的锻炼方式，如游泳、骑自行车、慢走等。

（4）康复锻炼的原则是将患肢关节伸展到最大角度但不引起疼痛或加重疼痛为宜，锻炼后以不觉得疲乏劳累为度。锻炼中要避免关节过度劳累，避免关节负荷过重的锻炼，如长跑、登山和频繁上下楼梯，以及在坑洼路面长时间步行和反复下蹲的锻炼。进行体育锻炼应避免运动过度，减少关节软骨的磨损，不得已上下台阶时最好扶楼梯或使用手杖。每日可佩戴护膝带等以增加关节的稳定性。每日平地慢走 1 ～ 2 次，每次 20 ～ 30 分钟，促进关节功能恢复。亦可借助于各种简单的工具与器械，如手捏弹力圈锻炼手指功能，两手握转环练习旋转，以锻炼手腕功能；滑轮拉绳活动锻炼肘关节和肩关节；滚圆木、踏空缝纫机以锻炼踝关节。

（5）可经常练习扶阳十二式、手指操、健美操、太极拳等。提倡在温水中运动，以减轻关节疼痛，促进肌肉放松。总之要强调锻炼不是越多越好，效果不是越痛越好，只有坚持合理的康复锻炼才能恢复肌肉力量，改善关节活动度，防治骨质疏松，促进疾病康复。

2.锻炼的形式应多样化，可以一人独自锻炼，也可与他人结伴在一起锻炼，借助彼此交流增加乐趣，调畅心情。

3.骨关节炎患者多年老体弱，抵御外邪能力较差，锻炼时间可遵循《素问·四气调神大论》所要求的："春三月……夜卧早起，广步于庭，被发缓形，以使志生……夏三月……夜卧早起，无厌于日……秋三月……早卧早起，与鸡俱兴……冬三月……早卧晚起，必待日光……去寒就温，无泄皮肤。"进行功能锻炼时应遵循四时气候变化规律，否则易复感风寒湿邪而加重病情。

总之，OA 患者的功能锻炼切勿操之过急，活动量要逐步增加，循序渐进，以刚引发疼痛为度，切勿一开始锻炼就过度，超过患者耐受力，不仅达不到预期的治疗目的，反而易造成患者身体疲倦乏力，筋骨酸痛。必须动静结合，持之以恒，方能体现锻炼的效力。

第六节　临证护理

当骨关节炎患者出现肢体肿痛、屈伸不利、僵硬、畸形等症状时，患者为减轻症状常常会采取一些不正确的姿态和体位，对今后的活动功能恢复造成一定影响。日常生活中保持正确的坐、立、站、行、睡眠等姿态有利于保护病变的关节，预防关节变形，增强肌肉力量，促进疾病康复。

1.避免过度剧烈使用小关节。关节发炎时关节会变得不稳定，容易受损伤，用力的时候，小关节如手指关节就更易出现变形，因此日常生活中要尽量利用大关节和强有力的健康关节去完成动作。如针对手部骨关节炎患者提物时，尽量不用手指而用手臂和肘关节；拧瓶盖时，不要用手指拧，应以掌心加力来拧；避免用一两个手指拉抽屉等。

2.避免关节长时间保持一个动作不变。如不要长久站立，应定时坐下休息；坐位时要经常变换坐姿，并经常站起走动，以舒展筋骨；写字、打字、编织时避免手指长时屈曲，应不时停下来休息，做手指的屈伸运动，放松手指关节。

3.避免关节长时间处于变形位置。无论在睡眠、行走、静坐时都要注意保持生理姿态，预防脊柱、髋、膝关节发生僵直、畸形。患者站立时要应尽量挺胸收腹，避免懒散松弛的驼背姿态，床铺以硬板床为宜，睡眠时忌用高枕，可采取平卧位。

4.避免过度消耗体力。调整物品放置位置，以科学合理、取用方便为原则。常用的物品应放在伸手可及的地方，笨重的常用的物品需放置于低处。尽量使用工具，减少弯腰、爬高、下蹲等动作。

5.卧床不起的患者，为了防止各关节曲屈挛缩，要保持关节功能位，限制受累关节活动。如双手掌可握小卷轴，维持指关节伸展位；髋关节两侧放置靠垫，预防髋关节外旋；肩关节不能处于外旋位，肩两侧可顶枕头等物品；双臂间置枕头维持肩关节外展位，维持功能位；防止足下垂；平躺者膝下或小腿处交替垫枕，防止膝关节固定于屈曲或伸直位。另需定时翻身，严防褥疮、坠积性肺炎等疾病的发生。

（肖　清）

参考文献

[1] 王承德，沈丕安，胡荫奇 . 实用中医风湿病学 [M]. 北京：人民卫生出版社，2009.

[2] 阎小萍 . 常见风湿病诊疗手册 [M]. 北京：中国医药科技出版社，2011.

[3] 郭爱敏，周兰姝 . 成人护理学 [M]. 北京：人民卫生出版社，2012.

[4] 徐桂华，张先庚 . 中医临床护理学 [M]. 北京：人民卫生出版社，2014.

[5] 罗健，徐玉兰 . 风湿免疫科临床护理思维与实践 [M]. 北京：人民卫生出版社，2014.

第八章

医案医话

第一节　古代医案

　　浩瀚如海的中医典籍是中医药的宝库，包括医经、本草、方论、医案、医话等，医案医话是其中非常重要的一部分。

　　医案是医生治疗疾病时辨证、立法、处方用药的连续记录。医案为汉代著名医家淳于意所创，包括患者姓名、地址、职业、病理、辨证、治疗、预后等。后世医家有将自己所治疗的病案记录与心得见解整理为个人医案者，如《临证指南医案》《湖岳村叟医案》等；也有专门选取古今名家医案医话汇编成册者，如《名医类案》《续名医类案》《古今医案按》等。在前贤的医案中，既有丰富多彩的医学理论，又有大量的医疗实践经验，既有精准的辨证方法，又有巧妙的处方用药；既有成功的经验，也有失败的教训；既有一般常见病而诊疗别具一格者，亦有疑难症而治法独辟蹊径者，各有所论，令人大开眼界。各个时期众多医家不同风格见解的医案与医话，不仅是我国历代医家临床实践经验智慧的结晶，也是中医学伟大宝库中的瑰宝，为现代学者医家的临床诊疗与理论研究提供了大量宝贵的资料和指导思想。

　　本部分节选《湖岳村叟医案》《辨证录》《丁甘仁医案》《儒门事亲》等中医名著，分别从病因病机、辨证、治法、方药等不同层面举出四个比较精巧的 OA 医案医话佐以分析。由于古代医案文字较为简洁，其中信息较为简陋遗缺，其意难明，故本部分见识之偏颇不足，欢迎诸君同道批评指正，共同探讨。

　　1. 清·翟青云《湖岳村叟医案》

　　翟青云（1879—1952），字竹亭，号湖岳村叟，清末民国医家。翟竹亭先生家境贫苦，幼时未能读书学习，但天资聪颖，生而好问，少年时心慕医途，遇名医宿儒，辄虚心请教，勤恳志诚，颇得真传，终成一代大家。翟青云悬壶济世 40 余年，内科、外科、针灸无一不精，活人无数，医德高尚。精研《内经》《难经》，金元诸家名作，致力甚深。尤为心折李濒湖、张景岳，自号湖岳村叟。学术上擅阴中求阳，阳中求阴，对《景岳全书》中阴阳互根之论体会尤深，深明"善补阳者，必于阴中求阳，则阳得阴助，而生化无穷；善补阴者，必于阳中求阴，则阴得阳升，而泉源不竭"之旨，言"治虚必先培根本"。临床诊病重视脉症合参，精于脉诊，对李时珍的《濒湖脉学》颇有研究。瞿氏在辨证上尤为擅长脉症合参，喜从脉中识寒热虚实真假，辨认病位之所在，辨析病因与病性，察吉凶以决生死，以脉象探究病源。本篇医案节选自其编著之《湖岳村叟医案》。

筋骨疼痛之证，古人虽有五痹之名，痹者主疼，故治痹之方，备而且精，倘能认准证候，属痹证，用五痹之方，投之无不立见神效。只因五痹外疼痛证，比五痹更多。有气虚不运之疼，有血虚不能养筋之疼，有伤寒温疫初得之酸疼，有花柳毒、杨梅入骨之疼，有年老肾亏之疼，有少年受劳苦太甚，及至中年之疼，有跌打损伤之疼。夫筋骨之疼，不胜枚举。又有内伤之疼，外感之疼，有不内外伤之疼。气血双亏，劳苦过度，此内伤之疼也，伤寒温疫初得，此外感之疼也，跌打损伤，此不内外伤之疼也。证既不同，治法各异，认清病证，治有何难。惟证候不明，张冠李戴，朱紫混淆，乱试针灸，妄投药饵，轻者变重，重者致死，过后悔悟，已成覆水难收。孙真人云："胆欲大而心欲小，智欲圆而行欲方。"东垣云："医者意也，神明精巧，存乎其人。"医之一道，能熟此数语，亦可运用无穷矣。

医案：

北吕寨村王姓，年五十余。夏令务农，身出大汗，乘凉躺卧大树下，自此两腿疼痛难移，日轻夜重，病证日重一日，无奈迎余往治。诊得肝肾脾三部脉均沉紧，《脉诀》云："沉者主寒，紧者主疼。"此属寒邪无疑。遂用温散寒邪和通经络之剂，服一帖无效，又服二帖，夜疼减半，共服八帖，平复如故。方开于后。

当归 12 克，红花 6 克，川羌活 10 克，黄芪 15 克，防风 18 克，川牛膝 10 克，制草乌 10 克，制川乌 10 克，钻地风 6 克，秦艽 10 克，官桂 10 克，麻黄 6 克，千年健 12 克，桂枝 10 克，乳香 10 克，甘草 6 克，酪流酒为引。

【按语】本案选自《湖岳村叟医案》筋骨疼痛门，开篇作者言治疗五痹之方药，业已完备且精巧，辨证直中要点，因而治之无不效验。然五痹之痛因其内外之因不同，多有变化与干扰，若辨证有误，则治法歧途，轻者延期，重者而殁，不可不察，需胆大心细，方可施治。此案患者为一五十余岁农民，夏季劳作身热汗出之后贪凉卧于树荫处，自此而病。夏有暑气，本易伤津耗气，且恰逢汗出之际，腠理大开，卧于树荫清凉寒湿之处，寒湿之邪乘虚袭体，正气不足与争，故而寒湿之邪盘踞经络肢体，发为本病。患者常年劳作，年逾五旬，脏腑元气已不如前，肝肾有亏，寒湿之邪锢跛难去，痹阻经络，故双腿疼痛难移；寒属阴邪，阴气升而邪愈重，故日轻夜重。翟竹亭先生诊治之时诊得肝肾脾三部脉均沉紧，《脉诀》云："沉者主寒，紧者主疼。"结合患者起病之由因，可断定此为寒邪作祟无疑。此处可显翟竹亭先生之辨证尤精脉诊，以此为切入点，辨证施治，准确如神。予散寒通络之剂治之。

　　本方以大辛大热之草乌、川乌为君药，温散里寒，祛风除湿，温经止痛。官桂大热，善补元阳，暖脾胃，除积冷，通血脉，增强君药温散寒邪之力。此病因汗出受凉而得，寒邪从腠理而入，故选用辛温发散之麻黄、桂枝，发汗解肌，使寒邪由腠理而祛。此外，桂枝一药有温经通脉之功，可使散寒通络之力愈强。《名医别录》云其："主治心痛，胁风，胁痛，温筋通脉，止烦，出汗。"羌活、防风解表散寒，祛风除湿，合上药共助君药散寒除湿，为臣药。千年健、钻地风、秦艽均可祛风除湿，舒筋活络，其中千年健另有止痛消肿之效，钻地风有活血化瘀之功，秦艽则是治疗风寒湿痹之要药。寒性收引凝滞，气滞则血瘀，不通则痛，故以辛温走窜之红花、乳香活血化瘀止痛。牛膝补肝肾，强筋骨，可引血下行以增强红花、乳香、钻地风活血化瘀之力。患者年已五十有余，正气不足，卫表不固，故以黄芪补气固表，《本草蒙筌》云黄芪扶危济弱之力略亚人参，可见其补气之力雄。酩流酒性味辛温，有祛风散瘀、通血脉散湿气之功效，可增强全方通调气血、舒筋活络之力，合甘草共为使药。

　　初始无效，乃因寒邪日久，根深蒂固，且正气不足，难以轻撼寒邪，翟氏笃定此为寒邪作祟，心中了然，果三剂后寒邪已动，初见成效，八剂服尽而愈。《素问·脉要精微论》云："微妙在脉，不可不察。"翟氏擅从舌脉辨证之精妙，由此可见。

2. 明·陈士铎《辨证录》

陈士铎，字敬之，号远公，别号朱华子，又号莲公，自号大雅堂主人，浙江山阴人。约生于明天启年间，卒于清康熙年间。据嘉庆八年《山阴县志》记载："陈士铎，邑诸生，治病多奇中，医药不受人谢，年八十卒。"陈士铎平生好学，喜究典籍之密，博采众家之长，重视临床实践，擅长归纳总结，喜爱著书立说，以惠后学。著有《石室秘录》《洞天奥旨》《本草新编》《辨证录》等籍，其中劝医六则更为中医学之格言警句，令人深省。学术上发展完善了命门学说体系，重视命门与脾胃，其遣方用药多为精炼，认为药贵精而不贵多。本篇医案选自其编著之《辨证录》，案中方药配伍颇有几分奥妙，令人耳目一新。

人有脚膝疼痛，行步艰难，自按其皮肉直凉至骨，人以为是冷痹也。夫痹而曰冷，正合风寒湿三者之旨也。此等之病，虽三邪相合，而寒为甚。盖挟北方寒水之势，侵入骨髓，乃至阴之寒，非至阳之热不能胜之也。然而至阳之热，又虑过于炎威，恐至寒之邪未及祛，而至阴之水先已熬干。真水涸而邪水必然泛滥，邪水盛而寒风助之，何以愈痹哉。方用真火汤治之。

白术（五钱） 巴戟天（一两） 附子（一钱） 防风（一钱） 牛膝（三钱） 石斛（三钱） 萆薢（二钱） 茯苓（三钱）

水煎服。连服四剂而皮肉温矣，又服四剂而骨髓热矣，再服四剂脚膝之痛去，更服四剂而步履无艰难之态矣。

方中用巴戟天为君，补火仍是补水之药，而辅佐之味，又彼此得宜，不用肉桂、当归之品温其血分，实有意义。盖补气则生精最速，生精既速，则温髓亦速矣。若一入血分之药，则沾濡迟滞，欲速而不达矣。萆薢原忌防风，使之相畏而相使，更复相宜，所以同群而共济也。

【按语】患者下肢疼痛，活动受限，自觉寒冷由外至内直至骨髓，辨证为冷痹之证。冷痹者，正合风寒湿邪三者合病之征。而患者所表现的证候，寒证尤为突出，寒邪为盛，直入骨髓，寒邪已极，需用至阳至刚之热药方能解寒，但是陈公唯恐至阳之药难以掌控，恐过而伤本阴，本阴真水不足则外邪之寒湿更能客袭主位，使邪气更崮，病情更难掌控。故陈翁予之真火汤。

巴戟天既可温阳，却无其他阳药之燥烈，甘润不燥，正适用于此恐过阳伤阴之情形；附子大温大热，为阳药之首，此处仅用一钱，可助巴戟天温阳散寒之力而不至喧宾夺主；茯苓、白术相配，补气健脾渗湿力强，配合草薢，扶正而驱邪，为方中之中流砥柱，且顾护脾胃，使驱邪而不伤正；牛膝者善于下行，可引药于下，且补肾健骨利关节；防风既可除风湿，又可固表，令在外邪再难入体，了断邪援，关门除寇；石斛生津益肾强腰，既补肝肾，又有反佐之意，以防温阳过剩仍伤津液。全方配伍精简有力，药证相符，正合前文所述之治法思想，可谓精妙。患者服后，四剂已效，表凑之寒证已缓；再四剂而内寒亦解；再四剂而内外寒湿去大半，痹阻不再，气血相合，脚膝疼痛愈；再四剂，驱尽余邪，步态如初。陈翁所论，肉桂、当归之辈，直入血分，作用较深，深则沉，沉则黏滞，运转难以自如，不如补气生精轻灵迅速。故真火汤中多为温阳补气之辈，果然效速。至于陈翁所言之防风、草薢相畏而相使，更复相宜，如今药理难寻，难以论述，诸君可仁者见仁智者见智。此案为寒邪跗骨作祟，陈氏治以温热散寒之法，其中巴戟天之应用可谓神来之笔，陈氏遣药之精炼，重视命门之思想，由此可见。

3. 清·丁甘仁《丁甘仁医案》

丁甘仁（1865—1926），字泽周，清末民国著名中医学家，被称为孟河四大家之一。幼年聪颖，下笔成章，少年师从孟河马家学医，刻苦学习，积累甚丰，对马氏内科及外科、咽喉科能兼收并蓄，尽得其真传。后凡遇名医，则虚心请教切磋，医法大成，蔚为大观。在学术上，其善用经方，临证喜以六经辨证为纲，认为把握六经分治准则是分析病情、辨证用药的关键，极为推崇《伤寒论》《金匮要略》二书，临床运用经方每能得心应手；用药轻灵，认为临床用药首在辨性，择其要而用之，尽量使所选用药物既能发挥治疗之能而又无留邪伤正的弊端。在诊疗过程中极为重视脾胃，且善用反治法。临床提倡诊病时要从体质、病势、起居饮食等方面全面评估患者之病情，在投药无效时，须细究其因，弄清是药不对症，还是药不胜病，不可无效即妄动。丁氏不但医术高明，活人无数，且喜传道树人，毕生致力于中医事业，创办中医学校，程门雪、章次公、黄文东、秦伯未、张伯臾、王一仁、许半龙、王慎轩等近现代中医名家皆由此出，可谓桃李满天下，对后世影响极大。此案选自《丁甘仁医案》。

杨右手足痹痛微肿，按之则痛更剧，手不能招举，足不能步履，已延两月余。脉弦小而数，舌边红，苔腻黄，小溲短少，大便燥结。体丰之质，多湿多痰，性惰躁急，多郁多火，外风引动内风，夹素蕴之湿痰入络，络热、血瘀不通，不通则痛。书云：阳气多，阴气少，则为热痹，此症是也。专清络热为主，热清则风自息，风静则痛可止。

羚羊片（先煎，一钱） 鲜石斛（三钱） 嫩白薇（一钱五分） 生赤芍（二钱） 生甘草（五分） 茺蔚子（三钱） 鲜竹茹（二钱） 丝瓜络（二钱） 忍冬藤（四钱） 夜交藤（四钱） 嫩桑枝（四钱） 大地龙（酒洗，二钱）

复诊 前清络热，已服十剂，手足痹痛十去六七，肿势亦退，风静火平也。惟手足未能举动，舌质光红，脉数渐缓，口干欲饮，小溲短少，腑行燥结。血不养筋，津液既不能上承，又无以下润也。前方获效，毋庸更张。

原方去大地龙，加天花粉（三钱）。

又服十剂，痹痛已止，惟手足乏力。去羚羊片、白薇、鲜石斛，加紫丹参（二钱）、全当归（三钱）、西秦艽（一钱五分）、怀牛膝（二钱）。

【按语】患者体质丰满，体内多痰湿，且平素性情急躁，肝阳偏亢，肝失疏泄，故多郁多火，内风由此而生，恰逢外风袭之，引动内风，夹痰湿而阻经络。痰湿阻滞经络，故见手足痹痛微肿，且痰湿风热为实邪，故痛而拒按；筋脉瘀阻，气血不承，且有疼痛，故见手足活动不利；其舌、脉、二便亦为热象，患者整体阳气盛而阴虚，结合患者体质，丁氏辨证为热痹。

治以清热通络。羚羊角性味咸寒，专入肝经，功擅平肝息风，清热镇惊，是为君药。石斛甘寒，有生津益胃、清热养阴之功，可除久热伤阴之症，《神农本草经》言其："主治伤中，除痹。下气，补五脏虚劳羸瘦，强阴，久服厚肠胃。"白薇、赤芍、竹茹性味寒凉，清热凉血，另竹茹更有清化热痰之功，《本草纲目》记载赤芍具有"散邪，能行血中之滞"之功效；芜蔚子辛甘而寒，既可清络热、疏外风，又可活血化瘀，四药相伍，清热凉血，活血疏风，共为臣药。络脉不通，不通则痛，故以丝瓜络、忍冬藤、夜交藤、桑枝、地龙为佐药，祛风通络，以利关节。其中，桑枝还可祛风除湿，地龙又能清热平肝，《本草纲目》言："蚓……性寒故能解诸热疾，下行故能利小便，治足疾而通经络也。"甘草味甘性平，调和诸药，为使药。诸药相伍，共奏清热平肝、息风通络、活血止痛之功。药服十剂，诸症皆减，惟有手足不能举、小溲短少、腑行燥结等血不养筋之症，故去滑利通络之地龙，加用甘寒之天花粉以清热生津。久病多虚多瘀，故后期惟余手足乏力之症。去羚羊片、白薇、石斛，加用紫丹参以活血化瘀通经。《药性赋》云当归："味甘、辛，气温，无毒。可升可降，阳也。其用有四：头止血而上行，身养血而中守，梢破血而下流，全活血而不走。"故选用全当归以补血活血，则无伤正之弊。秦艽既可祛风除湿，又有和血舒筋之功效，为治疗风湿痹证之要药。牛膝性平，入肝肾经，功擅补肝肾、强筋骨，更有引血下行之力，可增强丹参、当归活血化瘀之功。

此病之初始，既抓住病情之证要，以热为主要病机，认为热清则内风自灭，风灭则经络无阻，病痛自止，可谓直中要害。十剂之后，病情大减，已见其效，久病伤津血之果已凸显，故微调其方；又十剂后，痹痛已无，邪热已尽，故改清热通络治法为养血扶正。丁氏辨证之准，对病机分析精，用药之轻灵，可见一斑。

4.金·张从正《儒门事亲》

张从正（1156—1228），字子和，号戴人。金朝睢州考城县部城人，金元四大家之一。张从正对于汗、吐、下三法的运用有独到的见解，积累了丰富的经验，扩充了三法的运用范围，形成了以攻邪治病为特点的风格，为中医学的病机理论和治法做出了贡献，被称为"攻下派"的代表。张从正将疾病产生的原因总归于外界不同邪气的侵袭。张从正强调邪气致病，但并非忽略人体之虚，或者忽略在疾病过程中有正虚的一面。祛邪之法盖似治洪水疏通河道，堵不如疏，邪除正气自复。所以张从正提出了攻邪即是扶正的辨证关系，认为"不补之中，真补存焉"。张从正极为重视"人体应以气血通达为常"的理论思想，曾言："《内经》一书，唯以血气流通为贵。"因此，张子和从这一认识出发，提出"陈莝去而肠胃洁，癥瘕尽而营卫昌"的观点，认为通过攻邪之法可以调畅气机，疏达气血，"使上下无碍，气血宣通，并无壅滞"，从而达到恢复健康的目的。本篇医案选自《儒门事亲》，讲述的是张从正治疗风寒湿痹的经验，体现了其重视气血通达，善用"汗、吐、下"三法的学术特点。

今人论方者，见诸痹证，遽作脚气治之，岂知《内经》中本无脚气之说。或曰：诸方亦有脚气统论，又有脚气方药，若止取《素问》，则诸方皆非耶！曰：痹病以湿热为源，风寒为兼，三气合而为痹。奈何治此者，不问经络，不分脏腑，不辨表里，便作寒湿脚气，乌之附之，乳之没之，种种燥热攻之；中脘灸之，脐下烧之，三里火之，蒸之熨之，汤之炕之。以至便旋涩滞，前后俱闭，虚燥转甚，肌肤日削，食饮不入，邪气外侵，虽遇扁、华，亦难措手。若此者何哉？胸膈间有寒痰之故也。痹病本不死，死者医之误也。虽亦用蒸之法，必先涌去其寒痰，然后诸法皆效。《内经》曰：五脏有俞穴，六腑有合穴。循脉之本分，各有所发之源，以砭石补之，则痹病瘳。此其《内经》中明白具载，如之何不读也？陈下酒监魏德新，因赴冬选，犯寒而行。真气元衰，加之坐卧冷湿，食饮失节，以冬遇此，遂作骨痹。骨属肾也。腰之高骨坏而不用，两胯似折，面黑如炭，前后廉痛，痿厥嗜卧。遍问诸医，皆作肾虚治之。余先以玲珑灶熨蒸数日，次以苦剂，上涌讫，寒痰三、二升。下虚上实，明可见矣。次以淡剂，使白术除脾湿，令茯苓养肾水，责官桂伐风木。寒气偏胜，则加姜、附，否则不加。又刺肾俞、太溪二穴，二日一刺。前后一月，平复如故。仆尝用治伤寒汗、下、吐三法，移为治风痹痿厥之法，愈者多矣。

【按语】此案附于《儒门事亲》"指风痹痿厥近世差玄说"之后，开篇论述时人治疗痿痹之证的缺陷。认为痹病虽以风寒湿邪为主，但诊疗之时切不可随意治之，需辨清经络脏腑表里之分，方可因证治之。若痹证兼胸有寒痰，未加思量，治之以温燥攻邪之法，或内服以药热之，或外治以针灸蒸熨热之，虽内有寒湿之邪，未必得散，若寒湿之邪内郁难处，外来燥热治法不断加之，寒湿燥热交相错杂，病唯重矣。张氏认为，若内有寒痰湿邪积聚，虽需以热法治之，但需先以涌吐治法引出大部分实邪，再行寒湿之邪之治法，佐以针砭，方可获效。

此案患者冬日跋涉，坐卧冷湿，寒湿之邪侵体，加之真气元衰，饮食不当而发骨痹之病。症见髋部痹痛痿废不用，小腿痹痛，面黑如炭，神疲嗜睡。遍寻诸医，皆以为腰胯疼痛，兼之年老面黑，当为肾阳亏虚，以肾虚治法治疗，效果不显。张氏诊时，先以外治熨蒸数日，以化凝滞胸腹之寒痰，后用涌吐之法，得寒痰二三升，以此得知此证寒痰之实与肾阳之虚具存。寒痰既以涌出，则改用淡渗利湿之剂以利余邪，白术、茯苓健脾益气，燥湿利水，《神农本草经》言白术："主风寒湿痹、死肌、痉、疸者，正以风寒湿三者合而成痹，痹者，拘挛而痛者是也。"此处应用一举两得。肉桂能补火助阳、散寒止痛、温经通脉，《本草正》言："桂，善平肝木之阴邪，而不知善助肝胆之阳气，惟其味甘，故最补脾土，凡肝邪克土而无火者，用此极妙。"若寒气重者加姜附之流以温阳散寒，若寒气不重则不加，以防燥热伤阴。再配合针刺肾俞、太溪二穴补益肾之真气，疏通表里经脉气血，一月后愈。

此案未载具体方剂，仅给出治疗大法，然张氏诊疗此类病证的思路可一目了然。此案没有舌脉，张氏判断其内伏寒痰，或许是因为发病前恰有饮食不节而考量，具体辨证技巧我们不得而知。当临床中遇有此类寒湿病证治以温热治法久而不效时，可以参考此案。张子和言："处之者三，出之者亦三也。诸风寒之邪，结搏皮肤之间，藏于经络之内，留而不去，或发疼痛走注，麻痹不仁，及四肢肿痒拘挛，可汗而出之；风痰宿食，在膈或上脘，可涌而出之；寒湿痼冷，热客下焦，在下之病，可泄而出之。"正和

《素问·阴阳应象大论》言："因其轻而扬之，因其重而减之，其高者因而越之，其下者引而竭之，中满者泻之于内，其有邪者，渍形以为汗，其在皮者，汗而发之，其实者散而泻之。"即此案之意。

（彭江云　秦天楠）

参考文献

[1] 翟竹亭 . 湖岳村叟医案 [M]. 郑州：河南科学技术出版社，1984.

[2] 胡鹏 . 近代河南名医翟青云生平及学术思想 [J]. 河南中医，2016，36（9）：1518-1519.

[3] 杨利 . 微妙在脉，不可不察——论《湖岳村叟医案》的脉学成就 [J]. 新中医，2010（7）：148-150.

[4] 陈士铎 . 辨证录 [M]. 北京：中国中医药出版社，2007.

[5] 丁甘仁 . 丁甘仁医案 [M]. 上海：上海科学技术出版社，2001.

[6] 李笑然，郝丽莉，闫忠红 . 试述丁甘仁临床用药特色 [J]. 中医药学报，2003，31（3）：63.

[7] 陶志达 . 张子和学术思想探讨 [J]. 新中医，1984，16（8）：1-4.

[8] 张从正 . 儒门事亲 [M]. 徐江雁，刘文礼校 . 郑州：河南科学技术出版社，2015.

第二节　现代名家医案

一、名家医案

1. 朱良春医案

修某，男，56 岁，1999 年 11 月 12 日初诊。

有关节痛之宿疾，一月来，因妻子住院，日夜陪伴，睡卧过道，不慎受寒，两腕、肘、膝关节肿胀、疼痛难忍，手腕活动受限，两膝行走困难，怯冷倍于常人。

实验室检查：血沉 70mm/h，类风胶乳试验（－），ASO<500U，白细胞 4.2×10^9/L。舌苔薄白、根腻，脉细濡。

此风寒湿痹痛也。既有宿根，更为顽缠。故予温经散寒，逐湿通络。

处方：鹿衔草、鸡血藤各 30g，当归、土鳖虫、炙蜂房、乌梢蛇、炙僵蚕、制川乌、制草乌各 10g，蜈蚣 2 条，六轴子 2g。5 剂。

11 月 20 日二诊：关节疼痛减轻，关节肿胀、舌脉如前。已见小效，前法继进，上方加白芥子 10g，5 剂，水煎服，每日 1 剂。

11 月 27 日三诊：药后已能行走，关节肿胀渐退，但疼痛尚未悉止，入暮为甚，续当补肾助阳、温经散寒、蠲痹通络。处方：鹿衔草、鸡血藤、青风藤各 30g，炒延胡索 20g，淫羊藿、熟地黄各 15g，乌梢蛇、土鳖虫、川续断、骨碎补、补骨脂、全当归、炙蜂房各 10g，甘草 5g。5 剂。

四诊：腕关节疼痛明显减轻，肿胀亦退，肢体渐舒，全身活动轻便，继以益肾蠲痹丸（浓缩型，每服 4g），日 2 次，服中药 3 个月。随访一年多未见复发。

【按语】本案患者为骨痹，系与患者年老，正气渐虚，寒湿之邪外袭，凝滞经脉，气血痰瘀内阻，以致脉凝涩闭，气血难通，痰瘀胶结，深入经络骨骼有关，症情顽缠。朱师认为"久痛多虚，久痛多瘀，久痛入络，久必及肾"，三诊均用土鳖虫、炙蜂房、乌梢蛇、炙僵蚕及蜈蚣等虫类搜剔之品，配合鸡血藤、清风藤以加强舒筋活络之功，缓和僵直拘挛之苦。再合鹿衔草祛风除湿。首剂加制川乌、草乌配合当归祛湿除邪而不伤血，较快消除关节肿痛。次诊守方。三诊配合仙灵脾、川续断、补骨脂以益气补肾，化瘀通络，攻补兼施，标本并治，及时配以益肾培本之品标本同治，疗效才能提高。全方充分体现了扶正与驱邪的关系，以及疏风不燥血、温散不助火的治疗思想。

2. 姜春华医案

病案一：

杨某，男，46 岁。3 年多来腰痛如折，右腿冷痛，肿胀麻木，屈伸不利，艰于行走，得温则减，遇寒则甚，气候交变尤易发作。平素恶寒怯冷，口淡不渴，舌苔白而厚腻，脉象按之沉细。

化验：抗"O"750U，血沉15mm/h。

诊断为骨痹，证属寒湿入络，凝滞经脉，闭阻营卫。治拟温经散寒，活血镇痛。

处方：制附子9g，桂枝9g，生地黄50g，威灵仙15g，晚蚕沙30g，秦艽9g，蕲蛇9g，当归9g，赤芍9g。

7剂药后，关节疼痛、麻木、发冷好转。守上方加黄芪30g，乳香、没药各6g，再进14剂，患者下肢活动自如。后上法调治月余而愈，随访一年未复发。

【按语】本案患者为骨痹，系由寒湿之邪外袭，凝滞经脉，不通则痛而致腰痛如折，关节痹阻疼痛。患者右腿冷痛、肿胀麻木，得温则减，遇寒加重，平日畏寒怕冷，舌脉均符合寒湿入络之象，故治疗以辛温镇痛为主。附子配桂枝振奋机体阳气，以祛寒邪，佐以乳香、没药、赤芍活血止痛；生地黄、当归养血活血，秦艽、蕲蛇、蚕沙、威灵仙祛风除湿，通络止痛。全方共奏温经散寒止痛之效。综观本方配伍，妙在重用生地黄一味，生地黄味甘性寒，滋阴养血而补益肝肾，临床多用于热痹之热灼营阴，或阴虚内热、耗血伤津之症；今姜老据《神农本草经》中其"逐血痹""除寒热积聚""除痹"的记载，用以治疗寒湿痹证。普遍医家均用辛温或燥烈之品消除寒湿之痹，然辛温燥烈之品无不有伤阴耗血之弊，方中的川乌、蚕沙、威灵仙、独活便是此类药物，得大剂量之生地黄，可缓和它们的燥烈之性，双向调节，取利祛弊。正气乃固卫御邪之动力，但必以阴精为之粮资，地黄滋补肾阴，则一身活力由之振奋，祛邪乃能得力，此其一也。根据《神农本草经》记载，地黄有除痹作用，生者尤良，佐以祛寒理湿，但古有"治风先治血，血行风自灭"的理论，更须参以补血之剂，血不足者痹着不行。地黄能通利血脉，《名医别录》云："生地为散血之专药。盖通脉之品大都具有破瘀攻伐之性，而生地散血通脉，既无燥烈伤正之害，又有滋柔润脉之用，并具通中寓补之功效，乃寓以于养血之中，尽其祛邪之能。"正如《本经逢原》所曰："统领他药，共襄破宿生新之功。"此其二也。又据现代药理研究，大剂量应用地黄有激素样作用而无激素的副作用。方中威灵仙与当归、桂心配伍为《证治准绳》神应丸，与蕲蛇相须为用治疗风湿腰痛尤佳。

病案二：

金某，男，67岁。患痹证已7年，全身关节疼痛，行走困难，腰酸亦痛，足跟痛，不耐久立。伴形寒、肢冷，有凹陷性浮肿，夜尿多，舌淡，两脉沉迟。曾服过麻、桂、羌、独、乌、附辛热药均未见效，拟温肾填精养血为治。

处方：鹿角胶12g（另烊），生地黄、熟地黄各45g，肉苁蓉9g，怀牛膝15g，当归15g，桑寄生15g，杜仲9g，狗脊9g，桂枝9g，制附片15g；7剂。另服人参再造丸，每日1粒。

药后畏冷痛减，但浮肿不减，加丹参30g，川芎9g。续服14剂后，肿消痛定，嘱服小活络丹，并加强体格锻炼，终获痊愈。

【按语】本案老年患者痛痹，痛为寒盛。前医单用辛热散寒蠲痹治法，收效甚微，因辛热之剂常有耗精灼液之弊，启腠开肌之害。其法用后，凝滞之寒邪虽能稍解于一时，但外感寒邪随时可乘虚入袭，精血日益亏损，痹痛焉能治愈耶？所以姜老说："久痹正虚之证，宜补肾养血填精扶正为治。"本案用鹿角胶为君药，具有温肾填精养血作用，配伍地黄、肉苁蓉、当归、牛膝、杜仲、狗脊等，其补肝肾强筋骨之作用益著。人参再造丸有扶正祛风作用。姜老说："治疗顽痹浮肿，用利尿药并不能消肿，加入活血通脉药方可消肿。"本方附片与桂枝同用，有温阳通脉作用，与当归、丹参、川芎活血通脉相使为用，果能温通血脉，消除浮肿。

病案三：

何某，女，42岁。腰酸痛为苦已3年，脊背亦拘急不适，疲劳则鼻衄，眩晕，脉细，舌红。此为肝肾两虚，宜滋益肝肾养血。

处方：二至丸加味：旱莲草15g，女贞子15g，制首乌9g，桑寄生9g，当归9g，白芍9g，怀牛膝9g，伸筋草15g，7剂。另服桑麻丸，每次9g，每日 2 次。

服上方后鼻衄止，腰痛减轻，续方 7 剂。

【按语】本案的风湿腰痛、腰背酸楚为肾虚。疲劳则鼻衄，眩晕为肝阴虚。肝肾同源，肾阴虚往往导致肝阴虚，滋肾即治其本。方用二至丸加味以滋肾阴。怀牛膝一味，既强筋骨，又可平肝，且能逐癖止痛，与当归、白芍相配，寓祛风于养血活血之中。

病案四：

蒋某，男，56 岁。患坐骨神经痛已数年，发作时则腰痛如折，行走时则腰痛难禁，脉弦，舌淡，苔白。拟镇痛祛湿通络为法。

处方：制川乌、制草乌各 6g，川断 9g，狗脊 9g，蕲蛇 15g，威灵仙 9g，秦艽 9g，晚蚕沙 1.5g，7 剂。

药后痛减，续方 7 剂而治。

【按语】姜老谓："坐骨神经痛，可从痹证论治。"本案治疗，用制川乌、制草乌镇痛祛寒为主药。据姜老临床经验谓："威灵仙及蕲蛇治风湿痛在腰部者最佳。"

病案五：

葛某，男，54 岁。主诉：两腿如冰样感，麻木、沉重持续存在，虽盖厚被亦不觉暖，苔薄白，脉沉。

处方：当归四逆汤加味：当归 9g，桂枝 9g，白芍 9g，细辛 1.8g，通草 4.5g，鹿角胶 10g(另烊)，附片 6g，甘草 6g，生姜 3 片，大枣 4 枚，7 剂。

药后两腿冰样感大见好转，续方 7 剂治愈。

【按语】本案痛痹，证符合《伤寒论》"手足厥寒，脉细欲绝者，当归四逆汤主之"之谓，加鹿角胶温肾养血，与附片、细辛相配温阳通脉之力大为增强。此案之治愈为当归四逆汤治愈痛痹启发思路。

3.房定亚医案

病案一：

吴某，女，53 岁。2008 年 6 月 8 日因"双膝关节肿痛 5 年，加重半个月"就诊。

患者 5 年前出现双膝关节弹响，肿胀酸痛，蹲起困难，于当地行膝关节药物注射治疗，症状无缓解，后因关节腔积液予以膝关节抽液治疗后好转，此后膝关节酸痛症状反复发作。半月前劳累后双膝关节酸痛加重，以左膝为甚，影响睡眠。就诊时见其形体肥胖，双膝关节肿胀，以左膝为甚。双膝骨摩擦音显著，压痛明显，屈伸受限。舌黯，苔白腻，脉沉细。

X 光片示双侧膝关节退行性变。

中医诊断：骨痹（气虚血瘀，湿浊内阻）；西医诊断：膝骨关节炎。

治法：益气活血，除湿通痹。

方药：验方四神煎加味。

生黄芪 30g，川牛膝 15g，远志 10g，石斛 30g，金银花 30g，桃仁 10g，红花 10g，赤芍 15g，川芎 10g，当归 20g，萆薢 20g，生甘草 10g。水煎服，日 1 剂，服 10 剂。

二诊：服药后双膝关节酸痛好转，左膝轻度肿胀，右膝不肿，活动较前自如，舌黯，苔白腻。上方加穿山甲 15g，水煎服，日 1 剂，服 10 剂。

三诊：患者疼痛明显好转，走平路已无明显疼痛，唯上下楼略感发酸不适，可做少量家务。查体：关节无明显压痛及肿胀。嘱平时尽量走平路，避免上下楼梯、负重。半年后随访，病情稳定。

【按语】患者年过五旬，劳逸不当，正气渐虚，肾气渐亏，肾主骨生髓，故关节劳损，风寒之邪乘虚而入，正如《儒门事亲》所言："犯寒而行，真气元衰，加之坐卧冷湿……以冬遇此，遂作骨痹。"使气血运行不畅，湿浊困阻关节经络，故见双膝关节肿胀，双膝骨摩擦音明显。此案中房老在四神煎基础上加桃仁、红花、赤芍、川芎、当归活血祛瘀，萆薢除湿通痹。

二诊患者诉双膝关节肿痛减轻，但仍屈伸不利，为瘀血阻络、经脉拘急之证，加穿山甲活血搜剔通络，取效甚捷。虫类药具深搜细剔之性，可搜剔风邪，通络止痛，祛瘀散结消癥，起沉疴痼疾。《医学衷中参西录》中提到："穿山甲，味淡性平，气腥而窜，其走窜之性，无微不至，故能宣通脏腑，贯彻经络，透达关窍，凡血凝血聚为病，皆能开之。"四神煎是治疗膝关节肿痛的专病专方，首载于清·鲍相璈《验方新编·腿部门》。方中黄芪具有益气升阳、益卫固表之功效；石斛养阴清热，"疗痹，补五脏"（《神农本草经》）；牛膝能补肝肾，活血通脉，引血下行通痹，"主寒湿痿痹，四肢拘挛，膝痛不可屈伸"（《神农本草经》）；远志益智安神，散瘀化痰，"长肌肉，助筋骨"（《日华子本草》）；金银花清热解毒，疏散风热，"善于化毒，故治痈疽、肿毒……风湿诸毒，诚为要药"（《本草正》）。五药合用，具有益气养阴、活血解毒、调节免疫之效。岳美中先生在其《论医集》中言："膝关节红肿疼痛，步履维艰，投以《验方新编》四神煎恒效。"房师经过不断摸索总结，认为此方针对于形盛气衰、湿瘀互结、化热伤阴的膝关节肿痛效果颇佳，也可加减应用于其他类型的膝骨关节炎，疗效肯定。且有研究证实本方剂对实验小鼠有显著的镇痛、抗炎作用，并发现本方可以通过降低炎症细胞因子减轻关节肿痛。近年来多项临床研究证实四神煎对于各种膝关节炎有良好疗效。

病案二：

张某，女，56 岁，2009 年 9 月 13 日就诊。

诉双膝关节疼痛 1 年，加重 1 个月。患者 1 年前开始膝关节轻度疼痛，上下楼、爬山、劳累加重，1 个月前因装修房屋劳累而加重来诊。饮食正常，睡眠欠佳，大便略干。

查体：体形稍胖，双膝关节骨摩擦音（+），双膝关节 X 线片示双膝关节轻度骨质增生。舌黯略胖，苔薄白，脉弦。

中医诊断：骨痹（气虚血瘀）；西医诊断：骨关节炎。

治法：益气养血，活血化瘀。

方药：血府逐瘀汤加减。

生黄芪 30g，桃仁 10g，红花 10g，当归 15g，川芎 10g，川牛膝 15g，柴胡 10g，枳壳 10g，赤芍 15g，生甘草 10g，生地黄 15g；14 剂。嘱患者注意休息，尽量走平路，避免上下楼、负重。

复诊时患者诉服药后双膝关节疼痛明显减轻，睡眠改善，大便通畅，行走自如，唯上下楼梯时双膝关节仍疼痛。继服 14 剂，关节已无明显疼痛。3 个月后随访，病情稳定未复发。

【按语】房老认为过度负重可导致关节软骨损伤，故形体肥胖或终日劳作之人，常较早出现或罹患较重的骨关节炎；另外，内分泌代谢失调可导致骨质丢失，软骨变性、破损，尤其是女性绝经后雌激素水平下降明显，更容易发生此种情况。用益气养血活血的方法治疗本病，不仅有利于关节，而且对于中老年人心脑血管、微循环都有改善作用，所以很多患者服药后不仅关节症状缓解明显，胸闷、头痛、失眠、便秘等伴随症状亦得以改善。

病案三：

王某，男，81 岁。2008 年 8 月 22 日因"反复发作多关节疼痛 20 余年，伴四肢麻木 5 年，加重 4 个月"就诊。

患者诉 20 余年前无明显诱因出现颈、腰疼痛，双膝关节疼痛，病情逐渐加重。5 年前四肢麻木乏力，于外院就诊后诊断为骨关节炎，颈及腰椎间盘突出，椎管狭窄；经火罐、理疗、中成药（具体不详）等治疗后稍有好转，此后上症仍反复发作，并进行性加重，行走困难。4 个月前颈腰痛加重，四肢麻木无力，不能行走。

在外院就诊，查腰椎 MRI：①腰 4 ～ 5 椎间盘膨出，双侧黄韧带肥厚，椎管狭窄。②腰 2 ～ 3、3 ～ 4 椎间盘轻度膨出。颈椎 MRI：①颈椎增生退变，颈 2 ～ 3、3 ～ 4、5 ～ 6 间盘突出，椎管狭窄，脊髓变性。服用活血化瘀类中成药及维生素 B_1、B_{12} 治疗，症状一直未见明显改善。

刻下见：颈腰疼痛，四肢乏力麻木，不能站立及行走，神疲懒言，耳鸣如蝉，纳少畏寒，失眠多梦，大便 2 日 / 行，粪质偏干，夜尿 2 ～ 3 次。舌红瘦苔少，脉细弱。

中医诊断：骨痹（肝肾亏虚）；西医诊断：重度骨关节炎，颈、腰椎间盘突出，椎管狭窄。

治法：补益肝肾，阴阳双补。

方药：地黄饮子加减。

生地黄 20g，山茱萸 10g，石斛 20g，巴戟天 10g，麦冬 12g，五味子 10g，远志 10g，石菖蒲 10g，茯苓 15g，附子（先下）8g，肉桂 4g，肉苁蓉 10g，山慈菇 10g，蜈蚣 2 条。30 剂。

二诊：患者诉服药后关节疼痛减轻，体力较前改善，肢体麻木缓解，耳鸣、失眠、畏寒等明显好转。前方继服 30 剂。电话随访，可在人搀扶下短距离行走。

【按语】房老指出，此患者病史较长，治疗棘手。患者年高体弱，不能承受手术治疗，且手术同时可能引起局部创伤，加重局部微循环障碍，充血水肿而加重病情，故目前只宜选择中医治疗。

患者耄耋之年，脏腑气血俱衰，以地黄饮子为主方治疗。地黄饮子出自刘完素的《宣明论方》，原方主治肾元亏虚导致的舌强不能言、足废不能行的喑痱之症。房师认为该方填精补髓、阴阳双补，正适合颈、腰椎管狭窄，神经受损的患者，但须久服乃可见效。且现代研究发现，地黄饮子有很强的抗氧化作用，可消除自由基，调节细胞膜通透性，下调肿瘤坏死因子 -α 等的表达，减轻神经元的炎症损伤，对神经元损伤也可产生保护作用；同时，地黄饮子具有改善血流动力学、改善循环等作用。

4. 娄多峰医案

病案一：

患者，女，58 岁，2013 年 3 月 9 日初诊。

患者诉右膝肿痛 5 年。2008 年 6 月洗澡后吹空调而出现右侧小腿发胀，后出现右膝关节肿痛，在当地按风湿病治疗，服中西药疗效欠佳，遂来本院就诊。现症见：右膝肿痛，活动不利，左腓肠肌部时有胀麻感，纳眠可，二便调。脉弦数，舌尖稍红，苔薄黄。

查体：右膝肿胀Ⅱ级，压痛Ⅰ级，活动时伴骨擦音。

实验室红细胞沉降率 23mm·h^{-1}；类风湿因子 9.52IU·mL^{-1}；抗链球菌溶血素 "O" 427.38IU·mL^{-1}。X 线示：双膝髁间棘增生变尖，骨质增生。

诊断：骨痹（骨关节炎），证属湿阻血瘀。

治法：除湿化瘀，蠲痹通络。

方药：萆薢归膝汤加减。

萆薢、川牛膝、木瓜、薏苡仁、丹参各 30g，当归 25g，五加皮、千年健、赤芍各 20g，香附 15g，甘草 3g。水煎服，每日 1 剂。加服中成药骨痹舒片 6～8 片，着痹畅片 5 片，每日 3 次。

2013 年 5 月 10 日复诊：诉服药 2 个月，膝关节肿胀消失。继服中成药以巩固疗效。

【按语】本案患者年过五旬，正气渐虚，肝肾不足，风寒湿邪乘虚而入，凝滞经脉，不通则痛而致右膝关节肿痛，《素问·痹论》云："风寒湿三气杂至，合而为痹也。"患者左腓肠肌部时有胀麻感，综观舌脉症状符合寒湿入络、血瘀不行之象，为邪实之证。从虚邪瘀辨证：邪以湿邪为主，瘀居其次，虚更次。因此治疗以萆薢归膝汤加减，萆薢归膝汤是娄多峰教授经验方，功效为祛湿化瘀，补益肝肾。方中萆薢利水渗湿以消肿；川牛膝消瘀血，补肝肾，引药下行；木瓜、千年健补肾强筋，舒筋活络；薏苡仁、五加皮助萆薢利湿消肿，以祛湿邪为主；当归、丹参、甘草活血养血，缓急止痛；赤芍、香附活血通络以祛瘀；薏苡仁配合当归及中成药养血以扶正固本。全方祛邪为主兼祛瘀、扶正，疗效明显。

病案二：

张某，女，63 岁，2002 年 8 月 10 日初诊。

患者于 1 年前不慎摔伤左膝关节，伤后局部肿胀、疼痛，活动受限。经口服沈阳红药、三七片等药后疼痛有所减轻，但左膝关节肿胀一直未消尽，左膝关节下蹲时疼痛加重，上下楼梯困难，经多方治疗未见好转，故到我院就诊。

查体：左膝关节略肿胀、压痛明显，屈曲膝关节时疼痛加重，浮髌试验阳性。X 线片骨质未见异常。

诊断：慢性膝关节滑膜炎。

治法：除湿化瘀，散寒通络。

处方：萆薢 30g，薏苡仁 30g，当归 20g，怀牛膝 20g，五加皮 20g，千年健 20g，木瓜 20g，白芍 20g，香附 15g，甘草 10g。日 1 剂，水煎，分 2 次口服；药渣加水煎 30 分钟，外洗患膝，日 2 次。

6 剂后患膝疼痛减轻，肿胀消退明显，但下蹲时尚觉疼痛。上方治疗四周，诸症消失，临床治愈。随访 2 年未见复发。

【按语】本案患者年过花甲，1 年前因摔伤后导致膝盖肿痛，病情迁延不愈，风寒湿邪乘虚而入，凝滞经脉，《灵枢·百病始生》有"风雨寒热不得虚，邪不能独伤人"的记载，《素问》有"邪之所凑，其气必虚"的论述。患者自服三七片、沈阳红药等药后疼痛有所减轻，是针对邪凝经脉导致瘀血不行所使用活血化瘀之法，然患者邪气未去，正气渐虚，故而关节肿胀无明显好转。下蹲、上下楼梯时关节耗损更加严重，故症状加剧。综观舌脉症状为寒湿阻络、血瘀不行之象，为邪实之证。娄老认为痹病病机为虚、邪、瘀相互搏结，"不通""不荣"并见，虚、邪、瘀相互影响，互为因果。故治疗仍以娄老名方草薢归膝汤加减，疗效卓越。

5. 吴生元医案

病案一：

陈某，女，55 岁，2000 年 9 月 10 日初诊。

患者双膝关节疼痛 6 年，行动不便，上下台阶尤为明显，受寒及气候变化则疼痛加重，伴头昏耳鸣疲乏，难以坚持工作。主症积分为 6 分（参见 1994 年《中药新药治疗骨关节病临床研究指导原则》主症积分相关标准）。类风湿因子、抗"O"、血沉等指标均在正常范围内，X 线片示双膝关节退行性变。曾服治风湿病中药（具体不详）、芬必得胶囊等治疗，疗效欠稳定，且服药后时有明显胃肠道不适等反应。

刻下症见：双膝关节轻度肿胀，活动尚可，怕冷，易疲，头昏耳鸣，双下肢酸软，舌质淡，苔薄白、根稍腻，脉沉细而弱。停经 5 年。

中医诊断：痹证——骨痹（气血两虚、寒湿痹阻证）；西医诊断：膝骨关节炎。

治法：益气养血，舒筋散寒。

方药：补中桂枝汤加减。

柴胡、白术、杭白芍、牛膝、生姜各 15g，炙升麻、陈皮、独活、甘草各 10g，黄芪、党参各 30g，当归、桂枝各 20g，大枣 5g。每日 1 剂，煎服 3 次，连服 15 剂。

治疗半月后复诊，主症积分为 2 分，行动已能自如，双膝关节疼痛明显缓解，肿胀消退，头昏耳鸣减轻，精神好转，唯过劳后仍觉下肢酸软乏力，继以调补肝肾、益气养血调理善后。

【按语】本案患者年过五旬，正气渐虚，平日可见服药后胃肠不舒，舌淡苔白，此为脾气不充之表现。《灵枢·本神》谓："脾气虚则四肢不用。"脾虚而气血生化无源，不能荣养四肢肌肉关节，正如《素问直解》云："太阴脾土也，阳明胃土也。胃纳水谷，藉脾气运行充于腑脏，而经脉以和，四肢以荣。"《叶氏医案存真卷三》云："阳明不治，则气血不荣，十二经络无所禀受，而不用矣。卫中空虚，营行不利，相搏而痛，有由然也，法当大补阳明气血。"不荣则痛，故而发为痹证。吴老予补中桂枝汤加减治疗，补中桂枝汤是吴生元教授在继承和创新著名中医学家吴佩衡学术思想及临床经验的基础上，结合长期临床实践，在李东垣补中益气汤调补气血的基础上，加桂枝汤调和营卫，通经散寒；配伍细辛温经散寒；川芎活血通络；淫羊藿、巴戟天补肾壮阳，强筋健骨，祛风除湿。全方配合，以达到调补气血、活络止痛的目的。

病案二：

王某，女，56 岁，2010 年 5 月 29 日初诊。

诉"双膝关节疼痛反复发作半年，加重 1 周"。患者半年前常于劳累后感双膝关节疼痛，休息后可缓解，但关节疼痛反复发作，自购云南白药膏等药治疗，疼痛略缓解。1 周前患者因久行后双膝关节疼痛加重，遂来就诊。

刻下症见：双膝关节酸软疼痛，肿胀不明显，下蹲后站起困难，神疲乏力，纳眠可，二便调；舌质淡，苔薄白，脉沉细。

西医诊断：双膝骨关节炎；中医诊断：痹证——骨痹（气血两虚证）。

治法：益气养血，化瘀通络。

方药：补中桂枝汤加减。

黄芪 30g，桂枝 20g，党参 30g，白术 15g，杭白芍 15g，柴胡 15g，升麻 10g，当归 20g，怀牛膝 15g，淫羊藿 15g，千年健 15g，威灵仙 15g，薏苡仁 15g，生姜 3 片，大枣 5 枚，炙甘草 10g。3 剂内服。嘱患者忌辛辣、寒凉食物，避免劳累。

2010 年 6 月 7 日二诊：患者双膝关节疼痛减轻，蹲起活动改善，纳眠可，二便调。患者病情减轻，上方稍做加减：黄芪 30g，桂枝 15g，党参 30g，白术 15g，杭白芍 15g，柴胡 15g，升麻 10g，当归 20g，陈皮 10g，杜仲 15g，怀牛膝 15g，淫羊藿 15g，千年健 15g，薏苡仁 15g，生姜 3 片，大枣 5 枚，炙甘草 10g。10 剂内服。

2010 年 6 月 25 日三诊：患者双膝关节疼痛已缓解，活动明显改善，继以原方 5 剂，以善其后。

【按语】《黄帝内经》中有言："五七，阳明脉衰，面始焦，发始堕。六七，三阳脉衰于上，面皆焦，发始白。七七，任脉虚，太冲脉衰少，天癸竭，地道不通，故形坏而无子也。"《素问·痿论》说："脾主身之肌肉。"脾胃为气血生化之源，全身的肌肉都需要依靠脾胃所运化的水谷精微来营养，才能使肌肉发达丰满，四肢同样也需要脾胃运化的水谷精微等营养，以维持其正常的生理活动，因此，脾气健运，则肌肉、四肢能得到充分的营养，而肌肉壮实，四肢轻劲有力。若脾失健运，运化功能障碍，肌肉、四肢的营养缺乏，必然肌肉瘦削，四肢软弱无力。患者年过七七，平日可见双膝关节酸软，神疲乏力，这是脾气不充所致。吴老方选补中桂枝汤，方中以黄芪、当归益气养血；党参、白术健脾补中；陈皮理气；桂枝汤调和营卫气血；配合升麻、柴胡以求升清降浊，健运气血；桂枝尚能通经散寒；白术能燥湿除痹；加淫羊藿、千年健温肾助阳。从而达标本兼治、益气养血、健脾益肾、通经活络之功。

病案三：

贾某，女，63 岁，2010 年 7 月 24 日初诊。

患者诉肩背、双手指关节酸痛，夜间手麻，腰膝酸软，神倦乏力，气短，面色萎黄，纳食差，眠差梦多，大便稀溏，小便调，舌淡，苔薄白，脉细缓。

中医诊断：痹证——骨痹（气血亏虚，营卫不和）。

方药：补中桂枝汤加味。

柴胡 15g，炙升麻 10g，黄芪 30g，当归 20g，党参 30g，白术 15g，陈皮 10g，桂枝 20g，杭白芍 15g，牛膝 15g，羌活 10g，独活 15g，威灵仙 15g，淫羊藿 15g，薏苡仁 15g，大枣 10g，甘草 10g，生姜 10g。5 剂。

2010 年 8 月 1 日复诊：诉肩背、双手指关节酸痛缓解，神倦乏力、气短减轻，感腰膝酸痛、手麻。以原方加减，去羌活，加千年健 15g，杜仲 10g，5 剂继服。

上症缓解，嘱其加强营养，多锻炼，平素可根据症状间断服用上述方药。

【按语】补中桂枝汤加味源于金·李东垣《脾胃论》补中益气汤与桂枝汤加减化裁而成。《诸病源候论·风湿痹候》曰："风湿痹由血气虚，则受风湿，而成此病。邪之所凑，其气必虚。"明·李梴《医学入门·痹风》曰："痹属风寒湿三气侵入而成，然外邪非气血虚则不入。"效由于痹证日久，正气渐伤，气血衰少，或素体气血不足，或年老体衰，致筋骨失养；加之易感风寒湿邪，发而成痹。《素问·逆调论》曰："荣气虚则不仁，卫气虚则不用。"《素问·五脏生成》言："肝受血而能视，足受血而能步，掌受血而能握，指受血而能摄。"说明气血亏虚影响肢体功能。此时不可一味祛邪，而应扶正为主，扶正以达邪。方用补中益气汤调补气血、升阳举陷；加桂枝汤和营之滞，助卫之行；加独活、羌活、威灵仙祛风除湿，通络止痛；淫羊藿、千年健补肝肾，强筋骨。

6. 田从豁医案

杨某，女，69 岁。

主诉：双膝关节疼痛 20 余年，加重伴腰痛明显 2 个月。20 余年前出现双膝关节疼痛。02 年患者突发高热（体温 39.6℃），热退后双膝关节疼痛加重。2 个月前双膝关节疼痛加剧，昼夜均重，腰痛明显，伴全身关节疼痛，行走困难，上下楼梯受限，腰及以下恶寒甚，每日午后 4～5 时双下肢肿胀、沉重感，双手指肿胀，晨起则缓，纳眠差，口干口苦，喜饮热极或凉极之水，饮温水觉胃脘部不适，大便排便困难，夜尿频，舌黯红，苔白腻，脉细滑。

查体：双膝关节及腰部压痛明显。

中医诊断：骨痹——肝肾亏虚，脾胃不足，痰瘀阻滞证。

治法：补气行气，活血化痰通络。

处方：黄芪30g，桂枝6g，羌活10g，独活10g，桑寄生10g，生地黄10g，熟地黄10g，地龙10g，杜仲10g，川续断10g，木瓜10g，海桐皮10g，延胡索6g，甘草10g，全蝎3g，桃仁10g，红花6g。日1剂，分早晚2次服。

针刺治疗：百会丛针刺，双侧风池、神门、肓俞、下关、中脘、气海、关元直刺，双侧鹤顶、内膝眼、外膝眼、梁丘斜刺，双侧足三里、阴陵泉、三阴交、太溪直刺，平补平泻法，脐周温针灸10min，留针30min，1周2次。

一周后睡眠好转，全身关节疼痛缓解，继上述治疗7d。半月后全身关节疼痛减轻，腰部及双膝关节疼痛缓解，头晕减轻，睡眠好转。继续治疗2周，症状基本改善。

【按语】患者老年女性且长年久病，而致气血暗耗，肝、肾、脾、胃等诸脏俱损，即所谓先后天之正气不足。《杂病源流犀烛》："腰痛，精气虚而即客病也。"气血化生乏源，而推动无力日久，痰、湿、瘀血内生，流注痹阻筋脉骨节。中药以健益脾胃、补益肝肾之品为主，辅以活血化瘀、祛风除湿之属，先天、后天双补，使气血化生有源，化精益髓，强壮骨，驱邪外出，而病自愈。方选独活寄生汤加减，以生熟二地、杜仲、寄生补益肝肾，强筋壮骨为主药；益以地龙、全蝎搜剔风邪，祛瘀散结消癥；延胡索通络止痛；桃仁、红花活血祛瘀；黄芪、甘草扶脾益气；配以桂枝温通血脉；独活、羌活、木瓜、海桐皮蠲痹祛风。共成补益肝肾，扶正祛邪之剂。针刺采用局部取穴关节三针配合脐周四穴整体调理脾、肾，补益气血，疏通经络，行气止痛。温灸振奋阳气，使寒邪由表而散，通络止痛。

7. 肖鲁伟医案

病案一：

王某，女，64岁，2008年12月初诊。

患者颈部酸痛、僵硬，头目昏晕，恶心，纳寐不佳，已1月余，舌红、苔薄，脉沉细。TCD检测：基底动脉供血不足；MRI显示：颈5/6椎间盘轻度突出，硬膜囊轻度受压；X线片：颈5/6椎体后缘增生。

处方：葛根、生白芍各45g，炙黄芪、大枣、夜交藤各30g，天麻、钩藤（后下）、党参、当归、女贞子、炒枣仁各15g，桂枝、川芎、炒白术、姜竹茹、远志、焦鸡内金各10g，薄荷（后下）5g，生姜3片。14剂。

二诊：患者诉除颈部有酸痛、板滞不适，余症均已缓解。续服前方去竹茹、薄荷、夜交藤，加炒狗脊、白芷各15g，羌活10g。7剂后诸症消除。

【按语】本案因气血不足，血不荣经，肝肾亏虚，肝阳上亢，故颈酸，昏晕，纳寐不佳，脉沉细。治以益气养血，健脾安神，平肝潜阳，解痉止痛。葛根汤合天麻钩藤饮加减。重用葛根、生白芍补血养阴柔肝，缓急止痛；桂枝温经通络，通心阳，配合安神药，增强安神作用；天麻、钩藤平肝潜阳，善息内风，化痰，通和血脉；另方中用薄荷，取其辛散轻浮，配合川芎上行气血，通畅颅脑；白芷通窍散结止痛。该例病案充分体现肖老临床方药运用"原方套用、守方加减、数方合用、扩充新药"原则，且取得了理想的临床疗效。

病案二：张某，女，41岁，2005年4月初诊。

1月前双侧手指间关节、膝关节对称性肿痛，血检类风湿因子和血沉均增高。主诉胃中泛恶，眩晕，食纳不香，排便不爽，舌淡边有齿痕，脉沉细无力。

处方：桂枝、党参、当归、川芎、知母、防己、炙甘草各10g，白芍、苍术、白术、防风、生薏苡仁、炒薏苡仁各15g，生地黄、熟地黄、车前子（包）、大枣各30g，麻黄6g，熟附块5g，生姜3片。14剂。

二诊：诉服药后诸症轻减，上方去防己，加僵蚕、黄芩各10g，全蝎粉3g，蒲公英、忍冬藤各30g。关节疼痛缓解。后以补益肝肾的六味地黄丸为主方巩固疗效。

【按语】本案双侧手指间关节、膝关节对称性肿痛，胃中泛恶，眩晕，食纳不馨，排便不爽，舌淡边有齿痕，脉沉细无力。《金匮要略·中风历节病脉证并治》云："诸肢节疼痛，身体尪羸，脚肿如脱，头眩短气，温温欲吐，桂枝芍药知母汤主之。"与该患病脉证相符。故治以温经通络，散寒止痛，兼健脾祛湿。桂枝与附子通阳宣痹，温经散寒；桂枝配麻黄、防风，祛风而温散表湿；附子、党参、白术、车前子、生薏苡仁、炒薏苡仁助阳健脾化湿。白芍味酸，得木之气最纯；甘草味甘，得土之气最厚，二药伍用，有酸甘化阴之妙用，共奏敛阴养血，缓急止痛之效用；知母、白芍益阴清热；生姜、大枣、甘草和胃调中。对于病脉证相符病例，肖老多强调原方套用，临证可收良效。

8. 彭江云医案

刘某，女，45岁，2015年11月15日初诊。

诉右膝、右腕关节痛1个月。当地医院X线片示：右膝关节骨质退行性改变。现症见：右膝关节肿胀疼痛，右腕关节疼痛，爬楼及下蹲时右膝痛甚，遇冷疼痛明显，右膝关节屈伸时有骨擦音，胃脘无不适，纳寐可，二便调。舌淡红，苔薄白，脉沉细。

西医诊断：右膝骨关节炎；中医诊断：骨痹（风寒湿痹证）。

治法：祛风散寒，除湿止痛。外用寒痹散外敷右膝，内服黄芪防己汤加减。

处方：黄芪30g，附片30g（先煎3小时），白术15g，茯苓15g，川芎15g，防己10g，桂枝10g，羌活10g，独活10g，秦艽10g，牛膝10g，海风藤10g，细辛6g，甘草6g。

半月后复诊：关节疼痛已缓解，上下楼梯及下蹲时仍有不适，右膝不肿，余无特殊，舌脉同前。患者症状缓解，处以玉屏风桂枝汤加减以善后。

【按语】据患者右膝肿胀疼痛1个月，右膝屈伸有骨擦音，检查及年龄等特征，西医诊断为骨关节炎，上症及遇冷加重、脉沉细等中医可诊断为骨痹（风寒湿痹证）。以寒痹散（院内制剂）外敷患处，使药力直达病所，迅速缓解局部症状；处方以黄芪防己汤加减以祛风散寒，除湿止痛。方中防己黄芪汤重用黄芪以益气固卫，健脾利水；加附片、细辛、桂枝以温阳散寒通络；独活、秦艽、牛膝、海风藤等以除湿通络止痛，如是则风寒湿邪得解，筋络通调而痛止；且黄芪、茯苓、防己有利水之效，则肿胀得消。正如《金匮要略》云："诸有水者，腰以下肿，当利小便。"复诊时疼痛缓解，则重在顾护卫气，调合营卫，以防外来邪气侵犯。即《内经》所谓"风雨寒热，不得虚，邪不能独伤人"之意。

9. 樊粤光医案

李某，女，59 岁，2012 年 3 月 14 日初诊。

主诉双膝疼痛不适 8 年余，加重 1 年。既往无膝关节外伤史，8 年前开始出现膝关节疼痛，久行后加重，休息可缓解，双膝怕冷，偶尔服用保健药物，症状反复。近 1 年来，双膝疼痛症状加剧，上下楼梯时加重，平路不能久行，经针灸、理疗、外敷药物后症状少许缓解，遂来门诊就诊。平素纳眠一般，大便调，小便清长，舌淡紫、苔薄白，脉弦。

查体：体型偏胖，蹒跚步态，双膝无明显内翻畸形，双膝轻微肿胀，局部皮温偏高，双膝关节周围压痛（＋），双膝髌骨研磨试验（＋），挺髌试验（＋），双膝关节活动受限（15°～ 90°）。

双膝关节负重正侧位 X 线片示：骨质增生，双膝关节退行性病变。

中医诊断：膝骨痹（肾虚血瘀）。

处方：盐杜仲、盐巴戟天、盐牛膝、续断、补骨脂、川芎、附子各 10g，骨碎补、黄芪各 30g，熟地黄 20g，细辛 6g，蜈蚣 3 条。7 剂，每天 1 剂，水煎服 250mL，饭后温服。中成药：关节康片（院内制剂），每天 3 次，每次 5 片，服用 1 周。

2012 年 3 月 21 日复诊：诉服药后疼痛症状明显减轻，查体：双膝少许肿胀，皮温不高，双膝关节活动度增长（5°～ 100°），纳寐一般，二便调，舌淡红、苔薄白，脉缓。中医诊断：膝骨痹（肾虚血瘀）。

处方：盐杜仲、盐巴戟天、盐牛膝、续断、补骨脂、川芎各 10g，骨碎补、黄芪各 30g，熟地黄 20g，细辛 6g，蜈蚣 2 条，桂枝 5g。15 剂，每天 1 剂，水煎服 250mL，饭后温服。中成药：关节康片（院内制剂），每天 3 次，每次 5 片，服用 1 月。

患者服完后症状已基本缓解，未再续服，双膝疼痛 4 年未犯。

【按语】患者以"双膝疼痛不适8年余，加重1年"为主诉，结合症状、体征和影像学检查，中医诊断为膝骨痹，辨证为肾虚血瘀，其病因病机为肝肾亏虚为本，气血瘀滞、经脉痹阻为标。患者至中年后，肝肾渐亏，筋骨失养，不荣则痛，故肝肾亏虚，则出现平素怕冷，小便清长；风寒湿邪侵袭，气血瘀滞，经脉痹阻，气血运行不畅，瘀久化热，则出现膝关节周围压痛，局部皮温增高；舌淡紫、苔薄白、脉弦均为肾虚血瘀之象。治疗以补肾活血为治则，首诊应用杜仲、牛膝、补骨脂、骨碎补、巴戟天、熟地黄补肝肾，壮筋骨；续断、川芎、蜈蚣活血化瘀；黄芪益气活血；附片、细辛温补肾阳。诸药合用，共奏补肾活血之功；加用关节康片增强补肾活血之效。复诊时患者肾阳温通，舌质变红润，化瘀后痛减，关节肿胀减轻，脉由弦转缓，在前方的基础上，去附片，加用桂枝，取缓则治其本，并加舒筋活络之物，是以巩固疗效。

10. 王薇萍医案

李某，女，56岁。因"双手末端指间关节肿痛半年余"就诊。患者于半年前出现双手远端指间关节肿胀疼痛，活动后关节疼痛略有加重，疼痛以胀痛为主，遇寒则痛，得温则减，略有晨僵，但在活动后5分钟内缓解，夜间双手酸痛，隐隐有麻木感。稍有腰酸乏力，纳可，大便尚可，夜尿频，夜寐一般。未曾诊治。

查体：双手远端指间关节肿胀压痛，局部肤温正常，皮色淡紫，关节略显膨隆可见郝柏登结节，活动正常。查血沉、C-反应蛋白、血尿酸、抗"O"、类风湿因子均正常。摄片提示：双手软组织肿胀，双手退行性改变。舌质暗而淡，边有齿痕，苔薄白而腻，脉弦而涩、尺弱。

中药拟温经通络消肿。嘱其中药口服，药渣外敷关节。

处方：桂枝12g，炒白芍15g，生甘草6g，川乌6g，羌活15g，白芥子15g，汉防己15g，泽兰15g，僵蚕15g，威灵仙30g，王不留行15g，莪术12g，蜈蚣2条。服14帖。

患者用药两周后关节肿痛明显缓解，晨僵、僵滞感也有缓解，但夜间仍感关节酸楚作凉，且双手作麻，夜尿略多而排尿清长。体检：无关节肿胀，无压痛，远端指间关节略显膨隆，可见郝柏登结节。舌质淡暗边有齿痕，苔薄白，脉涩略细尺弱。

中药拟益气壮骨，通络化痰。处方：生黄芪 30g，白术 15g，汉防己 15g，防风 15g，桂枝 10g，炒白芍 20g，甘草 6g，当归 15g，补骨脂 12g，骨碎补 10g，狗脊 15g，桑寄生 30g，威灵仙 30g，莪术 15g，浙贝母 15g，陈皮 5g。

该方服用一月后患者症状完全缓解，此后微调该方服用三月，随访一年余，未诉复发。

【按语】该患者为骨关节患者，属中医"痹证"范围。就诊时患者以寒湿阻络为主，气虚肾亏为辅，故急则治其标。患者初诊以邪实为主，予以中药温通经络，化湿消肿。故方中桂枝汤及川乌温中，"寒得温则散，湿得温则化"，同时佐以羌活散寒，引药上行；泽兰、汉防己、白芥子化寒湿，白芥子更有祛皮里膜外之痰的功效；威灵仙、王不留行、莪术、蜈蚣活血通络搜邪，威灵仙行走十二经络更有消骨鲠之功用，对骨刺治疗有效。患者两周后复诊，邪实已祛，所表现症状均为气虚肾亏骨弱之象，故以虚证为主，但患者有郝柏登结节，为痰凝血癖之因，故予以益气补肾壮骨，佐以祛痰活血通络。方用玉屏风散加防己益气固表，取其"正气存内，邪不可干"之意；予以桂枝汤加当归调和营卫，养血柔经以缓解其酸麻；补骨脂、骨碎补、狗脊、桑寄生予以补肾壮骨；威灵仙、莪术、浙贝母活血通络化痰；陈皮健脾助运。

11. 黄列英医案

张某，女，66岁，以"双膝关节肿痛、活动受限2年，加重10天"为主诉就诊，2010年6月16日初诊。

患者于2年前觉双膝关节肿痛，活动受限，每于受凉劳累后加重，休息保暖后可缓解，2年来上症反复发作。自用风湿止痛膏、中药汤药等治疗后症状可稍有缓解。10天前患者又因劳累并受凉，双膝疼痛、肿胀、活动受限再发加重，来诊。

首诊症见：双膝关节肿胀明显，下蹲困难，面色少华，神疲乏力，纳呆，二便自调；舌体胖质淡，苔薄白，脉沉细。

西医诊断：膝骨关节炎；中医诊断：骨痹，气血两虚证。

治法：益气养血，舒筋通络。

针刺：主穴：膝三针、肾三针、足三里，配穴：关元。针法：平补平泻留针 30 分钟。犊鼻穴处远红外线照射。每天 1 次，10 次为 1 个疗程。

诊疗 3 次后，患者双膝关节肿痛消失，再诊疗 3 次后活动自如。诊疗 1 个疗程后诸症消失，蹲起自如。3 个月后随访未复发。

【按语】患者年近古稀，正气渐虚，卫外不固，风寒湿邪乘虚侵袭肌体，痹阻经络关节，气血运行不畅，不通则痛，发为痹证。如《素问·长刺节论》曰："病在骨，骨重不可举，骨髓酸痛，寒气至，名曰骨痹。"《素问·痹论》曰："风、寒、湿三气杂至，合而为痹也……以冬遇此者为骨痹。"故患者双膝关节肿痛，受凉加重。且患者关节劳累后肿痛加重，面色少华，神疲乏力，纳呆，舌体胖质淡，苔薄白，脉沉细。综观舌脉诊属气血两虚，脾失健运。《素问·太阴阳明论》云："而四肢不用何也？岐伯曰：四肢皆禀气于胃而不得至经，必因于脾乃得禀也；今脾病不能为胃行其津液，四肢不得禀水谷气，气日以衰，脉道不利，筋骨肌肉，皆无气以生，故不用焉。"《灵枢·本神》中也有言："脾藏营，营舍意，脾气虚则四肢不用五脏不安。"则治疗上针取膝三针、肾三针以疏通阳明、督脉经之经络阳气；调补气血、滋补肝肾、益水壮火。"膝三针"以疼痛局部治疗为主，有消肿胀、止痹痛、滑利关节的功效；足三里健脾和胃，调和气血，扶正培元，通络养血以增强体质滋养脾胃水谷之气血。配穴以不同的分型选不同的穴位，辅助主穴发挥其兼治的作用。故局部与整体辨证取穴，主穴、配穴合用使病除邪去，痹痛遂解。

二、名家医话

1. 朱良春

朱老善用虫类药治疗"痹证"，认为："痹证日久，绝非一般祛风除湿、散寒通络等草木之品所能奏效，必须借助血肉有情之虫类药，取其搜剔钻透、通闭散结之力，方可收工。"对虫类药物潜心研究数十年，为虫类药物有效的临床应用做出了巨大的贡献。前人治疗喜宗"急则治标""通则不痛"之论用药，常致祛邪有过、扶正不及，或虽可取效一时，却难痊愈。朱老指出，关节疼痛、肿胀、拘挛、僵直等，其病因病机悉与风、寒、湿、热之邪外袭，气血痰瘀内阻，以致脉凝涩闭，气血难通，痰瘀胶结，深入经络骨骼有关，症情顽缠，绝非一般祛风散寒、燥湿清热、通络止痛之品所能奏效，需在常规辨治基础上参用虫蚁搜剔之品。痹证症状虽纷繁复杂，但却以肢体疼痛、肿胀、僵直、拘挛最为患者所苦，若控制了四大主症，其他伴发症亦可随之缓解。对疼痛，朱老力主风、寒、湿、热、瘀五型辨治，但又强调各有侧重，故施治应以一痛为主，兼顾他痛。对肿胀之形成，他很有见地地提出早期祛湿，中期化痰，后期痰瘀交阻，祛湿必佐涤痰化瘀，肿始能消，且强调三期均应细辨阴阳、气血、寒热、虚实之偏颇，予以整体调治。凡红肿甚、难屈伸者，以清热解毒为主，辅以豁痰破瘀及虫蚁搜剔之品。痹证除有外邪侵袭之外因，还常有阳气先虚、卫外功能下降之内因，故朱老提出治热痹恒需佐用热药。认为这种治疗方法在病变早期有开闭达郁，促使热邪速退之效；中期有燮理阴阳，防止寒凉伤胃之功；后期有激发阳气，引邪外出之用。对热痹遣用凉药也倡以甘寒为主，指出龙胆草、黄芩、黄柏、木通等古人虽有用治痹证，然毕竟伤阳败胃，投用可暂不可久，且反对寒凉药迭进，恐热未去，寒又起，病由急性转为慢性。并且朱老常常在辨证论治的基础上，针对西医病种的病理变化、检验数据及临床特征，选择疗效独特、针对性较强的中药进行治疗，如此可扩大治疗思路并提高临床疗效。

2. 姜春华

姜老生前临证治疗痹证注重以肾为本，善用大剂量生地黄于温散蠲痹、祛风通络药之中，以凉血清营、养血补肾、滋阴润络，尤其治疗反复发作之骨痹，每获良效，现介绍如下。

风寒湿痹，正虚为本。姜老认为，痹者闭也。痹证初起多为风寒湿之邪乘虚入侵人体，气血为病邪闭阻，以邪实为主；如反复发作或渐进发展，瘀阻脉络，痰瘀互结，多为正虚邪实；病久入深，气血亏耗，肝肾虚损，筋骨失养，遂为正虚邪恋之证，以正虚为主。若患者年老体弱，禀赋虚弱，素体亏虚，阴精暗耗，则发病即为虚证，且缠绵日久，不易治愈，染病的机遇也会大大增加。姜老指出，痹分虚实两端，但邪实为标，正虚是本，故治疗当以扶正为先。正虚又有肝肾不足，气血虚弱，营卫不固，阴虚、阳虚之别，何以为本？从历代医家论述分析，其本应在肝肾，盖肾为先天之本，主藏精，亦主骨，肝主藏血，亦主筋，痹证之病变部位在筋骨关节，筋骨有赖于肝肾中精血之充养，又赖肾中阳气之温煦，肾虚则先天之本不固，百病滋生。肾中元阳乃人身诸阳之本，风寒湿痹多表现为疼痛、酸楚、重着，得阳气之振奋始能化解。肾中元阴为人身诸阴之本，风湿热痹多化热伤阴，得阴精滋润，濡养始能缓解。

生地、川乌，相辅相成：姜老积几十年治疗痹证的经验，在辨证论治的基础上主张扶正固本，强调以肾为本，运用补肾法为主治疗各种类型痹证，地乌蠲痹汤就是姜老自拟的一个治疗风寒湿热痹的有效方。方中以大剂量生地黄为君药，生地黄具有滋阴润络、凉血清营、补益肝肾之功。先生用生地黄治疗痹证一般用量在 60～90g 之间，最多可用至 150g。

3. 房定亚

房老治疗骨关节炎，强调分期论治。

早期：骨关节炎早期常表现为单个或多个关节疼痛，多发于承重关节，以腰、膝、踝、双手远端指间关节为主，上下楼梯、劳累、负重时加重。房老认为本病属于中医学"骨痹"范畴，其病因以肝肾、气血亏虚为本，而邪气痹阻经脉，气血不通为标，乃本虚标实之病。结合西医学来分析，房老认为此处的"虚"包含两方面内容：一是骨关节供血不足，随着年龄增长，血管老化，血床减少，局部血液循环变差；二是关节劳损，骨质丢失。所以对本病早期治以补气血、益肝肾、养血活血。

中期：随着病情发展，骨关节损害程度加重，可出现关节肿胀、畸形，如继发性膝内翻、膝外翻，还可累及脊柱，表现为颈、腰部僵硬、疼痛，严重时压迫脊神经根，出现相应的神经压迫症状。其病机多为肝肾亏虚、瘀血内阻，可兼有痰湿内停、郁而化热、气阴两伤等证，故房老常用补益肝肾、活血消肿、养阴清热等治法。并根据患者病位、病性的不同，灵活选择专病专方。

晚期：病程晚期，病变关节畸形较为严重，关节活动显著受限，甚至不能行走，肌肉萎缩，就诊于西医骨科往往已经需要关节置换。中医辨证常为肝肾气血虚损，阴阳俱虚，痰瘀互结，房老在此时常予大补肝肾、气血，兼以活血化瘀，改善循环。

4. 娄多峰

娄老在继承《黄帝内经》痹证理论基础上，结合自己 60 余年的治痹经验，将痹证病因概括为虚、邪、瘀。娄老认为痹病病机为虚、邪、瘀相互搏结，"不通""不荣"并见，虚、邪、瘀 3 者相互影响，互为因果，形成恶性循环，使痹证的表现错综复杂，变证丛生。在以上虚、邪、瘀病因病机的基础上，娄老进而提出了虚、邪、瘀辨证理论，指出临床所见痹病，正虚、外邪、瘀血三者紧密联系，相互影响，往往是不可分割的。因此，娄老把以正虚、邪实或瘀血（痰）为主要证候特点的痹证，分为邪实痹、正虚痹、瘀血（痰）三类，将之称为"三因三候痹"。

5. 吴生元

吴老认为，中老年人脾气虚、中气不足、气血失和、肝血肾精渐亏、筋骨失养是骨关节炎发生的内在基础；感受外邪，或长期劳损是其发生的外在条件。临床诊治急性期骨关节炎当以寒热为纲，祛邪为主；慢性期或缓解期以调补气血、补益肝肾为本。本病治疗要点在于分清虚实寒热、病程长短和病位，确定治疗原则。骨痹早期，病多实证，但有寒热之分：寒证肢冷恶寒，得热痛减，舌淡苔白，脉弦紧；热证则关节红肿热痛，汗出心烦，舌红苔黄，脉滑数或细数。治疗病初以祛邪为主。病在腰背者，多见于年老体弱者，起病急当以肝肾不足、气血亏虚为本，治以补益肝肾、益气活血通络为主；病在四肢者，多见于中壮年，其病机多以邪实为主，当分清寒热论治。吴老在临证中摒弃定见，独辟蹊径，认为该病以脾虚、气血不足、肝肾渐亏为本。然肝肾之亏源自先天肾精之亏，气血不足盖因后天脾胃之虚，渐亏之肝肾难以骤补获效，不足之气血易从脾胃调补奏功。故治以益气健脾、养血活络为主，远较直接补益肝肾、强筋健骨为佳。

6. 陈湘君

陈老认为，骨关节炎的治疗首先要根据患病年龄采取不同的治疗方法，其次要注意标本兼顾，滋阴补阳；最后要药食并进，调护为先，具体如下。

中年体丰，当运脾化湿：许多青中年即出现骨关节炎的患者，往往伴见肥胖或血压、血脂、血尿酸的异常，首责脾运失健。方选二陈汤、茯苓泽泻汤、防己黄芪汤加减，且须持方久服 1 ～ 3 个月，不仅对关节病变有明显改善，而且对于患者其他的血脂、血糖、血尿酸的异常也有一定的改善作用。

老年体衰，主补肝肾精血：许多花甲以上之老年人所患骨关节炎更多与年高后肝肾精血不足有关。治疗上可选六味地黄丸、左归丸、地黄饮子、独活寄生汤等加减运用，对于恢复关节功能、强腰补肾、延缓衰老均有良效。

标本兼顾，祛邪扶正进退自如；阴阳互根，滋阴补阳两相兼顾：需充分考虑每个患者的体质标本，决定先治其标，或先治其本，或是两相兼顾，对其兼夹之痰湿、瘀血、风寒、湿热等邪也需斟酌其先治同治。此外，部分胃肠不佳之患者，尚需兼顾脾胃。对后期下焦肝肾阴血不足之人，还多在补益肝肾阴血之外，喜稍加巴戟天、骨碎补、肉苁蓉等温润补阳之品。

药食并进，调护为先：嘱咐患者对受累的关节要加以保护，使其得到充分休息，不要过度使用，避免剧烈活动和过度负重，防止其受到不恰当的外力作用，以减少关节反复损伤。平时多食用富含胶原和钙质的食品，如猪蹄、蹄筋、牡蛎、珍珠粉、鸡蛋等。

7. 孟如

孟老认为，肾主骨生髓，骨关节炎的病变主要因为年高体衰、脏腑功能自然衰退，或先天肾气不足，或久病之后肾精亏虚，骨髓不充，骨失所养而发生退变。在五行中，肾水为母，其子为肝木。因此，骨关节炎的治疗主要是补益肝肾、填精壮骨、祛风除湿，方选金刚丸合骨质增生丸，药用萆薢、杜仲、牛膝、菟丝子、熟地黄、骨碎补、肉苁蓉、鹿衔草、鸡血藤、淫羊藿、莱菔子。金刚丸出自《杂病源流犀烛》，由萆薢、杜仲、牛膝、菟丝子组成，功能祛风湿、强腰健肾。骨质增生丸为现代医家之验方，由熟地黄、骨碎补、肉苁蓉、鹿衔草、鸡血藤、淫羊藿、莱菔子组成，功能补肾填精、通络止痛。

如肢倦神疲，面色少华，腰膝酸痛，舌淡、苔白，脉细弱等症，属气血不足，肝肾亏虚，宜在祛风散寒除湿的同时，加入补益气血、滋养肝肾之品，方选独活寄生汤加减。独活寄生汤出自《备急千金要方》，方中以独活、防风、秦艽、细辛、桂心祛风除湿、散寒止痛，人参、茯苓、甘草、当归、川芎、地黄、白芍补益气血，杜仲、牛膝、桑寄生补养肝肾。

8. 刘仕昌

刘老诊治骨痹注重岭南气候、人群体质及骨痹的临床表现入手，强调风淫湿滞是骨痹发生的主要外因，病机演变与体制之偏阴偏阳、肝肾之阴亏、气血之盛衰有密切关系。因此突出祛风除湿、补肾活血为治。

创立骨痹基本方：秦艽 15g，独活、防风、牛膝、木瓜、威灵仙各 12g，薏苡仁、茯苓各 30g，桑寄生、丹参、鸡血藤、淫羊藿各 10g。本方性平偏温，质润而不燥，尤其适合岭南地区的人体体质、地域、气候特点。

随证加减：偏于寒者，加羌活、桂枝、蚕沙、姜黄各 10g 等；偏于痛者，加海桐皮 30g，豨莶草、宽筋藤、络石藤、海风藤等 15g 等；偏于热者，加忍冬藤、寒水石各 30g，桑枝、知母各 15g 等；气血偏虚，加黄芪、鸡血藤各 30g，当归、川芎各 10g；若经久不愈，风湿之邪深入经隧而成尪痹，必藉"虫蚁搜剔"经隧，方可止痛奏效，可在方中加入乌梢蛇、地龙各 15g，穿山甲、蜈蚣各 10g 等。

9. 田从豁

田老在骨痹的临床治疗中重视治病求本，"正气存内，邪不可干"，以补益正气为主，此所谓治其本，辅以活血通络止痛，此所谓治标，从而达到标本兼治的目的。

田老针灸选穴采用特色的背俞四穴、脐周四穴、关节三针，中药以健脾胃、益肝肾的独活寄生汤为主，通过针药并用，先后天双补，调动激发一身正气对抗外邪。在临床上，田老紧紧抓住先后天虚损为致病之根这一理论依据，在培元固本、重视先后天同调的学术思想指导下，将脐周四穴与背俞八穴配穴法运用治疗中，配合补益肝肾、通络宣痹之品独活寄生汤，每每取得显著疗效。

10. 肖鲁伟

肖老认为骨关节炎都与邪舍其合，气血痹阻于内有关。骨伤科疾病多迁延难愈，骨关节炎晚期多为肾阳虚，肖老在临证中亦多用补肾阳类药物，病程日久，需长期服药，故易伤脾胃。而且骨病多以肾虚作为前提条件，肾与脾分别为人的先天之本与后天之本，肾虚日久，病变必累及于脾，即肾之阴阳两虚而产生纳呆、腹胀、便溏、消瘦、倦怠乏力等脾虚之证候。因此，肖老在药物配伍应用中切不可缺少健脾和胃、顾护脾胃之品，如焦三仙、红枣之类，以达扶正祛邪之目的。

11. 张鸣鹤

张老认为本病的病因病机为肾精亏虚，骨疣压迫经络，阻滞血脉所致，病程较长，多发于老年体弱之人，因而提出软坚散结、活血益气并举的治则治法，重用夏枯草、威灵仙、穿山甲、皂角刺软坚散结，桃仁、红花、鸡血藤、赤芍活血通络止痛，酌加黄芪、楮实子、当归益气生血。加减：颈部、上肢、肩背病变者，加葛根、天麻、桂枝；下肢剧痛者，加大白芍用量，加土鳖虫；膝痛者，加全蝎；膝肿积液者，加土茯苓、薏苡仁；足跟痛者，行走困难者，加两头尖。

12. 彭江云

彭氏认为骨关节炎治疗需要注意本病病情反复，迁延难愈，后期严重影响生活质量，因此强调早期防治，扶正祛邪，顾护卫气。临诊中将寒热虚实辨证、病性病位辨证、辨病辨证相结合，以证为纲。治疗则辨证选方，据症加减。有热则清；有风则驱；有寒则散；有湿则除；内寒外热，则寒热分消；上热下寒，则清上温下；气血不足，则调理气血。医法圆通，因证施治，随症加减，攻补并用。

13. 樊粤光

樊氏认为本病属于本虚标实，肝肾亏虚是发病基础，风寒湿邪侵袭及跌仆扭伤为发病诱因，气血瘀滞，经脉痹阻，气血运行不畅，遂致关节疼痛、肿胀，治当补益肝肾、活血化瘀，扶正祛邪、标本兼顾。

基于上述理论，樊氏强调补肾活血的治疗原则，自创中成药关节康，适合用于早中期膝骨关节炎患者，经临床长期应用，显示了良好的临床疗效。关节康片含有红花、独活、牛膝、盐杜仲、全蝎、枸杞子等，其中全蝎、红花活血化瘀，牛膝、盐杜仲补肝肾，强筋骨。熟地黄性微温、味甘，具滋阴养血、补精益髓之效，补骨脂性大温，是补肾壮阳之要药，二药配伍，一阴一阳，阴阳互根互补，为君药。臣以杜仲补肝肾之阳而强筋骨，枸杞子滋补肝肾之阴，丹参、川芎及红花活血养血，独活、木瓜通络舒筋，木香行气止痛，牛膝补肝肾、强筋骨且引血下行。诸药合用，补中有行，共达补肾壮骨、活血止痛之效。

14. 丁锷

丁氏认为膝关节骨质增生，归因于肝肾不足，筋骨失荣，属自然规律。如骨质增生没有引起膝关节疼痛等异常表现，则不可诊断为骨关节炎。因此，诊断膝骨关节炎必须根据患者年龄、病史、膝痛、关节功能障碍和影像学检查结合等才能确定。丁氏常将膝骨关节炎分为寒痹、热痹和湿痹三证。

寒痹者，治则为活血通络、温经散寒、除痹止痛。以中药熏洗，先熏患膝，待水温适宜后洗泡患膝，1 次 / 日，30 分钟 / 次，28 天为 1 个疗程。睡前再以中药消瘀接骨散外敷，药以花椒、荜茇、五加皮等适量，共研细末。熏洗后局部外敷，每次取药 15g，用适量蜂蜜调成糊状，敷于关节周围，上下约 4cm，敷药后用纱布外敷并固定，1 ～ 2 次 / 日，6 ～ 8 小时 / 次。

热痹者，治则为清热通络、祛风除湿。方以加味三妙散。如积液明显，加茯苓皮 10g，大腹皮 10g，三棱 10g，莪术 10g。1 剂 / 日，水煎服。睡前再以中药骨疽拔毒散外敷，组方有白矾、芒硝、生南星、冰片等适量，共研细末，饴糖或蜂蜜调膏，外敷患处，1 ～ 2 次 / 日，6 ～ 8 小时 / 次。

湿痹者，治则为除湿祛风、活血通络、健脾消肿。方以利湿消肿汤，1剂／日，水煎服。待积液消退方用六味地黄汤加味，1剂／日，水煎服。

除药物治疗外，丁老还强调患者非负重下进行功能锻炼，避免下蹲、爬楼梯等活动，注意防寒保暖。

15. 王薇萍

王氏认为骨关节患者在中医属"痹证"范畴。临床上初起多以邪实为主，故常以祛风散寒除湿之法。《素问·痹论》曰："风寒湿三气杂至，合而为痹也。"本病反复发作，迁延不愈，日久气血耗损，瘀血凝滞，湿聚为痰，痰瘀互结，闭阻经络，脉络失去滋养，肌肉、关节受累，必然引起关节结构的损伤，久而久之，则出现退行性病变。治疗以扶正祛邪为主。其中关节肿痛多为瘀痰交阻，关节肿大多为有形之痰滞其间。湿未成痰者多漫肿，按之柔软，疼痛不剧烈；痰瘀互结则按之稍硬，肢体麻木或痛剧。对于此类患者，非活血行气、化痰除湿不足以治其痹。

16. 郭振江

郭氏认为骨关节炎的发生是由于肝脾肾脏腑功能亏虚，气血生化不足，骨失所养，风寒湿等邪乘虚而入，瘀滞筋脉，气血不畅，瘀则不通，不通则痛，可见关节疼痛；瘀血不去则新血不生，日久筋骨失于濡养，可见筋挛肉痿，出现骨质增生变形、活动不利、功能受限等骨痹症状。针对骨痹虚邪瘀的病机，重视肝脾肾脏腑调理，扶正祛邪，首重治脾，喜用黄芪、白术、茯苓、生甘草等健脾化湿、补脾益气之药物，从促进脾的运化功能入手治疗骨痹。脾胃为后天之本，气血生化之源，主肌肉四肢。脾气虚则气血生化乏源而亏虚，筋骨失其气血濡养而不荣，气血亏虚则血瘀，血瘀凝滞，脉络瘀阻，故发为"骨痹"而肢体、关节疼痛。

17. 方坚

方氏治疗骨关节炎时提出应充分认识病因病机，注重细致的临床诊查。强调治疗分标本缓急、分期论治，用药宜甘润平和之品、内外兼治。根据膝关节骨关节炎的症状、体征及 X 线表现，可将其分为早、中、后期辨证论治。早期辨证多以风寒湿阻、气滞血瘀为主，治以祛风散寒、补肾化湿、行气活血为要；中期辨证多以瘀血痹阻、肝肾亏虚为主，治以活血化瘀、补益肝肾为要；后期辨证多以肝脾不足、肾虚髓亏为主，治以补肝健脾、补肾养骨为要。方氏认为，肝肾亏虚见于膝关节骨性关节炎发病全程，因此，补益肝肾应贯穿治疗始终。师古不泥，中西医结合治疗，针对性强。方氏临床治疗膝关节骨关节炎，常在辨证论治运用中药基础上配合西药治疗，中西合璧，每获良效；重视非药物措施的运用，坚持以中医整体观念指导治疗；主张筋肉骨并重、动静结合、三因制宜灵活施治。

18. 黄列英

黄氏认为，骨痹发病与脾胃关系密切。骨痹患者多见于老年人，年老肝肾亏虚，脾胃功能虚衰，运化失调，气血生化乏源，致气血亏虚，筋脉骨骼失养，以致"不荣则痛"。骨痹涉及主要脏腑为肝肾脾胃，气血亏虚是骨痹发病的内因。脾虚生痰，痰阻筋络；或劳损日久，气血瘀滞；或在肝、脾、肾宿虚气血不足的基础上外感风夹寒湿痹阻经络致"不通则痛"。以上各种因素导致本病的不断进展，属性为本虚标实。肝、肾、脾亏虚，气血不足为本；痰浊、瘀血、风邪、寒邪、湿邪为标。在传统肾主骨、肝主筋的理论指导下，骨痹的治疗多以补肝肾、强筋骨为主，其忽略了脾虚、气血亏虚，外邪和而为病的作用以致临床疗效不显著，病情迁延反复。黄氏认为本病以脾虚、气血亏虚、肝肾亏损为本，然而肝肾亏损源自先天肾精亏损，气血亏虚多因脾虚胃弱，后天失养，而肝肾之亏损难以骤补显效，不足之气血却可从脾胃调补。遂创新治法，以健脾益气、养血通络为主，远较单纯补益肝肾为佳。

19. 陈昆山

陈老认为正气不足是骨关节炎发病的基础，外邪侵犯是其发病的关键。骨关节炎患者之正虚主要为脾肾亏虚。因脾为后天之本，主运化，为气血化生之源，脾虚则气血化生不足，全身脏腑、肌肉、关节、筋骨等失于充养，无力以抗邪；肾为先天之本，主藏精，若肾虚，肾精不足则诸脏及全身关节、肌肉、筋骨失于充养，无力以抗邪；两者皆易致外邪侵犯而发病。所以痹证患者无论在发作期或缓解期，皆有正气不足的病理基础，只是在缓解期以脾肾亏虚为主要病理变化。

陈老认为引起骨关节炎的外邪主要有风、寒、湿、热。外邪侵犯人体后，阻滞经络，气血运行不畅，以致肌肉、关节疼痛、麻木重着、屈伸不利。若日久不愈，则血停为瘀，湿凝成痰，痰瘀互结，深入骨节而出现关节肿胀、畸形，活动障碍。痹病在早期以邪实为主，病至晚期则正虚邪实，正虚以脾肾亏虚、气血不足为主；邪实则有外感风寒湿热之邪，闭阻肌肉、关节，甚至痰瘀互结于骨节。陈老治疗强调要通痹，即骨、脉、筋、肉、皮受阻塞不通，不通即痛，故通法是治痹证的基本治法。其中祛邪通络、以补为通是治痹总的治疗原则。

陈老认为骨痹急性发作期以邪实为主，此期疼痛明显，难以忍受，关节肿胀或红肿灼热，关节畸形或无畸形。治以祛邪通络，以祛风、除湿、散寒、清热辨证用之。慢性迁延期则邪正相搏，关节虽疼痛，但可耐受，无明显红肿灼热，也无明显变形，治当扶正祛邪，以补为通，扶正助通，并截断外邪侵犯的途径，使气血保持流通，营卫保持通畅。陈老对此之治疗，常仿玉屏风散意，于辨证基础上合用黄芪、白术、防风（湿重者改为防己）扶正抗邪，阻断邪气外侵，或取独活寄生汤意，补益肝肾祛风湿，因肝主筋，肾主骨，脏腑坚，筋骨实，则邪难犯矣，如此阻断病情发展。肿胀变形期以关节肿胀变形、功能受损为主要表现，疼痛可不明显，病机为痹证日久，寒湿凝结，瘀血痰浊等病理产物痹阻经络，使气血失荣，筋脉、肌肉失于濡养，出现关节肿痛、畸形、强直、屈伸不利，治疗以恢复、改善关节功能活动为主。此时用药或处以制川乌、熟附子、细辛之属，以其辛温大热，温散寒湿通痹；或处以蕲蛇或小白花蛇、地龙、全蝎、蜈蚣、露蜂房等，借其走窜之性，搜风通络开痹；或处以乳香、没药、姜黄、胆星等，以其行气活血、祛痰除痹，同时配合海风藤、海桐皮、豨莶草、伸筋草、大活血等舒经活络之品。

（李兆福　毛海琴　段　荔）

参考文献

[1] 叶义远，蒋怡，马璇卿．朱良春教授辨治痹证的经验 [J]. 上海中医药杂志，2003，37（9）：6-7.

[2] 宋光飞．痹证之本在肝肾，重用生地效称奇——姜春华教授诊治疑难病临床经验之三 [J]. 中华中医药学刊，1995（6）：2-3.

[3] 戴克敏．姜春华治疗痹证的经验 [J]. 山西中医，2005，21（3）：8-10.

[4] 李斌，唐今扬，周彩云，等．房定亚三期论治骨关节炎经验 [J]. 辽宁中医杂志，2013，40（1）：31-33.

[5] 李满意，娄玉钤．娄多峰教授治疗骨关节炎经验总结 [J]. 风湿病与关节炎，2015，4（7）：43-46.

[6] 娄多峰．论治痹病精华 [M]. 天津：天津科技翻译出版社，1994.

[7] 李兆福，狄朋桃，刘维超，等．吴生元教授辨治骨关节炎的经验 [J]. 风湿病与关节炎，2012，1（2）：76-78.

[8] 陈艳林，赵常国，彭江云，等．吴生元运用桂枝汤治疗痹证的经验 [J]. 云南中医中药杂志，2013，34（7）：2-4.

[9] 林怡姗．田从豁教授治疗骨痹（骨关节炎）的经验总结 [D]. 北京：北京中医药大学，2013.

[10] 吕宝荣，季卫锋，童培建．浅探肖鲁伟论治骨痹和老年腰痛的经验及其学术观点 [J]. 浙江中医杂志，2010，45（6）：393-394.

[11] 肖勇洪，毕翊鹏，阮莹艺，等．彭江云辨治骨关节炎经验总结 [J]. 辽宁中医杂志，2017，44（7）：1371-1372.

[12] 唐立明，李鹏飞，庞智晖，等．樊粤光治疗膝骨性关节炎的经验介绍 [J]. 新中医，2017，49（5）：146-147.

[13] 王薇萍．骨关节炎治疗医案 [N]. 上海中医药报，2008-11-07（002）.

[14] 代强，罗新军，张芳．黄列英辨治骨痹经验 [J]. 河南中医，2014，34（6）：1104-1105.

[15] 陈湘君，顾军花 . 陈湘君治疗风湿病淋证经验医案集要 [M]. 北京：科学出版社，2015.

[16] 杨坤宁，郑德勇 . 孟如教授常用治疗痹证方浅析 [J]. 中国民族民间医药，2009，9（8）：96-97.

[17] 彭胜权 . 刘仕昌学术经验集 [M]. 广州：广东高等教育出版社，1996.

[18] 宋绍亮 . 张鸣鹤主任医师治疗关节病的经验 [J]. 山东中医杂志，1991，10（3）：44-45.

[19] 唐昆，谌曦，刘健，等 . 丁锷教授论治膝骨关节炎的学术特点 [J]. 中医药临床杂志，2015，27（5）：628-629.

[20] 郭勇 . 郭振江"治骨先治脾"论治骨痹学术经验初探 [J]. 中国中医骨伤杂志，2013，25（1）：58-59.

[21] 李志远，方坚 . 方坚教授保守治疗膝关节骨性关节炎的经验介绍 [J]. 新中医，2014，45（8）：225-227.

[22] 章友安 . 陈昆山治疗痹病的经验 [J]. 江西中医学院学报 .1997,9（2）：1-2.

第九章

临床与实验研究

第一节 临床研究

OA 是一种慢性退行性骨关节病，其特征表现为关节软骨的侵蚀，边缘骨增生（即骨赘形成），软骨下硬化，以及滑膜和关节囊的一系列生化和形态学改变。OA 晚期的病理改变包括关节软骨软化、溃疡及局灶性退化，也可能伴有滑膜炎症。典型临床表现为关节疼痛、僵硬，在长时间活动后尤其明显。OA 发生与关节生物学力学改变密切相关。有学者推断 OA 原发性病因主要与年龄、性别、职业、种族、肥胖、积累性劳损、内分泌及代谢异常、环境等因素明显相关，它们导致关节透明软骨细胞变性，细胞外基质变异、降解，炎性细胞因子释放黏附，诱发关节炎性反应，最终引起关节软骨纤维化，导致关节疼痛、功能丧失。

OA 以膝骨关节炎最为常见，其发病率随着年龄增加而递增。美国第三次全国健康和营养调查数据显示，症状性膝骨关节炎的患病率为 12.1%，与欧洲相似。加拿大区域性流行病学报告的膝骨关节炎患病率为 10.05%。根据最新的中国流行病学调查数据显示，OA 的总患病率约为 15%，患病率随年龄增长而逐渐升高，40 岁以上的患病率为 10% ～ 17%，60 岁以上达 50%，而在 75 岁以上人群则高达 80%。且女性患病率要明显高于男性，近年来研究显示其发病率呈年轻化趋势。

OA 是西医学病名，据其症状及体征可归属于中医学"痹证"范畴，历代记载有"骨痹""肾痹""腰腿痛""膝痹"等病名，现多数医家称其为"骨痹"。从目前临床已发表文献统计，国内 OA 治疗的重要手段仍然是中医治疗，具有疗效可靠、价格合适、不良反应少等优点。随着对本病的不断研究，中医学在病因病机与病理机制、辨证论治、内治法、外治法、证候学、相关细胞因子影响、数据挖掘法等方面已取得突破性进展，现将临床研究简述如下。

1. OA 中医病因病机研究

先天禀赋不足，或长期劳作虚损，或外邪侵入、外伤久积，或年迈多病致脏腑、气血功能失调等是 OA 的主要病因。肝藏血，血养筋，故肝主筋；肾藏精，生髓，故肾主骨。由于以上原因，导致肝肾亏虚，血不养筋，筋不能维持骨节之张弛，关节则失滑利，肾虚而髓减，筋骨失养，腰膝酸软无力，关节活动不利。正气虚损，风寒湿邪侵入，痹阻经筋、关节，筋骨脉络不通，气血瘀滞，关节活动受阻或障碍，不通则痛，不荣则痛，痹证乃成。综历代各家及现代观点，认为本病病机为肝脾肾亏虚，气血不足，感受风寒湿之邪，痰瘀阻滞，久病入络。但不少医家认为本病中还多有湿邪存在。主要病机简言之，为"虚""邪""痰""瘀""湿"五字。本病病机属本虚标实。在本病病因病机的认识上，各医家互有见解。

据中医古籍《内经》记载，病在阴为痹，而病在阳则为风，痹病乃是风寒湿夹杂所致，因经络之阴受到侵犯而三气杂至，受其影响，病者壅闭经络，另其血气不行，在《内经》看来，骨关节炎发病的外因在于风寒湿邪，内在原因在于正气亏虚。除此之外，《内经》指出，"肝主筋""肾主骨"，华佗也在《中藏经》中提及，骨痹者伤于肾，可见肾气受损可导致痹病的发生。部分 OA 患者经常出现腰痛症状，其原因也与肾气有关，《内经》指出，腰为肾之府，肾主骨，肾气足可充髓，若肾气虚则会引发腰疼症状。

2. OA 中医辨证论治研究

OA 是一种关节退行性病变，与肝肾关系密切。目前，补益肝肾是治疗骨关节炎的基本治法。肾主骨生髓，《素问·痹论》亦指出："肾者，水脏也，今水不胜火，则骨枯而髓虚，故足不任厚，发为骨痛。"《外科集验方·服药通便方第一》云："肾实则骨有生气。"可见肾气盛、肾精足则机体骨骼强健。肝主筋而为藏血之脏，肝血充足则筋脉强劲束骨而利关节，静则可以保护诸骨，充养骨髓；动则可以约束诸骨，免致活动过度，损伤关节，故治疗上应筋骨并重，肝肾同治。

在肝肾亏虚的基础上，另有学者从血瘀论治本病，认为肾虚血瘀是本病发病的关键环节。肾为先天之本，肝藏血主筋，肝肾亏虚则气血亏虚，筋骨失养，不荣则痛；肾元亏虚，则无力鼓动脉道，气不能帅血正常运行于四肢关节，则经脉运行不畅，停留于骨关节局部而形成瘀血，导致关节失养，加之瘀血阻滞经络，痹阻关节，不通则痛。此外，《类证治裁》曰："痹久必有瘀血。"痹病日久，风寒湿邪浸淫经络，气血不能贯通畅行，痹阻经络，瘀结而发为痹痛。故补肾活血是本病的主要治法。

脾主运化，主肌肉四肢，《素问集注·五脏生成》曰："脾主运化水谷精微，以生养肌肉，故主肉。"脾运化功能正常，才能使肌肉发达丰满，臻于健壮。

脾运健旺，生血有源，则肝有藏。肝主筋，肝的血液充盈才能养筋，筋得其所养，才能运动有力而灵活。若脾虚，气血生化无源，或脾不统血，导致肝血亏虚，筋失濡养，则出现筋脉拘挛，关节活动不利，肌萎不用；若肝气郁结，肝木乘脾土，则肝郁脾虚，进而气血亏虚，筋脉失养，不荣则痛，气滞血瘀，筋脉痹阻，不通则痛。故治疗中应辨证论治，注重肝脾同治，通过补肝（疏肝）健脾，以增强肝主筋、脾主肌肉四肢的功能，筋肉强健，关节滑利，则关节的稳定性良好，功能亦正常。

有学者认为骨痹以肝肾亏虚为本，以湿热为标，应以清热利湿为基本治法。中医学认为天人相应，自然界气候转暖，人们生活水平提高，嗜食肥甘厚味，助湿生热，使人的体质向湿热型发展，加之感受风寒湿邪，多从阳化热，正所谓"初因风寒湿，郁痹阴分，久则化热攻痛"；或年老体弱，卫外不固，直接感受湿热之邪，久郁不解，湿滞热蒸，蕴结不开，湿性趋下且重浊，故阻滞经络、关节，出现关节疼痛或肿痛，甚则难以举步。

中医学认为痰瘀是骨痹主要的病理因素。痹病日久，脾失健运，湿邪内停，加之外湿侵袭，流注关节，湿性胶着黏滞，郁久化痰，痰湿阻络致经络不通，影响气血流通而致瘀血。日久，痰湿瘀邪互结，阻滞关节经络，使筋骨失荣，导致关节肿胀、疼痛、畸形诸症。另外，《灵枢·决气》云："中焦受气取汁，变化而赤，是谓血。"可见，脾胃为气血生化之源，而肾中化生之元气可促进脾胃化生水谷精微。痹病日久必然引起脏腑功能虚衰，脾肾虚衰，气血生化无源，气血虚不足以推动血液运行而成瘀；脾虚，气血失于统摄，血不循经，溢于脉外而成瘀，瘀血阻络，不通则痛。同时，瘀血阻滞经络又影响水谷精微的转运与输布，加重脏腑功能减退，导致筋络、关节失于濡养，不荣则痛。

3. OA 中医内治法研究

查阅相关文献报道所得，牛膝通痹汤具有补肾活血与祛邪通络的双重功效，其药方组成包括牛膝、威灵仙、川芎、独活、菟丝子、杜仲、续断、当归、熟地黄、红花、秦艽、肉苁蓉、鸡血藤等，治疗总有效率可以达到97% 左右。

骨痹威灵丸具有补肾活血与祛邪通络的双重功效，其药方组成包括当归、乌梢蛇、威灵仙、土鳖虫、桑寄生、防风、杜仲、血竭、透骨草、狗脊、骨碎补、穿山甲、川续断、牡蛎、龙骨等。据相关研究报告可知，治疗总有效率可以达到98% 以上。

蠲痹合剂具有补肾活血与祛邪通络的双重功效，其药方组成包括全蝎、地龙、骨碎补、独活、当归、黄芪、川牛膝、淫羊藿、蜈蚣、威灵仙、鹿角胶、丹参等。据相关研究报告可知，使用蠲痹合剂的患者在临床症状积分上要远远高于使用维骨力的患者（$P < 0.05$）。

蠲痹通络胶囊具有补肾活血功效，药方组成包括鸡血藤、五灵脂、牛膝、狗脊、血竭、全蝎、当归、木瓜等。据相关研究报告可知，使用蠲痹通络胶囊的患者，其疗效要优于使用西医消炎镇痛药的患者（$P < 0.05$）。

养血软坚方具有养筋柔肝与养血软坚的双重功效，药方组成包括牡蛎、白芍、秦艽等。据相关研究报告可知，就症状与体征的改善效果而言，明显优于西医药（$P < 0.05$）。

壮骨蠲痹汤具有养筋柔肝与养血软坚的双重功效，药方组成包括肉苁蓉、淫羊藿、熟地黄、白芍、骨碎补、生黄芪、牛膝、当归、三七、甘草。针对骨关节炎可做随症加减治疗。

4. OA 中医外治法研究

外治、内治皆可对患者有疗效，只是手段、方法不一。外治法包括针刺、灸法、刺血、中药外敷、中药熏洗、中药离子导入、推拿等。具体治疗方案以上章节已详细阐述。

临床上，朱兰等采用温针灸治疗膝骨关节炎患者，并与单纯药物双氯芬酸钠缓释片治疗对照，结果显示治疗组膝关节 HSS 评分明显优于对照组，治疗结束时和治疗 1 个月后的有效率达 93.75% 和 93.10%。

张亚峰采用温针灸疗法治疗膝骨关节炎患者 32 例，并与体针疗法对照，温针灸组和对照组的总有效率分别为 93.7% 和 78.1%（$P < 0.05$），温针灸疗效明显优于针刺。

李忠桥采用艾灸特定腧穴治疗膝骨关节炎患者 35 例，分治疗组和远红外组，治疗组治疗后 Lysholm 膝关节功能评分优于远红外组，表明艾灸治疗膝骨关节炎疗效确切，可明显改善患者临床症状，且无毒副作用。

曾红文等用刺血联合火针治疗膝骨关节炎 73 例，以小号三棱针快速点刺穴位，刺入 5 ～ 10mm，速入疾出，点刺出血，以 Legnesne 疼痛指数作为评定标准，总有效率为 94.5%，临床治愈率为 37.0%。

侯春燕将伸筋草、透骨草、海桐皮、鸡血藤、生艾叶、川芎、苏木、红花、千年健煎取药液，以离子导入方式治疗膝骨关节炎患者，总有效率达 75.7%。相较于内治，其具有疗效好、操作方便、无不良反应等优越性，易被广大患者所接受。其具体使用方法是采用各种不同的中药或器具施于皮肤、孔窍、腧穴及病变局部等部位，作用更为直接，确有立竿见影之效。

5. OA 中医证候学研究

目前骨关节炎证型分类尚无统一标准，查阅文献，证型各异，不同医家采用的分类标准不一，因而临床辨证诊断与治疗难以规范化。国家中医药管理局印发的"骨痹（骨关节炎）中医诊疗方案（2017 年版）"分为肝肾亏虚证、寒湿痹阻证、湿热阻络证、痰瘀互结证、气血两虚证。

另有诸多医家进行了相应研究。李兆福等探讨了昆明市膝骨关节炎的中医证候分布规律，结果发现在 2608 例患者中，肝肾亏虚证 1020 例、寒湿痹阻证 652 例、气血两虚证 596 例、痰瘀互结证 200 例、湿热阻络证 140 例。刘健等回顾性分析 2009 年 1 月～ 2010 年 7 月安徽省中医院风湿科 77 例膝骨关节炎患者的归档病历，结果发现分肝肾亏虚型 52%、湿热痹型 36%、风寒湿痹型 12%。提示肝肾亏虚是膝骨关节炎的主要证候。刘向前等经过对湖南省 12 家医疗单位 892 份中医病历调查发现，常见的证候类型依次有寒湿阻络证、气滞血瘀、肾虚髓亏证、湿热痹阻证。复合证型中以肝肾亏虚或肝肾阴虚为基本证，与其他证组合而成。上述研究证实了骨关节炎以肝肾亏虚为本，虚实夹杂的证候特征。

6. OA 相关细胞因子影响研究

炎症细胞因子的参与是骨关节炎的主要发病机制，包括 IL-1、IL-6、肿瘤坏死因子（TNF-α）、基质金属蛋白酶 -3（MMP-3）等。在炎症细胞因子的参与下，可引起炎症反应并加速关节软骨及软骨基质的破坏。研究发现，部分中医药具有下调炎症细胞因子表达水平的药理作用，可有效控制骨关节炎进展。

肖志锋等研究发现，补肾活血中药能够有效降低白细胞介素、TNF-α 等细胞因子的水平，从而改善慢性滑膜炎症，控制和减轻软骨破坏，减轻疼痛，增强肌肉耐力及关节活动能力等。侯氏使用骨痹汤治疗 30 例膝骨关节炎患者，治疗后 8 周抽取关节液标本，采用双抗体夹心酶联免疫吸附法测定 MMP-3、IL-1、TNF-α、基质金属蛋白酶组织抑制因子 -1（TIMP-1）水平。与治疗前比较，骨痹汤治疗组患者的 MMP-3、IL-I、TNF-α 水平均明显降低，TIMP-1 水平与治疗前相比增高，并且优于其对照组。研究还发现健骨颗粒冲剂能降低膝骨关节炎大鼠血清及关节液中 TNF-α 及 MMP-3 的含量，从而减轻其对关节软骨基质的损害，直接或间接改善软骨基质代谢，促进软骨修复。赵赞等研究发现，补肾益气化瘀解毒汤能够下调 IL-1 和 TNF-α 的水平，缓解临床症状。

此外，亦有研究发现中药骨碎补总黄酮可抑制 MMP-1、MMP-3 且对兔膝骨关节炎的防治有积极作用。补肾壮筋汤能够有效降低实验性 OA 大鼠 IL-1 和 TNF-α、MMP-3、白细胞介素 -1β 及透明质酸含量的水平且延缓骨关节炎软骨退变。故炎症因子介导的炎症反应能促使滑膜炎生成，造成关节软骨破坏，而中药能够通过抑制其表达水平减缓关节软骨的破坏，从而延缓病情发展，达到治疗作用。

7. 基于数据挖掘的 OA 证 – 治 – 方 – 药研究

庞坚等收录膝骨关节炎患者 602 例，选用系统聚类分析法对 OA 患者的症状进行聚类分析，评估患者证候分型情况；采用国际公认的视觉模拟评分法（Visual Analogue Score，VAS）进行评分，评定患者膝关节的疼痛程度。对患者各种证候分型分别与不同状态下膝关节疼痛（静息疼痛、平地行走疼痛、上或下楼梯疼痛）VAS 评分数值的相关性进行分析。结果显示在静息状态下，单一证候中脾虚、阳虚、气虚、气滞、血瘀、寒湿、风与疼痛 VAS 评分相关（$r=0.138$、0.212、0.135、0.285、0.262、0.147、0.127），证候分型中气血亏虚型和肾虚寒凝型与疼痛 VAS 评分相关（$r = 0.247$、0.323）；在平地行走时，单一证候中气滞、血瘀、寒湿与疼痛 VAS 评分相关（$r = 0.193$、0.215、0.145），证候分型中肾虚寒凝型与疼痛 VAS 评分相关（$r = 0.192$）；在上下楼梯时，单一证候中气滞、血瘀、寒湿与疼痛 VAS 评分相关（$r = 0.179$、0.184、0.150），证候分型中肾虚寒凝型与疼痛 VAS 评分相关（$r = 0.180$）。

刘健等通过频数统计、关联规则、聚类分析统计方法对安徽中医药大学第一附属医院风湿免疫科 2012 年 6 月～ 2016 年 6 月骨关节炎住院患者的病历资料进行研究，结果显示，治疗 OA 用药频数前 20 的中药主要有健脾化湿、活血通络、祛风除湿和清热解毒四大类，其中健脾类药物使用频率较高；其中茯苓、甘草、陈皮的用药频数分别是 3093、3082、2946，远远高于其他药物。通过二项及三项关联分析，最常见的为健脾药与活血通络、祛风除湿和清热解毒三大类药的配伍，而又以健脾药为主。系统聚类结果得出聚一类的为桃仁、红花；聚二类的为茯苓、陈皮、甘草；聚三类的为蒲公英、白花蛇舌草；聚四类的为杜仲、川牛膝；聚五类的为独活、羌活。

刘军等收集近 5 年治疗膝骨关节炎文献中的中药处方，采用关联规则 apriori 算法、复杂系统熵聚类等无监督数据挖掘方法，分析处方中各种药物的使用频次、归经及药物间的关联规则。结果显示，膝骨关节炎常用的药物为活血化瘀药、补血药、补气药、补阳药、祛风湿散寒药等，具有补肾、活血功效的药物是主要组成部分。药物归经主要为肝、肾两经。治法主要是补益肝肾、活血化瘀。以上研究用药符合本病病因病机的相关性治疗。

8. OA 中医药治疗的临床效果及价值研究

刘志强等选取 OA 患者 71 例，随机分为两组，观察组 34 例给予中医治疗，对照组 37 例接受西医治疗，对比两组患者的临床疗效。经过治疗，观察组痊愈 16 例，总有效率为 91.18%；对照组痊愈 12 例，总有效率为 78.38%。两组患者临床疗效比较差异显著，具有统计学意义（$P < 0.05$）。

郑冰等选取福建省级机关医院 2015 年 3 月～ 2016 年 3 月收治的 128 例 OA 患者，将其随机分为中医组和西医组，每组各 64 例患者，中医组采用中医综合疗法进行治疗，西医组采用西医常规疗法进行治疗，比较两组患者治疗效果、健康程度评分及不良反应发生率。结果显示，中医组治疗有效率为 93.75%，西医组治疗有效率为 82.81%；中医组不良反应发生率为 3.13%，西医组不良反应发生率为 21.88%；治疗前中医组患者 WOMAC 评分（127.54 ± 20.48）分，1 疗程后（95.74 ± 12.68）分，1 治疗阶段后 WOMAC 评分（30.74 ± 5.35）分，治疗前西医组患者 WOMAC 评分（124.28 ± 18.35）分，1 疗程后（115.38 ± 14.68）分，1 治疗阶段后 WOMAC 评分（55.78 ± 12.03）分，差异有统计学意义（$P < 0.05$）。

曾伟权通过收集 116 例 OA 患者，根据不同的治疗方案将患者分为对照组和观察组，每组 58 例，对照组应用常规西医治疗，观察组应用中医治疗，比较两组患者的治疗效果。结果显示，观察组患者总有效率为 94.8%，对照组患者为 81.0%，观察组患者治疗总有效率高于对照组，差异具有统计学意义（$P<0.05$）；观察组 2 例患者出现不良反应，不良反应发生率 3.4%，对照组 13 例患者出现不良反应，不良反应发生率 22.4%，观察组不良反应发生率低于对照组，差异具有统计学意义（$P<0.05$）。

目前，中医药治疗 OA 百家争鸣，百花齐放。无论是专病专方还是中药制剂，均在临床中取得了显著进展。

（汪学良）

参考文献

[1] 中华医学会风湿病学分会.骨关节炎诊断及治疗指南 [J]. 中华风湿病学杂志, 2010, 14（6）: 416-419.

[2]Litwic A, Edwards MH, Dennison EM, et al.Epidemiology and burden of osteoarthritis[J].Br Med Bull, 2014, 105（1）: 185-199.

[3]Ronald P, Nandini K, Ellina L, et al.Osteoarthritis prevalence and modifiable factors: a population study[J].Bmc Public Health, 2015, 15（1）: 1195.

[4]Tang X, Wang S, Zhan S, et al.The prevalence of symptomatic knee osteoarthritis in China: results from the China health and retirement longitudinal study[J].Arthritis Rheumatol, 2016, 68（3）: 648-653.

[5] 徐苓, Michael CN. 北京城区老年人膝、髋和手骨关节炎的患病率及其与美国白人患病率的比较研究 [J]. 中华医学杂志, 2013, 83（14）: 1206-1209.

[6] 刘汉江, 唐中尧, 茶晓锋.中医综合治疗膝骨性关节炎临床疗效观察 [J]. 现代医药卫生, 2013, 29（12）: 1904-1905.

[7] 许学猛.中医治疗膝痹（骨关节炎）的特色疗法 [N]. 中国中医药报, 2015-11-13-5.

[8] 王亚克, 陶娟.骨关节炎的中医研究进展 [J]. 成都中医药大学学报, 2012, 35（1）: 95-96.

[9] 彭金坡, 刘红雨.骨关节炎的中医研究进展 [J]. 中国医学创新, 2011, 8（30）: 151-152.

[10] 张金山, 刘健.骨关节炎发病机制及中医药研究进展 [J]. 河南中医, 2011, 31（2）: 201-203.

[11] 乔长兴.温经通痹汤治疗痹证 130 例 [J]. 山东中医杂志,1992,（2）: 22-23.

[12] 王世彪, 郁俊文, 张建军, 等.骨痹威灵丸治疗骨性关节炎临床研究 [J]. 中国中医骨伤科杂志, 2004, 12（3）: 41-42.

[13] 黎立，张俊忠，刘伟伟，等.蠲痹合剂治疗骨性关节炎的实验研究[J].中医正骨，2004，16（7）：7-8.

[14] 刘荣顺，司文顺，沈志刚，等.蠲痹通络胶囊治疗膝关节骨性关节炎 200 例 [J].中医杂志，2004，45（11）：867.

[15] 石印玉，徐荣善，陈友红.养血软坚方治疗膝骨关节炎的临床报告[J].中国中医骨伤科杂志，1994，（4）：33-36.

[16] 袁普卫.李堪印治疗强直性脊柱炎的经验介绍 [J].国际中医中药杂志，2010，32（2）：186.

[17] 胡红艳，朱坚等.中医外治法治疗膝骨关节炎现状 [J].上海医药，2016，37（18）：26-29.

[18] 杨智杰，陈剑峰，张亚峰.经筋推拿治疗膝骨关节炎的疗效 [J].江苏医药，2014，40（21）：2590-2592.

[19] 李忠桥.艾灸治疗膝关节骨性关节炎 35 例疗效观察 [J].河北中医，2016，32（06）：888-889.

[20] 曾红文，聂斌，史琳琳.刺血合火针点刺治疗膝关节骨性关节炎疗效观察 [J].中国针灸，2008，28（7）：493-495.

[21] 国家中医药管理局批准发布.中医病证诊断疗效标准 [M].北京：中国医药科技出版社，2012.

[22] 郑筱萸.中药新药临床研究指导原则 [M].北京：中国医药科技出版社，2002.

[23] 李兆福，狄朋桃，彭江云，等.昆明市膝骨关节炎中医证候研究 [J].中医正骨，2014，26（6）：24.

[24] 刘健，张金山.膝骨关节炎中医证候分布规律及相关因素回顾性分析 [J].中医药临床杂志，2011，23（6）：524.

[25] 刘向前，姚共和，李建斌，等.膝关节骨关节炎中医住院病历中医证候诊断回顾性分析 [J].湖南中医学院学报，2014，24（5）：30.

[26] 王景红，夏坤，张志千，等.骨关节炎相关细胞因子及生物标志物的研究进展 [J].中国实验方剂学杂志，2015，21（10）：218-220.

[27] 肖志锋, 阚卫兵, 赵婧, 等. 补肾活血法对骨关节炎相关因子调控作用研究进展 [J]. 环球中医药, 2014, 06（11）: 883-888.

[28] 侯亚平, 陈太金. 骨痹汤对膝骨关节炎患者滑液中 MMP-13、IL-1、TNF-α、TIMP-1 的影响 [J]. 世界中医药, 2013, 07（6）: 488.

[29] 伍捷进, 吴启富. 健骨颗粒冲剂对膝骨关节炎大鼠血清和关液中肿瘤坏死因子 -α 及基质金属蛋白酶 -3 的影响 [J]. 中医正骨, 2013, 24（5）: 20-22.

[30] 赵赞, 史红逸, 林琳, 等. 补肾益气化瘀解毒汤对膝骨性关节炎关节液白细胞介素 -1 和肿瘤坏死因子的影响 [J]. 陕西中医, 2014, 32（6）: 703-704.

[31] 金连峰. 单味中药骨碎补对兔膝骨关节炎软骨细胞凋亡作用的实验研究 [D]. 沈阳: 辽宁中医药大学, 2015.

[32] 潘浩, 胡庆丰, 李雄峰, 等. 补肾壮筋汤对兔早期实验性骨关节炎软骨细胞凋亡及 PCNA 表达的影响 [J]. 中国中医骨伤科杂志, 2014, 18（4）: 16-19.

[33] 王强, 陈元川, 庞坚, 等. 膝骨关节炎证候分型与疼痛程度的相关性分析 [J]. 中国中医骨伤科杂志, 2016, 24（4）: 16.

[34] 潘建科, 洪坤豪, 刘军, 等. 基于关联规则和复杂系统熵聚类的膝骨关节炎用药规律研究 [J]. 中国实验方剂学杂志, 2015, 21（6）: 12.

[35] 刘志强, 李宝军. 中医治疗骨关节炎临床研究 [J]. 亚太传统医药, 2014, 10（15）: 80-81.

[36] 郑冰. 中医综合治疗骨关节炎 128 例临床分析 [J]. 中外, 2016, 35（30）: 180-182.

[37] 曾伟权. 探讨骨关节炎患者采用中医治疗的临床效果及价值 [J]. 中国实用医药, 2017, 12（5）: 119-121.

第二节　实验研究

　　骨关节炎（OA），中医学称之为"骨痹""膝痹"等，是临床中常见的风湿病。OA 的实质为关节软骨的病变，关节滑膜炎症、关节软骨退行性破坏、软骨下骨硬化及骨赘形成为其主要病理特征。随着国内外对 OA 在分子生物学水平方面研究的不断深入，与 OA 病理改变有着密切关联的细胞因子、生物标志物、信号通路等的研究已经深入到作用机制层面，对 OA 的早期诊断、药理研究、病情监测及预后评价起到积极的指导作用。

一、细胞因子研究

　　研究发现，OA 的病理改变归因于复杂的细胞因子网络，当关节存在炎性损伤时会刺激滑膜和软骨细胞产生细胞因子，如血管内皮生长因子（VEGF）、白细胞介素（IL）、肿瘤坏死因子（TNF-α）、转换生长因子 -β（TGF-β）等，这些细胞因子相互调控，参与软骨损伤与修复的进程。

　　1. 血管内皮生长因子（VEGF）

　　VEGF 是当前研究热点的细胞因子之一。当前有研究发现它在血管生成、滑膜炎症、软骨凋亡与变性、骨赘形成的过程中扮演着重要的角色。OA 患者关节软骨细胞内具有高表达的血管内皮生成因子，而抗血管生成因子（anti-VEGF）表达相对较低，此时两种细胞因子之间的平衡被打破，促使软骨内血管翳形成并集中在滑膜组织与软骨连接处，加快关节软骨的破坏；血管翳生成的同时引起炎症细胞聚集，产生滑膜炎症，并可导致神经生长、敏感性提高，引起关节疼痛；同时，远离滑膜表面的未成熟新生血管使滑膜细胞分泌关节液能力降低，软骨细胞生存的微环境发生改变，导致细胞代谢障碍、软骨细胞凋亡及软骨变性、骨赘形成。另有研究表明，OA 患者关节滑膜组织中的巨噬细胞大量表达分泌，刺激内皮细胞及成纤维细胞分泌 VEGF 也可导致血管翳形成。以血管内皮生长因子及其受体为靶点的抗血管生成治疗，不仅可达到抗炎效果，还可延缓软骨变性及骨赘形成，延缓神经生长，缓解疼痛，在 OA 治疗方面有着广阔的应用前景。

2. 白细胞介素（IL）

OA 与 IL 相关因子的表达密切相关，IL 可作为 OA 早期诊断及预后评价的重要指标。IL-1 被认为是 OA 发生发展中最核心的因子，一方面，IL-1 通过激活细胞内 MAPKs 途径和核因子 NF-κB 途径的信号转导通路，使基质金属蛋白酶 -1（MMP-1）、基质金属蛋白酶 -3（MMP-3）、IL-1β 呈高表达，增加炎性因子与 MMPs 的产生，导致软骨基质降解，造成软骨基质总量的减少和关节软骨的破坏；另一方面，炎性因子与基质蛋白酶的产生对滑膜炎症也起到促进作用。IL-6（IL-6）是在 IL-1 等诱导下产生的一种具有多种生物学活性的细胞因子，OA 患者血清中 IL-6 的含量与病情严重程度密切相关，在临床中检测 OA 患者血清中 IL-6 的水平有助于判断病情轻重程度。白细胞介素 -17（IL-17）能调节并促进多种炎性介质的产生，在破骨细胞活化、白细胞迁移及骨质吸收等多方面发挥重要作用，直接或间接影响 OA 关节破坏程度。

3. 肿瘤坏死因子（TNF-α）

TNF-α 是影响滑膜炎病变和软骨组织降解的重要因子，通过介导滑膜细胞合成和前列腺素 E2 及胶原酶的分泌参与了包括 OA 在内的多种炎症过程。参与炎症反应的 TNF-α 能够促进成纤维细胞释放黏附因子，通过黏附因子使白细胞集中到关节腔中破坏软骨细胞，促炎因子 VEGF 和 MMP-13 高表达，加重炎症反应；刺激软骨细胞产生一氧化氮（NO），加剧细胞凋亡速度；刺激人体产生中性蛋白酶和胶原酶、释放骨钙等，从而导致人体软骨和骨的破坏。

4. 转换生长因子 -β（TGF-β）

TGF-β 是一种具有多功能的蛋白多肽，具有抑制免疫细胞增殖、抑制淋巴细胞及细胞因子分化、抑制破骨细胞生长、刺激细胞外基质分泌、促进糖蛋白转化、拮抗炎症细胞因子的能力，在组织修复和调节炎症过程中起重要作用。研究者在对 OA 大鼠研究过程中发现，TGF-β 能诱导多种促炎因子及趋化因子分泌，吸引中性粒细胞浸润，从而引发自身免疫性病理改变，导致 OA 炎症反应和软骨破坏。TGF-β 还具有促进和抑制炎症发展的双重效用，其效用与浓度相关，高浓度时协同其他分解细胞因子抑制细胞增殖，加重软骨损伤；低浓度时则可增强细胞功能，增加细胞蛋白多糖与Ⅱ型胶原，保护关节软骨。

5. 基于细胞因子的中医药研究进展

近年来，围绕着细胞因子进行的中医药研究也取得了长足进展。童静玲等在续断对兔膝骨关节炎（KOA）模型滑膜中 IL-1β、VEGF 的影响研究中发现，续断可能是通过降低滑膜 IL-1β、OPN 和 VEGF 水平，从而阻止破骨细胞对关节进一步破坏来改善关节症状。刘传文等发现金天格胶囊可以降低膝骨关节炎（KOA）患者关节液中 MMP-3、IL-1β 水平，升高 TIMP-1、TGF-β1 的水平，从而起到保护关节软骨、改善 KOA 患者膝关节功能的作用。邝高艳等发现加味独活寄生合剂可减轻膝骨关节炎患者疼痛，改善膝关节功能，这与加味独活寄生合剂能减少关节液中 IL-1、IL-6、TNF-α 及 NO 的含量，抑制炎症反应有关。陈益丹等比较不同针灸方法对 KOA 模型家兔血清中 IL-1β、TNF-α、TGF-β1、MMP-1、MMP-3 及金属蛋白酶组织抑制剂 -1（TIMP-1）含量的影响，指出 MMP 抑制因子关系失衡后，MMP-3 含量会病理性升高，可激活 MMP-1、MMP-8、MMP-9 等蛋白酶，加速软骨胶原的病理性降解，也可参与激活间质胶原酶，加速胶原降解，同时还能直接促使细胞外蛋白多糖、Ⅳ型胶原等基质蛋白底物降解，加快关节软骨破坏进程。

二、生物标志物研究

OA 生物标志物是 OA 患者体液中具有相对特异性浓度变化的生物标志物，某些生物标志物水平的高低能在关节软骨退变早期提供预警、监测病程中软骨破坏程度，对 OA 的诊断、治疗及预后评价有重要的指导作用。

1. Ⅱ型胶原 C- 端肽（CTX-Ⅱ）

CTX-Ⅱ是软骨的主要结构成分，其浓度水平与Ⅱ型胶原的降解水平相关。在 OA 发病早期，CTX-Ⅱ浓度水平出现明显改变。也有研究发现，OA 患者关节软骨破坏程度影像学进展与尿液中 CTX-Ⅱ浓度显著相关。

2. 软骨寡聚基质蛋白（COMP）

COMP 是透明软骨的重要组成成分，只在软骨内高表达，具有明显的组织特异性。关节软骨损伤后，COMP 释放入关节滑液及血液，血清和关节液中 COMP 水平可以反映关节软骨的降解破坏程度和滑膜炎的炎症程度。研究发现，完整的 COMP 分子的含量与 KOA 相关，与髋骨关节炎（JOA）无明显关系，而酰胺基软骨寡聚基质蛋白 COMP（D-COMP）与 JOA 的严重程度相关，与 KOA 无明显关系，因此 D-COMP 可作为目前已知的第一个具有关节特异性的生物标记物。

3. 软骨基质蛋白（YKL-40）

YKL-40 是属于壳质酶蛋白家族的一种糖蛋白，主要由关节软骨细胞、滑膜细胞、巨噬细胞和中性粒细胞产生。血清 YKL-40 的水平可反映关节软骨的降解破坏程度，还可反映局部疾病的活动性，与影像学分级有关，是关节破坏的一个局部诊断性标志物。

4. 围绕生物标志物的中医药研究进展

中医药学界围绕与 OA 相关的生物标志物在中医证候、中药药理等方面开展了多层次研究。韩煜等采用 ELISA 法探讨 KOA 中医证候与生物标志物的相关性，结果表明肝肾不足、筋脉瘀滞证患者血清Ⅰ型和Ⅱ型胶原抗原表位和尿液 CTX-Ⅱ之间显示正相关；脾肾两虚、湿注骨节证患者血液 COMP 与尿液Ⅱ型胶原抗原表位之间呈负相关；肝肾亏虚、痰瘀交阻证血液 COMP 与尿液 CTX-Ⅱ之间显示正相关。郑洁等研究青藤碱关节腔注射对 KOA 兔软骨和滑膜组织形态学及基质金属蛋白酶-13（MMP-13）、软骨寡聚基质蛋白的影响，结果显示兔血清、关节液中 MMP-13 和 COMP 均显著降低，青藤碱膝关节腔注射对关节软骨具有保护作用。

三、信号通路研究

OA 的发病涉及 MAPKs 信号通路、Wnt/β-连环蛋白信号通路、核因子-κB（NF-κB）信号通路等多条信号通路，信号通路与 OA 软骨细胞增殖、凋亡关系密切。当软骨细胞受到炎性因子、机械应力等刺激时会通过细胞内的信号转导途径将信号传递给各种转录因子，调控软骨组织发生、改建、内环境的稳定及创伤修复等病理生理过程。

1. MAPKs 信号通路

MAPKs 信号通路是介导 OA 软骨损伤最重要的信号转导系统。当软骨细胞结构破坏、功能受损时，受累关节中的炎症因子、生长因子等通过与细胞膜上的特异性受体结合，激活细胞内的 MAPKs 信号转导途径，引起基质金属蛋白酶（MMPs）表达，导致软骨细胞凋亡、钙化、增殖、软骨破坏等一系列反应。

2. Wnt/β-连环蛋白信号通路

Wnt/β-连环蛋白信号通路被称为经典信号通路。研究表明，Wnt/β-连环蛋白信号通路转导过程在 Wnt 蛋白等正向调节因子与 Dickkopf-1、SOST 等抑制因子的影响下，对软骨细胞、软骨下骨细胞的发育、分化成熟及凋亡功能产生调节，改变软骨及软骨下骨的生理状态，导致 OA 发生。

3. NF-κB 信号通路

NF-κB 信号通路在 OA 的炎症进程中占有重要地位。OA 患者普遍存在血瘀状态，研究表明，NF-κB 信号通路可导致凝血—纤溶系统紊乱，导致血瘀状态产生。

4. 基于信号通路机制的中医药研究进展

信号通路机制现已成为中医药治疗 OA 临床药理研究的关注点之一。潘建科等研究发现，龙鳖胶囊可抑制过度亢进的 p38MAPKs 和 NF-κB 信号，抑制 OA 滑膜细胞中 p38MAPKs 和 NF-κB 信号通路的活化，从而发挥减轻滑膜炎症的作用。李翠蔵等基于 Wnt/β-catenin 通路探讨益气养血方干预膝骨关节炎大鼠软骨退变的机制研究，发现益气养血方可通过升高 WIF1、SFRP3 的水平，下调 Wnt4 的表达，抑制软骨中 β-catenin、BMP-2、BMP-4 mRNA 的转录调控 Wnt/β-catenin 信号通路的平衡，从而抑制软骨基质降解，延缓 OA 软骨退变。谈冰等探讨新风胶囊对 OA 患者的血瘀状态与核因子–κB（NF–κB）通路的活化及致炎/抑炎细胞因子的影响，证实新风胶囊可通过抑制 NF–κB 信号通路的异常活化，上调 IL–10 水平，下调 IL–1、TNF–α 等水平的表达，降低异常的炎症免疫反应，从而延缓及抑制 OA 血瘀状态的产生，减少关节病变，减轻关节疼痛及僵硬症状。

四、小结

OA 的发病涉及多因子、多途径、多机制复杂病理变化过程，当前围绕细胞因子、生物标志物、信号通路等方面的研究已取得较好的研究成果，且部分成果运用到 OA 的临床诊断与治疗中，但其发病机制尚未完全阐明，今后研究者将围绕多层面展开更加深入、广泛的研究，以期为 OA 早期诊断、病情监测、药理研究、新药开发等提供更为可靠、多样的支撑。

（刘　念）

参考文献

[1]谢锦伟，裴福兴.血管内皮生长因子与骨关节炎[J].国际骨科学杂志，2014，35（1）：16-18.

[2]Lee YT，Shao HJ，Wang JH，et al.Hyaluronic acid modulatesgene expression of connective tissue growth factor（CTGF），transforming growth factor-beta1（TGF-β），and vascular endothelial growth factor（VEGF）in human fibroblast-like synovial cells from advanced-stage osteoarthritis in vitro[J].J Orthop Res，2010，28（4）：492-496.

[3]Mapp PL，Walsh DA.Mechanisms and targetsofang iogenesi and nevegroth in osteoarthiritis[J].Nature Rev Rheumatol，2012，7（8）：390-398.

[4]Studer D，Millan C，Ozturk E，et al.Molecular and biophysical mechanisms regulting ghypertrophic differentiation in chondrocy tesandmesen chymalstem cells[J].Eur Cell Mater，2012，24：118-135.

[5] 胡琼洁，周建林.血管内皮生长因子在骨关节炎软骨钙化层重构中的作用 [J]. 微循环学杂志，2017，27（2）：67-70.

[6] 王景红，夏坤，张志千，等.骨关节炎相关细胞因子及生物标志物的研究进展 [J]. 中国实验方剂学杂志，2015，21（10）：225-230.

[7] 龚明，邱波.Caspase-1 与骨关节炎的研究进展 [J]. 中国医药导报，2016，13（20）：30-33.

[8]Wassilew GI，Lehnigk U，Duda GN，et al.The expression of proinflammatory cytokines and matrix metalloproteinases in the synovial membranes of patients with osteroarthritis compared with traumatic knee disorders[J].Arthroscopy，2010，26（8）：1096-1104.

[9]García Arnandis I，Guillén MI，Gomar F，et al.High mobility groupbox 1 potentiates the pro inflammatory effects of interleukin — 1β in osteoarthritic synoviocytes [J].Arthritis Res Ther，2010，12（4）：R165.

[10]Bian Q，Wang YJ，Liu SF，et al.Osteoarthritis: genetic factors，animal models，mechanisms，and therapies[J].Front Biosci，2012，34（4）：74-100.

[11]Zafar R，Nahid A，Tariq M.Advanced glycation endproducts induce the expression of interleukin-6 and interleukin-8 by receptor for advanced glycation end product-mediated activation of mitogen-activated protein kinases and nuclear factor-β in human osteoarthritis chondrocytes [J]. R heumatology，2011，50（5）：838-851.

[12] 张海森，白玉明，刘畅，等.血清及滑液 IL-17 水平与膝骨关节炎退变及膝痛程度的相关性研究 [J]. 中国医药导报，2016，13（33）：84-87.

[13] 熊涛，胡世斌，刘晓峰，等.血清 TNF-α、IL-6 水平对膝骨关节炎的诊断价值及其相关性研究 [J]. 标记免疫分析与临床，2015，22（11）：1119-1120.

[14] 罗玉明，郑维篷，魏合伟.骨关节炎与细胞因子 TNF-α、IL-6 关系的研究进展 [J]. 现代诊断与治疗，2013，24（2）：326-327.

[15] 彭灵 .TNF-α 介导颞下颌关节骨关节炎模型的建立及损伤机制的研究 [D]. 昆明：昆明医科大学，2016.

[16] 金粉勤，薛锋 .膝骨关节炎患者血清 TNF-α 与 IL-6 水平检测分析 [J]. 中国实验诊断学，2014，18（3）：461-462.

[17] 白雯，阎小萍，吕素飞，等 .中医药对骨关节炎动物模型细胞因子作用研究进展 [J]. 环球中医药，2015，8（8）：1018-1021.

[18] 程圆圆，刘健，冯云霞，等 .基于 TGF-1 及其 Smad 信号转导探讨膝骨关节炎大鼠肺功能下降的机制 [J]. 时珍国医国药，2013，24（4）：993-996.

[19] 张艳玲，武永利，闫安，等 .温针灸对膝骨性关节炎患者血清中 IGF-1，TGF-β 和 FGF-2 表达水平影响的研究 [J]. 宁夏医科大学学报，2013，32（5）：177-180.

[20] 童静玲，朱让腾，罗利飞，等 .续断对兔膝骨关节炎模型滑膜中 IL-1β、骨桥蛋白和血管内皮生长因子影响的实验研究 [J]. 中国卫生检验杂志，2016，26（20）：2922-2924.

[21] 刘传文，赵蕾，滕学仁，等 .金天格胶囊对膝骨关节炎患者关节液中 MMP-3、TIMP-1、IL-1β、TGF-β1 水平的影响 [J]. 中国骨质疏松杂志，2015，21（4）：442-446.

[22] 邝高艳，严可，柴爽，等 .加味独活寄生合剂治疗膝骨关节炎临床疗效及对关节液中 IL-1、IL-6、TNF-α 及 NO 的影响 [J]. 中国实验方剂学杂志，2017，23（1）：174-178.

[23] 陈益丹，邱华平，金肖青，等 .不同针灸方法对膝骨关节炎模型细胞因子及基质金属蛋白酶影响的比较研究 [J]. 中国比较医学杂志，2016，26（1）：42-45.

[24] Cooper C，Adachi JD，Bardin T，et al. How to define responders in osteoar-thritis[J].Curr Med Res Opin，2013，29（6）：719-729.

[25] Lotz M，Martel-Pelletier J，Christiansen C，et al.Value of biomarkers in os-teoarthritis: current status and perspectives[J].Postgrad Med J，2014，90（1061）：171-178.

[26] 黄阔，李光迪，刘玮玮，等．软骨寡聚基质蛋白在关节炎中的作用 [J]. 现代生物医学进展，2015，15（24）：4786-4789.

[27] Catterall JB, Hsueh MF, Stabler TV, et al.Protein modification by deamidation indicates variations in joint extracellular matrix turnover[J].J Biol Chem，2012，287（7）：4640-4651.

[28] 周星彤，曹永平，王京．骨关节炎相关生物标记物研究进展 [J]. 实用骨科杂志，2015，21（10）：907-913.

[29] 钟文婕，柳占彪.YKL-40 在骨关节炎中的研究进展 [J]. 医学综述，2013，19（3）：401-403.

[30] 韩煜，李春日，金明柱，等．膝骨关节炎中医证候生物标志物特征研究 [J]. 辽宁中医药大学学报，2015，17（5）：13-15.

[31] 郑洁，王瑞辉，寇久社．青藤碱关节腔注射对膝骨关节炎兔软骨和滑膜组织形态学及基质金属蛋白酶 -13 和软骨寡聚基质蛋白的影响 [J]. 中国中医药信息杂志，2016，23（1）：74-77.

[32] 王华敏，宓轶群，刚嘉鸿．信号通路在膝骨关节炎实验研究中的进展 [J]. 中国组织工程研究，2016，20（2）：267-272.

[33] 高世超，殷海波，刘宏潇，等.MAPK 信号通路在骨关节炎发病机制中的研究进展 [J]. 中国骨伤，2014，27（5）：441-444.

[34] Huang D, Ding Y, Luo WM, et al, Inhibition of MAPK kinase signaling pathways suppressed renal cell carcinoma growth and angiogenesis in vivo[J].Cancer Res，2013，68（1）：81-88.

[35] Choi YH, Burdick MD, Strieter RM.Human circulating fibrocytes have the capacity to differentiate osteoblasts and chondrocytes[J].Int J Biochem Cell Biol，2015，42：662-671.

[36] 李盛村，鲍捷，王国祥.Wnt/β- 连环蛋白信号通路在骨关节炎发生过程中的作用 [J]. 中国组织工程研究，2012，16（13）：2407-2410.

[37] Yang X, Wang H, Zhang M, et al.HMGB1: a novel protein that induced platelets active and aggregation via Toll-like receptor-4, NF-κB and

cGMP dependent mechanisms[J].Diagn Pathol，2015，10（1）：134.

[38] 潘建科，曹学伟，刘军，等.龙鳖胶囊对骨关节炎软骨细胞 p38MAPK 信号通路及 NF-κB p65 的影响 [J].中国组织工程研究，2016，20（46）：6868-6877.

[39] 李翠葳.从 Wnt/β-catenin 通路探讨益气养血方干预膝骨关节炎大鼠软骨退变的机制研究 [D].昆明：云南中医学院，2017.

[40] 谈冰，刘健，章平衡，等.基于 NF-κB 信号通路探讨新风胶囊改善骨关节炎患者血瘀状态的机制 [J].世界中西医结合杂志，2016，11（9）：1274-1281.